J. Margraf S. Schneider

Panik

Angstanfälle und ihre Behandlung

Mit 17 Abbildungen und 2 Tabellen

Springer-Verlag Berlin Heidelberg New York
London Paris Tokyo Hong Kong

Dr. Jürgen Margraf
Dipl.-Psych. Silvia Schneider

Fachbereich Psychologie der Philipps-Universität
Gutenbergstraße 18, 3550 Marburg 1
Bundesrepublik Deutschland

ISBN 3-540-51149-0 Springer-Verlag Berlin Heidelberg New York
ISBN 0-387-51149-0 Springer-Verlag New York Berlin Heidelberg

CIP-Titelaufnahme der Deutschen Bibliothek.
Margraf, Jürgen: Panik : Angstanfälle und ihre Behandlung / J. Margraf ; S. Schneider.
Berlin ; Heidelberg ; New York ; London ; Paris ; Tokyo ; Hong Kong : Springer, 1989
ISBN 3-540-51149-0
ISBN 0-387-51149-0
NE: Schneider, Silvia:

Einbandgestaltung: W. Eisenschink, Heddesheim

Druck- und Bindung: Beltz, Hemsbach/Bergstr.
2126/3145-543210 – Gedruckt auf säurefreiem Papier

Inhaltsverzeichnis

Teil 1

Das Paniksyndrom

Einleitung

Eine dreiundzwanzigjährige Sekretärin leidet bei der Arbeit immer wieder an plötzlichen Anfällen eines unheimlichen Gefühls. Sie beschreibt eine Erfahrung, "als würde ich in einen Nebel getaucht. Alles um mich herum ist unwirklich, losgelöst. Ich habe Angst fortzutreiben, mich zu verlieren." Da sie keine Ursache für die Anfälle bemerkt, fürchtet sie, an einem Hirntumor zu leiden.

Ein Geschäftsmann fährt nach einem gewinnbringenden Abschluß mit seinem Wagen nach Hause. Bei Tempo 180 bekommt er ohne erkennbaren Grund Schweißausbrüche, sein Herz hämmert gegen den Brustkorb, und ihm wird schwarz vor Augen. Er lenkt den Wagen mit einem riskanten Manöver rechts auf den Parkstreifen.

Ein junges Mädchen liegt mit ihrem Freund am Strand. Plötzlich verspürt sie stechende Schmerzen in der Brust. Sie bekommt kaum noch Luft und fürchtet um ihr Leben. Ihr Freund bringt sie zum Notarzt.

Eine Hausfrau wartet im Supermarkt längere Zeit in der Schlange an der Käsetheke. Gerade als die Reihe an sie kommt, läßt sie ihren vollen Einkaufswagen stehen und läuft unter den verwunderten Blicken der anderen Kunden aus dem Geschäft.

Ein 27 Jahre alter Sportler sucht bereits zum achten Mal in wenigen Monaten eine Kardiologin wegen "Herzanfällen" auf, die "wie aus heiterem Himmel auftreten". Bei dem Gedanken daran, daß die Ärztin ihm schon wiederholt versichert hat, sein Herz sei vollkommen in Ordnung, treten ihm vor Scham Schweißperlen auf die Stirn.

Eine junge Malerin hat ihr erstes Bild an ein Museum verkauft. Gerade möchte sie ihren Freund anrufen und ihm die gute Nachricht überbringen. Da spürt sie ein wildes Herzklopfen, ihre Beine fangen an zu zittern, und sie fühlt sich benommen. Innerhalb von Sekunden geht es ihr so schlecht, daß sie statt des Freundes den Arzt anruft.

Nach seiner Scheidung überfallen einen 40-jährigen Vater von zwei Kindern immer häufiger akute Anfälle von Zittern und Beben, die meist durch ein flaues Gefühl im Unterleib eingeleitet werden. Als der Hausarzt versichert, alles sei Einbildung, fürchtet der Vater, verrückt zu werden.

Bei keinem dieser Menschen konnte bei der ärztlichen Untersuchung eine körperliche Ursache für die Erlebnisse festgestellt werden. Die sorgfältige psychologische Untersuchung zeigte, daß es sich um typische Manifestationen eines Phänomens handelt, das wir im folgenden Angstanfälle nennen wollen. Dabei berichten die Betroffenen zunächst manchmal gar keine Angst im üblichen Sinn des Wortes. Sie betonen vielmehr sehr stark körperliche Symptome, die für sie Anlaß zu großer Sorge sind. Angstanfälle treten bei vielen Menschen auf, nicht nur bei solchen, die an einer Angststörung leiden. Interessant ist, daß die Betroffenen oft keine Auslöser für ihre Angst angeben können, sondern den Eindruck haben, ihre Angstanfälle kämen plötzlich und ohne erkennbare Ursache über sie. Vergleichen wir die Beschreibungen dieser sieben Menschen mit der folgenden klassischen Darstellung von akuten Ängsten im Tierreich, die Darwin 1872 (S. 77, Übersetzung von den Autoren) verfaßte:

"Bei allen oder fast allen Tieren, sogar bei Vögeln, bringt Terror den Körper zum Zittern. Die Haut wird blaß, Schweiß bricht aus, und die Haare richten sich auf... Die Atmung ist beschleunigt. Das Herz schlägt schnell, wild und gewaltsam; aber ob es das Blut effizienter durch den Körper pumpt, kann bezweifelt werden, da die Oberfläche blutleer scheint und die Stärke der Muskeln bald versagt... Die geistigen Fähigkeiten sind sehr gestört."

Die Ähnlichkeit der Symptome über verschiedene Spezies ebenso wie über verschiedene Formen pathologischer Ängste hinweg ist so groß, daß sie einer Erklärung bedarf. Darwin sah den Grund in der evolutionären Bedeutung der Angst. Seiner Ansicht nach dient diese vielleicht universalste Emotion dazu, den Organismus auf Verteidigungsmaßnahmen vorzubereiten, ein Konzept, das später durch Cannons (1929) populäre Untersuchungen der "Kampf-Flucht-Reaktion" (fight-flight-response) allgemeine Verbreitung fand. Die Beschäftigung mit der Angst hat nicht nur eine lange Tradition, sie ist auch unvermindert aktuell. So ist unsere Gegenwart immer wieder ein Zeitalter der Angst genannt worden (z.B. Heimann 1988), eine Bezeichnung, die nicht erst seit Leonard Bernstein's Symphonie "The Age of Anxiety" bekannt ist. Auch bei der Beschäftigung mit gestörten Emotionen stehen die Angststörungen an erster Stelle. Marks (1987a) berichtete kürzlich, daß in letzter Zeit zum Bereich der Angststörungen pro Jahr über 1000 wissenschaftliche Veröffentlichungen erscheinen.

Während das allgemeine Thema Ängste also seit langem ein zentraler Gegenstand wissenschaftlicher ebenso wie praktischer Arbeit war, wurde dem Problem der Angstanfälle noch vor wenigen Jahren kaum Beachtung geschenkt. Medizin und Klinische Psychologie schufen vielfältige Bezeichnungen für solche Angststörungen, deren Hauptkennzeichen plötzliche Angst und Flucht- oder Vermeidungsverhalten waren. Diese Namen schließen zum Beispiel Herzneurose, Platzschwindel, Neurasthenie, Angstneurose, Soldatenherz, Da Costa Syndrom, neurozirkulatorische Asthenie, Hyperventilationssyndrom, nervöses Erschöpfungssyndrom und vasomotorische Neurose ein. Der Begriff "Agoraphobie" wurde schon 1871 von Westphal geprägt und auch Angstanfälle wurden bereits von Freud (1895, vgl. auch den Fall "Katharina" aus den Studien zur Hysterie, Gesammelte Werke Bd. I 1952) lebhaft und genau geschildert. Auch wenn in der wissenschaftlichen Literatur zahlreiche Begriffe für Angstanfälle existierten, wurden sie doch lange Zeit in Therapie und Forschung vernachlässigt. So konzentrierte sich die Verhaltenstherapie auf das Vermeidungsverhalten, zu dessen Bewältigung sie bald erfolgreiche Methoden entwickeln konnte. Obwohl Angstanfälle als sogenannte "funktionelle Störungen" ein fast jedem Arzt bekanntes Beschwerdebild sind, beschäftigte sich die Medizin vor allem mit somatischen Erkrankungen. Die "Herzneurose" dagegen war eines der "Stiefkinder der modernen medizinischen Forschung" (Richter und Beckmann 1973, S. VII).

Heute wächst dagegen das Bewußtsein, daß wir ohne eine genaue Kenntnis der Angstanfälle sehr vielen Menschen, die an Ängsten leiden, therapeutisch nur unzureichend helfen können. Angstanfällen wird nunmehr eine zentrale Rolle bei der Klassifikation, Entstehung und Behandlung von Angststörungen zugeschrieben. Ihren vorläufigen Höhepunkt fand diese Entwicklung mit den letzten Auflagen des Diagnoseschlüssels der amerikanischen psychiatrischen

Vereinigung, dem "Diagnostic and Statistical Manual of Mental Disorders" (DSM-III und DSM-III-R, APA 1980 und 1987). Hier sind Angstanfälle das erste differentialdiagnostische Kriterium bei der Klassifikation von Angststörungen. Für Störungen, bei denen Angstanfälle im Zentrum der Beschwerden stehen, wurde die diagnostische Kategorie "Paniksyndrom" geschaffen, unter die die meisten der oben erwähnten Diagnosen subsummiert werden. Die neue Betonung der Angstanfälle regte eine Vielzahl von neuen Forschungsstudien an: "panic attacks" wurden zumindest in den USA zum meist untersuchten Thema der Psychopathologie (vgl. Freedman und Glass 1984; Ehlers et al. 1986a).

Gerade das große Ausmaß an Interesse, das Angstanfälle nun bei Praktikern und Wissenschaftlern gleichermaßen hervorrufen, läßt die langjährige Vernachlässigung dieses Phänomens umso erstaunlicher erscheinen. Dies mag zum Teil an dem Mangel an erfolgversprechenden Behandlungsansätzen gelegen haben. Freud (1917) hatte in seinem einflußreichen Aufsatz "Wege der psychoanalytischen Therapie" verdeutlicht, daß die von ihm entwickelte Behandlungsmethode bei phobischem Vermeidungsverhalten nicht sehr erfolgreich ist. Richter und Beckmann (1973) schrieben ebenfalls: "Eine große Psychoanalyse kommt für die allermeisten Herzneurotiker nicht in Frage, worüber weitgehend Einigkeit unter den Kennern dieses Krankheitsbildes herrscht" (S. 142). Auch Verhaltenstherapeuten hatten lange keine Methoden für die Behandlung von Angstanfällen und beschäftigten sich vor allem mit der Therapie von Phobien und Zwängen. Nachdem erfolgreiche Methoden zur Bekämpfung phobischer Ängste entwickelt und überprüft worden waren, herrschte zunächst Unklarheit darüber, auf welche Weise Verfahren wie die Konfrontation in vivo auf Angstzustände angewandt werden konnten, bei denen die Betroffenen keine auslösenden Reize angeben konnten. Es ist sicher kein Zufall, daß die "Neuentdeckung" der Angstanfälle als Forschungsgegenstand zeitlich mit therapeutischen Fortschritten zusammenhing (vgl. das Kapitel über Erklärungsansätze). Binnen weniger Jahre wurden die Fortschritte so ermutigend, daß heute kein Grund mehr zu dem früheren therapeutischen Pessimismus besteht.

Obwohl die diagnostischen und therapeutischen Voraussetzungen für eine erfolgreiche klinische Arbeit geschaffen worden sind, stellen Angstanfälle und die damit verbundenen Störungen noch immer ein dringendes Problem dar. Die Daten zur Epidemiologie sind alarmierend. Auch nach konservativen Schätzungen auf der Basis großangelegter, sorgfältiger Studien leiden etwa 10% der Bevölkerung im Laufe ihres Lebens an "spontanen" Angstanfällen (vgl. das Kapitel zur Epidemiologie). Zwar gibt es oft Schwankungen im Verlauf der Störung, aber es kommt kaum zu völligen Spontanremissionen. Wenn sich die Störung erst einmal verfestigt hat, ist die langfristige Prognose ohne Behandlung ungünstiger als sogar bei schweren Depressionen (Schapira et al. 1972; Coryell et al. 1983; Wittchen 1988). Die Gefahr der Entwicklung von sekundärem Alkoholismus, Medikamentenmißbrauch und schweren Depressionen ist immer wieder festgestellt worden. Zwei retrospektive Studien zeigten zudem eine erhöhte Selbstmordquote bei Patienten mit einem Paniksyndrom (Coryell et al. 1982, 1986). Allerdings konnten andere Autoren diese Befunde nur teilweise replizieren (Black et al. 1985; Martin et al. 1985). Es scheint gesichert, daß vielfältige und komplexe Verbindungen zwischen Angstanfällen, Depressionen und Abhängigkeitsproblemen bestehen. Eine bedeutende Zahl von alkohol- oder medikamentenabhängigen Patienten hat diese Substanzen offenbar zunächst zur Bekämpfung ihrer Ängste genommen. Durch solche Verhaltensweisen und die Einschränkung der Lebensqualität kommt es oft zu einer sich selbst verstärkenden "Abwärtsspirale" (Barlow und Shear 1988), an deren Ende starke Beeinträchtigungen für die Betroffenen und ihre Angehörigen stehen. Diese Tatsache mag mit dazu beitragen, daß das Paniksyndrom mehr als alle anderen psychischen Störungen die Betroffenen dazu veranlaßt, professionelle Hilfe zu suchen (Boyd 1986). Der enorme Bedarf der Betroffenen nach Hilfe kommt auch in dem explosionsartigen Anstieg der Verschreibungen von Anxiolytika zum Ausdruck.

Neben der Häufigkeit und Schwere der Störung sind auch die vielfältigen Zusammenhänge mit anderen psychischen und körperlichen Störungen von großer Bedeutung. Damit meinen wir nicht nur die Tatsache, daß Angstanfälle bei vielen anderen Störungen auftreten können, sondern auch den Umstand, daß sie zur falschen Diagnose von solch anderen Störungen führen können (vgl. das Kapitel zur Diagnose). Alle diese Umstände machen es für jeden Kliniker - und zwar nicht nur für Klinische Psychologen und Psychiater - zur Notwendigkeit, über Angstanfälle informiert zu sein, um sie sicher erkennen und mit ihnen umgehen zu können. Auch Kollegen, die nicht die nötige Ausbildung haben, um selbst die Behandlung durchzuführen, sollten genügend Kenntnisse haben, um das Problem erkennen und eine sinnvolle Therapie durch entsprechende Fachleute veranlassen zu können.

Wie wichtig es ist, die zur Verfügung stehenden therapeutischen Methoden einem größeren Kreis von Kollegen bekannt zu machen, belegt eine Studie, die wir an rund 800 Patienten durchführten, die sich um eine Behandlung wegen Angstanfällen oder Agoraphobien bewarben (Taylor et al. eingereicht). Die Untersuchung der früheren Behandlungen dieser Patienten zeigte einen frappierenden Gegensatz: Einerseits hatten zwei Drittel aller Patienten bereits Medikamente und über 70% eine unspezifische Form von Psychotherapie oder Beratung bekommen. Andererseits hatten aber weniger als 4% eine spezifische kognitiv-behaviorale Therapie für ihre Angstanfälle erhalten und nur 2,6% der Subgruppe mit Agoraphobien hatte eine systematische Reizkonfrontation in vivo durchgeführt. Obwohl also erfolgreiche Verfahren vorliegen, finden sie bisher kaum Anwendung. Dies mag zum Teil an der mangelnden Information über die praktische Durchführung dieser Techniken liegen. Im vorliegenden Buch möchten wir einen Beitrag zur Bewältigung dieses Problems leisten. Das Buch soll die notwendigen Informationen über Angstanfälle vermitteln und den Therapeuten eine Handanweisung für ihre Behandlung geben. Die Nutzbarmachung der Erkenntnisse der wissenschaftlichen Klinischen Psychologie für die Praxis ist eines der Ziele der Christoph-Dornier-Stiftung für Klinische Psychologie in Marburg. Zur Verwirklichung dieses Ziels wird eine Reihe von Veröffentlichungen erscheinen; der erste Band wird hiermit vorgelegt.

Im ersten Teil des Buches stellen wir das Paniksyndrom dar. Zunächst geben wir einen Überblick zu Erscheinungsbild, Nosologie und Epidemiologie von Angstanfällen und agoraphobischem Vermeidungsverhalten. Danach schildern wir die Erklärungsansätze und die Therapieforschung, soweit sie für unser Programm zur Behandlung von Angstanfällen von Bedeutung sind. Den zweiten Teil des Buches bildet ein detailliertes Manual zum praktischen Vorgehen bei der Diagnose und psychologischen Behandlung des Paniksyndroms. Das Manual ist in drei Abschnitte gegliedert: Als erstes wird die diagnostische Phase vor der Behandlung dargestellt, dann folgen allgemeine Hinweise für die Therapie von Angstanfällen. Den größten Teil des Manuals nimmt eine genaue Schilderung der fünfzehn Sitzungen unseres Therapieprogramms ein.

Bei den von uns verwendeten Therapiemethoden handelt es sich um überprüfte Verfahren, deren Wirksamkeit nicht nur durch unsere persönliche Erfahrung, sondern auch durch gründliche Untersuchungen belegt ist, die in dem Kapitel zur Therapieforschung besprochen werden. Das Therapieprogramm ist grundsätzlich für alle Menschen mit Angstanfällen im Sinne des Paniksyndroms geeignet. Durch den hohen Strukturierungsgrad und die kurze Dauer der Therapie läßt sich dieses Programm unter den meisten institutionellen Rahmenbedingungen realisieren, in psychologischen Praxen ebenso wie etwa in Fachkliniken. Das Buch richtet sich an Psychologen, Ärzte und andere Berufsgruppen, die in der psychosozialen und medizinischen Versorgung tätig sind, sowie an Wissenschaftler und Studenten dieser Disziplinen. Es wäre uns eine Freude, wenn wir darüber hinaus auch Vertreter der Kostenträger und vielleicht sogar Gesundheitspolitiker erreichen würden. Eine sinnvolle praktische Durchführung des im zweiten Teil vorgestellten Therapieprogramms setzt allerdings die Anwendung durch Fachleute voraus. Diese Voraussetzungen bieten in der Regel nur entsprechend qualifizierte Klinische Psychologen. Die starke Standardisierung des im zweiten Teil des Buches dargestellten Programms könnte dazu verführen, die Behandlungen schematisch starr durchzuführen und anzunehmen, daß es keiner weiteren Vorbildung bedarf. Dies wäre jedoch unserer Erfahrung nach nicht zu verantworten. Auch unser strukturiertes Programm muß flexibel angewandt und auf den Einzelfall zugeschnitten werden. Darüber hinaus müssen die Therapeuten in der Lage sein, auch die möglichen Grenzen der Methode zu erkennen und bei Bedarf weitere Maßnahmen einzuleiten. All dies ist aber nur durch Therapeuten mit dem notwendigen Hintergrundwissen gewährleistet.

Bevor wir uns nun der Darstellung des Paniksyndroms zuwenden, möchten wir noch zwei Bemerkungen machen. Die eine betrifft die Sprachregelung in diesem Buch, die andere die Entstehungsgeschichte des Therapiemanuals. Zunächst zur Sprachregelung. Wir benutzen die Begriffe Angstanfall und Panikanfall synonym, ziehen aber den ersten Begriff vor, da er historisch eingeführt ist und die Realität der meisten Anfälle besser wiedergibt (vgl. den Abschnitt zur Epidemiologie). Weiterhin entschieden wir uns, im zweiten Teil des Buches, in dem das Therapieprogramm vorgestellt wird, die weibliche Form statt der üblichen männlichen Form zu gebrauchen, da die Mehrzahl der von Angstanfällen Betroffenen weiblich ist und weil uns das gleichzeitige Nennen der weiblichen und männlichen Form zu aufwendig erschien.

Das Programm ist eine Weiterentwicklung des Therapiemanuals, das im Rahmen des Forschungsprojektes "Therapie und Verlaufsprognose von Panikanfällen" entwickelt wurde. Die Förderung dieses Projektes durch die Deutsche Forschungsgemeinschaft (Ma 1116/1-1 und 1-2) erkennen wir dankbar an. Den anderen Mitarbeitern des Projekts, Marianne Göbel, Eni Becker, Corinna Henn-Kolter, Barbara Plettner, Michael Redegeld, Johann Schleichert, Johannes Bräuer und Peter Breuer ebenso wie den Therapeuten und Patienten gilt unser Dank für vielfältige Anregungen und Verbesserungsvorschläge. Auch die tatkräftige Unterstützung durch den Fachbereich Psychologie und den Präsidenten der Philipps-Universität Marburg möchten wir dankbar erwähnen.

Unser Behandlungsansatz beruht auf unserer jahrelangen Erfahrung mit der Therapie von Angstanfällen, die im Falle des Erstautors mit seiner Arbeit im "Department of Psychiatry and Behavioral Sciences" der Stanford Universität in Palo Alto, Kalifornien, begann. Der Einfluß der dortigen Lehrer und Kollegen Walton T. Roth, C. Barr Taylor, W. Stewart Agras, Michael J. Telch und Bruce Arnow legte den Grundstein für die Entstehung des Programms. Daneben spiegelt unser Behandlungsansatz vor allem die vielen fruchtbaren Diskussionen mit David H. Barlow, Albany, New York, und David M. Clark und Paul M. Salkovskis, Oxford, wider. Den beiden letztgenannten gilt auch unser Dank für die Qualitätskontrolle der Behandlungen in dem erwähnten DFG-Projekt. Eine weitere wichtige Einflußquelle für unser therapeutisches Vorgehen waren und sind Irmela Florin und Wolfgang Fiegenbaum vom Fachbereich Psychologie der Philipps-Universität. Beide waren zudem mit ihren Kritiken an früheren Versionen des Therapieprogramms eine große Hilfe. Zum Abschluß ist es uns ein ganz besonderes Anliegen, der Person zu danken, deren Denken für unsere Auffassung von Angstanfällen ebenso entscheidend war wie ihre tatkräftige Unterstützung für die Entstehung dieses Buches: Die Arbeit von Anke Ehlers fließt an vielen Stellen in das Buch ein, ohne daß wir immer ganz abgrenzen können, wer wen beeinflußt hat. Daher möchten wir diese Wechselwirkung hier ausdrücklich würdigen und uns dafür herzlich bedanken.

Erscheinung, Erklärung und Behandlung

Beschreibung des Störungsbildes

Das Erscheinungsbild von Angstanfällen

Zu Beginn des Jahres 1988 sammelten wir über mehrere Wochen alle Schlagzeilen der Süddeutschen Zeitung und der Oberhessischen Presse, in denen der Begriff "Panik" vorkam. Das Ergebnis ist in Abb. 1 dargestellt. Die Abb. demonstriert die unspezifische Verwendung dieses Begriffs in der Presse, die ja den allgemeinen Sprachgebrauch maßgeblich prägt. Es ist demnach wichtig, den Gegenstand unserer Betrachtungen genauer festzulegen.

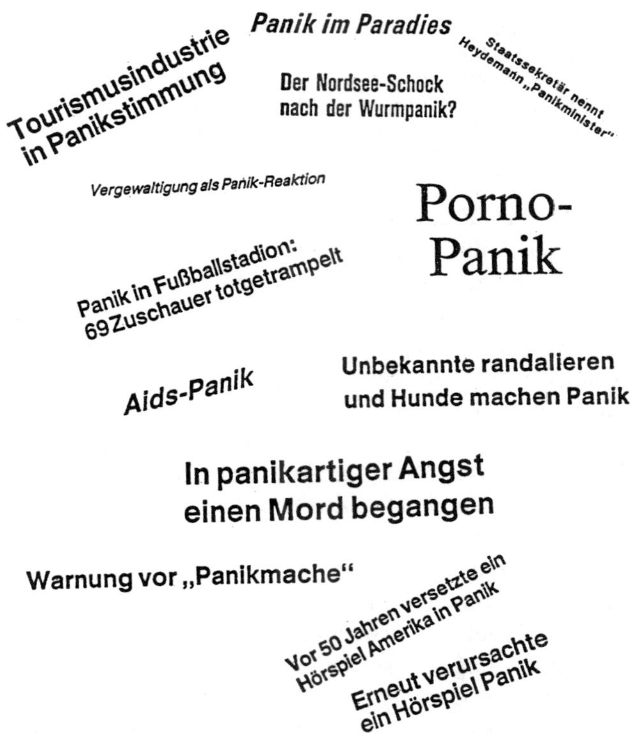

Abb. 1. Unspezifische Verwendung des Begriffs "Panik" in der Presse

Während eines Angstanfalls erleben die Betroffenen eine Reihe von somatischen Symptomen wie starken, schnellen oder unregelmäßigen Herzschlag, Schwindel oder Benommenheit, Atemnot, Übelkeit oder Magen-/Darmprobleme, Schwitzen, Schmerzen oder Druck auf der Brust und Zittern oder Schütteln. Diese Symptome werden von den Patienten als sehr unangenehm und stark bedrohlich erlebt (Barlow et al. 1985; Cameron et al. 1986; Taylor et al. 1986; Margraf et al. 1987a). Zentrale kognitive Symptome sind Angst vor Kontrollverlust (z.B. Angst, etwas Unangemessenes zu tun oder verrückt zu werden), Angst vor katastrophalen Konsequenzen der wahrgenommenen Symptome (z.B. vor Tod durch Herzinfarkt oder davor, sich lächerlich zu machen) sowie Depersonalisation und Derealisation. Weiterhin lenken die Betroffenen häufig ihre Aufmerksamkeit nach innen: Der Körper wird nach möglichen Anzeichen drohender Gefahr abgesucht. Bei starken Angstanfällen kommt es oft zur Flucht oder zu hilfesuchendem Verhalten, dessen Form von den situationalen Rahmenbedingungen und dem Inhalt der jeweiligen Befürchtungen abhängt. Zum Beispiel suchen die Betroffenen medizinische Notfalleinrichtungen auf, halten sich in der Nähe eines Telefons auf oder eilen nach Hause.

Die folgende Darstellung veranschaulicht das subjektive Erleben einer Patientin während eines typischen Angstanfalls. Wir entnehmen sie aus Ehlers und Margraf (1989):

"Plötzlich geht ein sehr merkwürdiges Gefühl durch meinen Körper. Dann werde ich nervös und mein Herz rast. Ich kriege keine Luft, meine Hände werden richtig schweißig. Ich fühle mich, als ob ich Durchfall bekomme; es schüttelt mich. Oft erscheinen die Dinge um mich herum nicht so, wie sie sein sollten, als ob ich weit weg bin. Dann fürchte ich, daß ich total die Kontrolle verliere, ich denke 'ich muß sterben', 'ich kann nicht atmen', 'ich werde es nie schaffen'. Manchmal habe ich Angst, daß ich geisteskrank bin, daß ich nicht damit fertig werde. Ich bin schon ins Krankenhaus gekommen, weil ich es nicht kontrollieren konnte. Wenn ich bei jemandem bin, dem ich vertrauen kann, geht es schneller vorbei."

Das zur Zeit gültige "Diagnostische und Statistische Manual für psychische Störungen" der Amerikanischen Psychiatrischen Vereinigung (DSM-III-R, APA 1987) operationalisiert Angstanfälle über die Zahl vorliegender Symptome (mindestens 4 von 13 meist körperlichen Symptomen). Weiterhin wird der akute Zeitverlauf der Anfälle hervorgehoben: mindestens vier Symptome sollen innerhalb von 10 Minuten auftreten. Empirische Untersuchungen zeigen, daß die durchschnittliche Anfallsdauer bei knapp 30 Minuten liegt (Taylor et al. 1986; Margraf et al. 1987a). Ein für die Theorienbildung zentrales Element der Definition von Angstanfällen nach dem DSM-III-R ist, daß sie zumindest manchmal "spontan" auftreten: Die Angst soll sich keiner realen Gefahr zuschreiben lassen und nicht durch phobische Situationen ausgelöst werden. Patienten mit Paniksyndrom berichten zumindest einige Angstanfälle, die "aus heiterem Himmel" kamen, d.h. ohne daß sie einen Auslöser wahrgenommen hätten. Neuere Forschungsergebnisse zeigen jedoch, daß interne Reize bei diesen Patienten Angst auslösen. Dies sind in der Regel körperliche Symptome (z.B. Herzklopfen oder Atemnot), die mit einer unmittelbar drohenden körperlichen oder psychischen Katastrophe in Zusammenhang gebracht werden. Seltener können auch Gedanken oder Vorstellungen Auslösefunktion übernehmen (z.B. "ich bin allein, es ist keine Hilfe da").

Systematische deskriptive Daten zu Angstanfällen fehlen weitgehend. Sie wurden meist retrospektiv mittels Fragebögen oder Interviews erhoben (Anderson et al. 1984; Barlow et al. 1985; Cameron et al. 1986; Turner et al. 1986). Aufschlußreicher sind neuere Ergebnisse von sofortigen Aufzeichnungen in der natürlichen Umgebung der Patienten, in denen neben standardisierten Tagebüchern auch physiologische Messungen eingesetzt werden (Taylor et al. 1983, 1986; Freedman et al. 1985; Baker und White 1986; Margraf et al. 1987a; Shear et al. 1987). Diese Studien zeigten, daß klinische Beschreibungen in vieler Hinsicht irreführend sind. So fand man nur bei manchen Angstanfällen leicht erhöhte Herzfrequenzen, obwohl bei fast 70% aller Anfälle Palpitationen berichtet werden (Margraf et al. 1987a). Abbildung 2 zeigt die durchschnittliche Herzfrequenz während 130 Angstanfällen, die mit Hilfe von tragbaren Meßgeräten ambulant registriert wurden (Margraf 1988a). Abbildung 3 zeigt die Differenz zwischen der Herzfrequenz während der Angstanfälle und während einer Kontrollperiode von gleicher Dauer, die genau 24 Stunden später (oder früher, wenn keine spätere Periode verfügbar war) aufgenommen wurde.

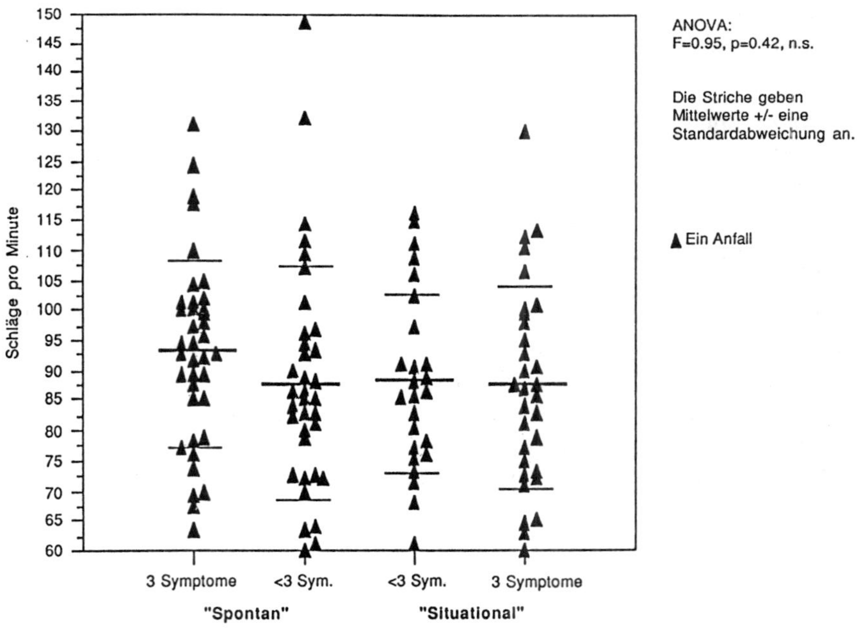

Abb. 2. Durchschnittliche Herzfrequenz während vier Typen von Angstanfällen (Margraf 1988a). Jedes Dreieck gibt einen Angstanfall an. Die vier Typen von Angstanfällen wurden nach zwei Gesichtspunkten unterschieden: 1. Trat der Anfall in einer gefürchteten Situation auf ("situational"), oder konnten die Betroffenen keine situationalen Auslöser angeben ("spontan")? 2. Traten bei dem Anfall mindestens drei Symptome aus der Liste der Paniksymptome des DSM-III-R auf, oder traten weniger als drei Symptome auf? Die Herzfrequenz wurde mit Hilfe eines tragbaren Meßgerätes (Vitalog) in der natürlichen Umgebung der Betroffenen gemessen. Die Striche geben Mittelwerte (dicke Striche) und jeweils eine Standardabweichung (dünne Striche) an.

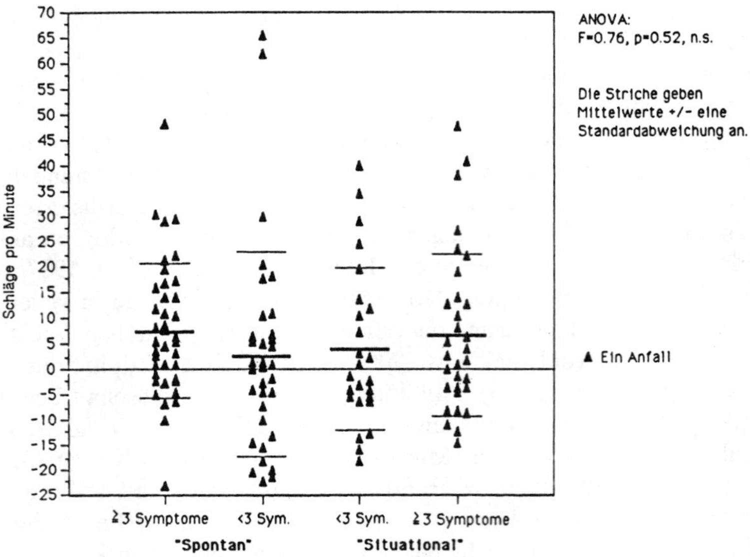

Abb. 3. Herzfrequenz während vier Typen von Angstanfällen (dieselbe Stichprobe wie in Abb. 2). Die Abb. zeigt die Differenz zwischen dem jeweiligen Angstanfall und einer Kontrollperiode von gleicher Dauer, die genau 24 Stunden später gemessen wurde (oder früher, wenn kein späterer Zeitpunkt zur Verfügung stand). Jedes Dreieck gibt einen Angstanfall an. Die Striche geben Mittelwerte (dicke Striche) und jeweils eine Standardabweichung (dünne Striche) an.

Angstanfälle, die durch gefürchtete externe Situationen ausgelöst werden, zeigten im großen und ganzen das gleiche Erscheinungsbild wie "spontane" Anfälle. In Abb. 4 ist dies anhand der im Tagebuch registrierten Symptome von 577 Anfällen aus der Studie von Margraf (1988a) dargestellt. Die Unterschiede zwischen den beiden Anfallstypen waren weit von statistischer Signifikanz entfernt.

Im Durchschnitt waren die Anfälle nur von moderater Intensität. In retrospektiven Berichten schilderten die Patienten im Gegensatz zu sofort erhobenen Tagebuchdaten ihre Angstanfälle als erheblich stärker (Margraf et al. 1987a; Margraf 1988a). Dies ist in Abb. 5 dargestellt (nach Margraf 1988b). Da die mit Panik bezeichnete extreme Angst bei den Anfällen in der Regel nicht auftritt, ziehen wir die Bezeichnung Angstanfall gegenüber dem Begriff "Panikanfall" vor.

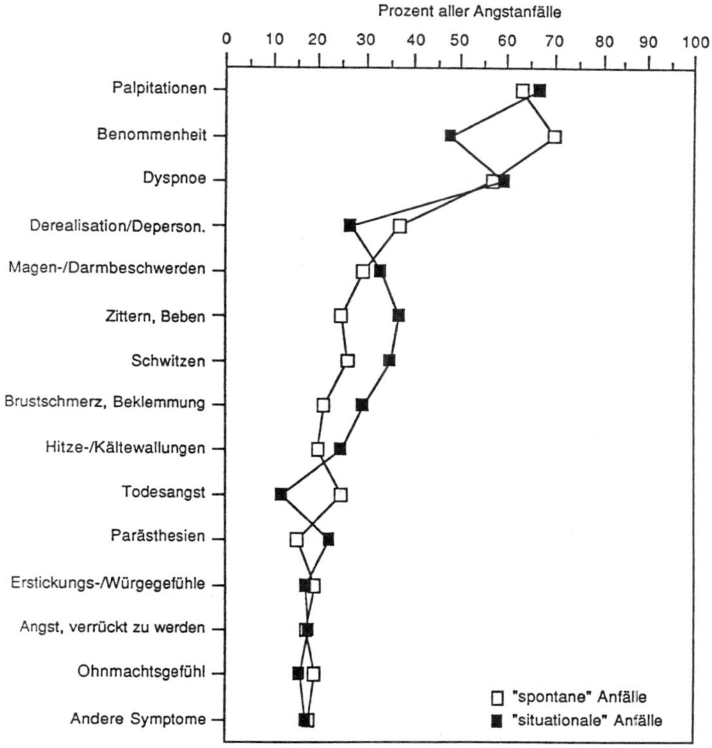

Abb. 4. Symptome während "situationaler" (durch gefürchtete Situation ausgelöst) und "spontaner" (kein situationaler Auslöser angegeben) Angstanfälle (Margraf 1988a). Die Abb. zeigt den Prozentsatz aller 273 situationalen bzw. 304 spontanen Anfälle, die mit den jeweiligen Symptomen auftraten.

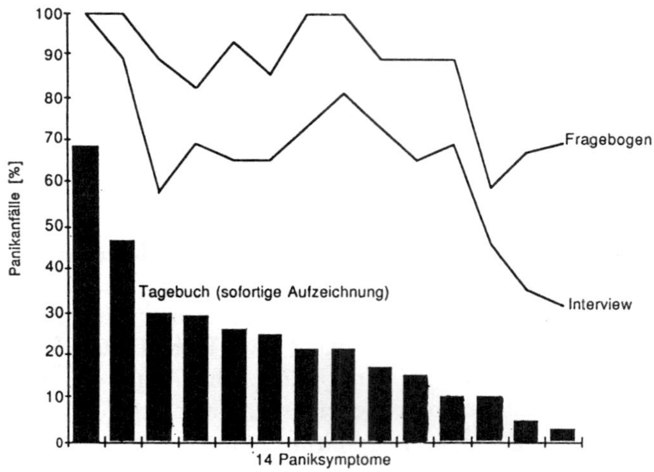

Abb. 5. Mögliche retrospektive Verzerrung bei der Beschreibung von Panikanfällen. Die schwarzen Balken geben die relative Häufigkeit an, mit der 14 DSM-III-R Paniksymptome bei 175 natürlich auftretenden Angstanfällen berichtet wurden, wenn die Symptome sofort nach dem Auftreten der Anfälle in ein standardisiertes Tagebuch eingetragen wurden. Die beiden Liniendiagramme zeigen die Häufigkeiten, die sich bei zwei retrospektiven Erhebungsmethoden ergaben. Die Symptome sind in der gleichen Reihenfolge wie in Abb. 4 angegeben. Die letzte Kategorie aus Abb. 4 ("andere Symptome") wurde weggelassen (nach Margraf 1988b).

Das Erscheinungsbild des agoraphobischen Vermeidungsverhaltens

Nach Marks (1987a) können Phobien von alltäglichen Ängsten unterschieden werden, da die die phobische Angst auslösenden Reize im Vergleich zu der objektiven Gefahr eine unangemessen starke Furcht bewirken. Diese Furcht kann nicht einfach durch rationale Argumentation beendet werden, sie ist weitgehend außerhalb der willkürlichen Kontrolle und führt in der Regel zu Vermeidungsverhalten. Manche Patienten zeigen kein offenes Vermeidungsverhalten, sondern ertragen phobische Situationen unter intensiver Angst. Agoraphobie wird oft als Furcht vor großen, offenen Plätzen mißverstanden. Der griechische Begriff "agora" bezeichnet jedoch nicht nur den Marktplatz, sondern allgemein Plätze öffentlicher Zusammenkunft. Agoraphobiker fürchten meist eine Vielzahl öffentlicher Orte und Menschenansammlungen. Einige Autoren schlagen deshalb auch alternative Begriffe wie "Polyphobien" oder "multiple Situationsphobien" vor (Ullrich und Ullrich de Muynck 1974; Bartling et al. 1980a; Fiegenbaum 1986). Typische Situationen, die vermieden oder nur mit starkem Unbehagen ertragen werden, sind zum Beispiel Autofahren, Benutzung von öffentlichen Verkehrsmitteln oder Fahrstühlen, Schlange stehen, Einkauf in Kaufhäusern oder Supermärkten, Besuch von Kinos, Theatern oder Gaststätten oder Alleinsein.

Was an diesen Situationen löst bei Agoraphobikern Angst aus? Wichtige Dimensionen sind die Entfernung von "sicheren" Orten oder Personen sowie die Einengung in der Bewegungsfreiheit (Mathews et al. 1981; Thorpe und Burns 1983; Fiegenbaum 1986; Marks 1987a). Verschiedene Autoren benutzen die Metapher "in der Falle sitzen" ("trapped") zur Beschreibung typischer agoraphobischer Situationen (Goldstein und Chambless 1978; Beck et al. 1985). In Begleitung werden die Situationen im allgemeinen besser ertragen. Dies bezieht sich meist auf erwachsene Vertrauenspersonen wie den Partner, kann aber auch Kleinkinder oder Haustiere einschließen. Das DSM-III-R definiert Agoraphobie (im Rahmen des Paniksyndroms) als Angst vor Situationen, bei denen bei einem Angstanfall die Flucht schwierig oder peinlich wäre oder keine Hilfe zur Verfügung stehen würde. Zum Beispiel wird der Besuch beim Zahnarzt nicht wegen eventueller Schmerzen gefürchtet, sondern weil im Falle eines Angstanfalls der Zahnarztstuhl nur schwer verlassen werden könnte. Patienten, die keine Angstanfälle im engeren Sinn haben, fürchten die oben genannten Situationen aus Angst vor anderen beeinträchtigenden oder peinlichen Symptomen, zum Beispiel Ohnmacht oder Verlust der Kontrolle über die Magen-/Darmtätigkeit (Agoraphobie ohne Panikanfälle nach dem DSM-III-R). Solche Patienten haben zum Beispiel nicht wegen der Unfallgefahr Angst vor Fahrten auf der Autobahn, sondern weil sie im Falle eines Ohnmachtsgefühls nicht schnell anhalten oder umkehren könnten. Durch die Agoraphobie sind die Patienten entweder in ihrem Bewegungsspielraum erheblich eingeschränkt bzw. auf Begleitung angewiesen, oder sie ertragen die Situationen nur unter intensiver Angst (DSM-III-R).

Wie schon bei Angstanfällen erwähnt, spielen neben den situativen Angstauslösern interne Auslöser eine große Rolle. Oft handelt es sich dabei um körperliche Symptome, die mit Angstanfällen in Verbindung gebracht werden. So konnte ein Patient nicht bei geschlossenem Duschvorhang duschen, weil er dann das Gefühl hatte, keine Luft zu bekommen. Viele Patienten geben aus diesem Grund sportliche Betätigungen auf. Entsprechend der Bedeutung der Angst vor Angstsymptomen und deren Konsequenzen, heben viele Autoren, unter ihnen schon Westphal (1871), die "Angst vor der Angst" als zentrales Merkmal der Patienten mit Agoraphobien und Angstanfällen hervor. So meinen Barlow und Waddell (1985), Agoraphobie hieße besser "Panphobie". Detailliert ausgearbeitet wurde dieser Ansatz von Goldstein und Chambless (1978) (zur Kritik der Tendenz, Agoraphobie auf "Angst vor der Angst" zu reduzieren, vgl. Marks 1987a).

Des weiteren sind sogenannte Sicherheitssignale für das Verständnis der agoraphobischen Symptomatik von Bedeutung (Mowrer 1960; Gray 1971; Rachman 1984). Diese zeigen den Patienten an, daß Angst unwahrscheinlich ist bzw. ohne gefährliche oder unangenehme Folgen wäre. Solche Sicherheitssignale reduzieren Angst, ihre Abwesenheit wird jedoch wiederum zum Angstauslöser. Häufige Beispiele sind das Fläschchen mit Medikamenten, die Telefonnummer des Therapeuten oder die Anwesenheit des Partners.

Das Erscheinungsbild der Agoraphobie soll wieder durch ein typisches Beispiel einer Patientin veranschaulicht werden. Auch diese Fallgeschichte stammt aus Ehlers und Margraf (1989):

Vor 3 Jahren war die Patientin wegen eines kleinen operativen Eingriffs für einige Wochen in stationärer Behandlung. Nach ihrer Entlassung ging sie zunächst einmal in ein Café, trank dort gemütlich Kaffee und rauchte eine Zigarette (im Krankenhaus hatte sie weder geraucht noch Kaffee getrunken). Plötzlich bekam sie starkes Herzrasen und stand Todesängste aus. Ein paar Wochen später hatte sie beim Einkaufen einen weiteren Angstanfall mit ähnlichen Symptomen. Aus Furcht vor einem neuen Anfall wagte sie daraufhin nicht mehr, ihre Wohnung zu verlassen. Sie verlor ihre Arbeit. Ihr Freund, mit dem sie zusammenwohnte, und ihre Mutter gingen abwechselnd für sie einkaufen. Sie versorgte den Haushalt. Zu einer kurzzeitigen Besserung kam es erst nach zwei Jahren. Ihr Großvater, an dem sie sehr hing, feierte seinen 80jährigen Geburtstag und drängte sie zu kommen. Trotz anfänglich starker Angst ließ sie sich im Auto zur Feier mitnehmen. Beim Fest hatte sie dann zu ihrem Erstaunen keine Angst mehr. Nach diesem Erlebnis faßte sie Mut und begann wieder, die Wohnung zum Einkaufen und dann auch für andere Unternehmungen zu verlassen. Die Ängste kehrten in voller Stärke zurück, als ihre Freundin bei einem gemeinsamen Theaterbesuch in Ohnmacht fiel. Daraufhin konnte sich die Patientin nicht mehr überwinden, das Haus zu verlassen, obwohl sie sich Sorgen machte, von anderen Personen deswegen als "verrückt" angesehen zu werden.

Nosologie

Patienten mit Angstanfällen werden in dem internationalen Klassifikationssystem der Weltgesundheitsorganisation (ICD-9, WHO 1977) bisher noch in die große Gruppe der Patienten mit der Diagnose "Angstneurose" eingeordnet. In der dritten Auflage des amerikanischen psychiatrischen Diagnoseschlüssels (DSM-III, APA 1980) wurde erstmals eine Abgrenzung von Angstanfällen und anderen Formen von Angst vorgenommen. Das DSM-III (APA 1980) schuf für Patienten, bei denen anfallsartig auftretende Zustände akuter Angst im Vordergrund der Beschwerden standen, eine eigene neue diagnostische Kategorie, das Paniksyndrom. Für die restlichen Patienten aus der ICD-9 Kategorie Angstneurose wurde die Bezeichnung Generalisiertes Angstsyndrom (dauerhaft hohes Angstniveau, aber keine Angstanfälle) eingeführt. Auch bei den Phobien wurde eine Unterteilung in Agoraphobie mit und ohne Panikanfälle vorgenommen. Im DSM-III-R (APA 1987) wurde noch stärkeres Gewicht auf die Rolle von Angstanfällen gelegt, indem die Kategorie "Agoraphobie mit Panikanfällen" umbenannt wurde in "Paniksyndrom mit Agoraphobie". Welche zentrale Bedeutung nunmehr Angstanfällen in der Klassifikation und Nosologie der Angststörungen beigemessen wird, geht aus der Abb. 6 hervor. Sie zeigt den Entscheidungsbaum für die Differentialdiagnose der Angststörungen im DSM-III-R.

Die kommende zehnte Auflage des ICD-Schlüssels (ICD-10, WHO Entwurf 1987; nach Marks 1987b sowie Wittchen und Schulte 1988) wird diese Entwicklungen voraussichtlich weitgehend übernehmen. Tabelle 1 zeigt die verschiedenen Klassifikationen der Angststörungen in ICD-9, ICD-10 und DSM-III-R.

Die Klassifikation der Angststörungen ist jedoch nicht unumstritten. Die gegenwärtig gebräuchlichen Klassifikationssysteme basieren weitgehend auf klinischen Erfahrungen und Querschnittsbefunden. Besonders zur Abgrenzung von Angststörungen und Depressionen liegt eine Vielzahl inkonsistenter Befunde vor (vgl. die Übersichtsarbeiten von Hallam 1985; Helmchen und Linden 1986; Stavrakaki und Vargo 1986). Angst und Vollrath (1988) kommen zu dem Schluß, daß sehr große Überschneidungen zwischen Angststörungen (besonders Angstanfällen) und Depressionen, vor allem im Längsschnitt, vorliegen. Eine Gliederung in primäre und sekundäre Störungen erscheine aufgrund der unzuverlässigen Angaben der Probanden als wertlos. Eventuell seien die anhand von klinischen Stichproben aufgestellten Klassifikationen in diskrete Syndrome also nicht allgemein gültig, und man müsse eher von einem Kontinuum von Angststörungen und Depressionen ausgehen. Hierfür sprechen die Befunde der seltenen Längsschnittstudien. Tyrer et al. (1987) und Angst (Angst und Vollrath 1988) fanden, daß Depressions- und Angstsymptome sehr stark über die Zeit variierten und außerdem nur wenig mit diagnostischen Kategorien zusammenhingen.

Besonders kontrovers ist die Abgrenzung der Angstanfälle von anderen Formen der Angst (Margraf 1988c). Angstanfälle treten nicht nur bei Patienten mit Angstneurosen (ICD) bzw. Paniksyndrom (DSM) und Agoraphobien, sondern teilweise auch bei schweren Depressionen (Leckman et al. 1983; Barlow et al. 1985) auf. Phänomenologisch nicht abgrenzbare Anfälle finden sich zudem bei manchen Zwangsneurotikern und Patienten mit einfachen Phobien (z.B. Höhenphobie), wenn diese mit phobischen Reizen konfrontiert werden (Barlow et al. 1985; Marks 1987b). Weiterhin treten bei einer Reihe von organischen Krankheiten entsprechende Symptome auf (McCue und McCue 1984; speziell zum Mitralklappenprolaps vgl. Margraf et al. 1988a). Vergleiche von Patienten mit Generalisiertem Angstsyndrom und Paniksyndrom ergaben im allgemeinen sehr ähnliche Resultate in Bezug auf Persönlichkeitsvariablen, allgemeines Angstniveau, soziale Anpassung und Lebensereignisse bei Beginn der Störung (Hoehn-Saric 1981, 1982; Raskin et al. 1982; Anderson et al. 1984; Hibbert 1984; Barlow et al. 1985; Cameron et al. 1986; Turner et al. 1986). Insgesamt

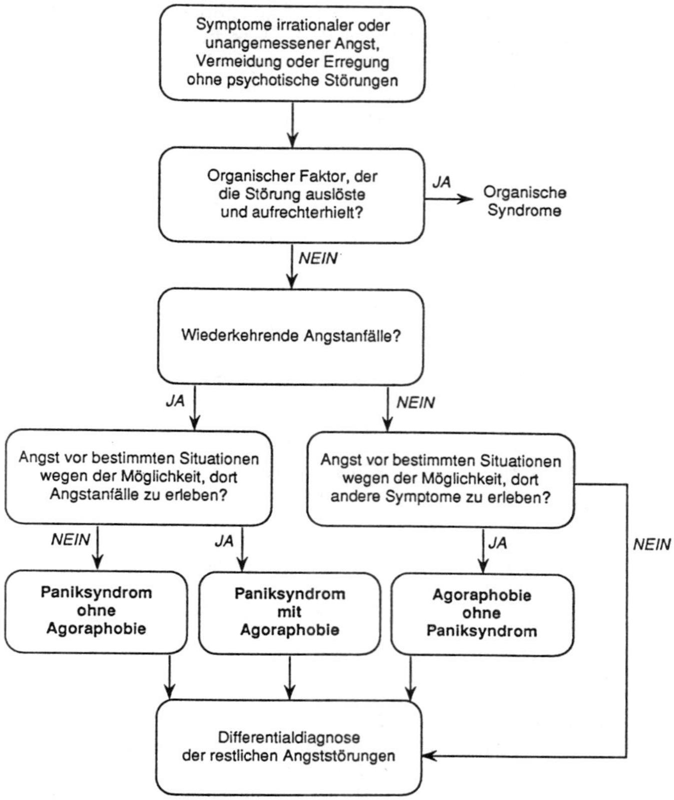

Abb. 6. Anfang des Entscheidungsbaums zur Differentialdiagnose von Angststörungen nach dem DSM-III-R.

liegen bisher keine überzeugenden Hinweise auf qualitative Unterschiede zwischen Angstanfällen und anderen Erscheinungsformen der Angst vor. Quantitative Besonderheiten bestehen darin, daß sich Angstanfälle durch das stärkere Vorherrschen somatischer Symptome, den akuten Zeitverlauf der Symptomatik, die Unmittelbarkeit der befürchteten Gefahren bzw. Folgen des Angstanfalls und die Bedeutung interner angstauslösender Reize auszeichnen.

Auch die weitgehende Subsummierung der Agoraphobie unter das Paniksyndrom im DSM-III-R ist stark umstritten (vgl. Ehlers et al. 1986a; Tyrer 1986; vgl. aber auch Hallam 1978, zur Kritik der Klassifikation der Agoraphobie als Phobie) und wird voraussichtlich nicht in die ICD-10 übernommen (Marks 1987b; Wittchen und Schulte 1988). Zwar leiden die weitaus meisten Agoraphobiker in der klinischen Praxis unter Angstanfällen (Mendel und Klein 1969; Thyer und Himle 1985), doch berichtete in den großen epidemiologischen Gemeindestudien (vgl. nächstes Kapitel) etwa die Hälfte der agoraphobischen Patienten keine Angstanfälle. Die übrigen zeigten Paniksymptome oder einzelne Anfälle, doch nur 10 bis 20 Prozent erfüllten zusätzlich die Diagnosekriterien

Tabelle 1. Klassifikation der Angststörungen in ICD-9, ICD-10 und DSM-III-R. (Die Schlüsselnummern geben den ICD-9 bzw. bei dem DSM-III-R den ICD-9 CM Code an. Die ICD-10 ist im Unterschied zu den früheren Codierungen alphanumerisch gegliedert.)

ICD-9	ICD-10		DSM-III-R	
300.0 Angstneurose	F41	Andere Angststörung	300.21	Panikstörung mit Agoraphobie
	F41.0	Panikstörung (episodische paroxysmale Angst)	300.01	Panikstörung ohne Agoraphobie
	F41.1	Generalisierte Angststörung	300.02	Generalisierte Angststörung
	F41.2	Mischform einer Angst- und depressiven Störung	300.00	Nicht näher bezeichnete Angststörung
300.2 Phobie	F40	Phobische Störungen		
	F40.0	Agoraphobie	300.22	Agoraphobie ohne Panikstörung in der Vorgeschichte
	F40.1	Soziale Phobie	300.23	Soziale Phobie
	F40.2	Einfache (spezifische) Phobie	300.29	Einfache Phobie
300.3 Zwangsneurose	F42	Zwangsstörung	300.30	Zwangsstörung
	F42.0	überwieg. Zwangsgedanken und zwanghaftes Grübeln		
	F42.1	überwieg. Zwangshandlungen (Rituale)		
	F42.2	Mischform mit Zwangshandlungen und -gedanken		
308.0 Psychogene Reaktion	F43	Reaktionen auf schwere Belastung und Anpassungsstörungen		
	F43.0	akute Belastungsreaktion		
	F43.1	post-traumatische Belastungsreaktion		
309.0 Anpassungsstörung	F43.1	Anpassungsstörung (6 spezifische Unterformen)	309.89	Posttraumatische Belastungs reaktion Untertyp: "verzögert", Beginn ist anzugeben

für das Paniksyndrom (Weissman et al. 1986; Angst und Dobler-Mikola 1985a, 1985b; Wittchen 1986). Diese unterschiedlichen Befunde könnten darauf beruhen, daß Patienten mit zwei Störungen eventuell häufiger um professionelle Hilfe ersuchen.

Edidemiologie und Verlauf

Informationen über die Verbreitung und den Verlauf des Paniksyndroms sind von großer Bedeutung für ein volles Verständnis der Störung. Aber auch der jeweilige Einzelfall, der sich zur Behandlung vorstellt, kann nur mit diesem Hintergrundwissen korrekt beurteilt werden. Wer leidet an Angstanfällen? Wie wird sich die Störung im Normalfall weiterentwickeln? Welche Folgeprobleme gilt es zu beachten? Wer benötigt am dringendsten Hilfe? Dies sind einige der Fragen, die wir mit Hilfe von epidemiologischen Daten klären müssen. Dabei ist es wichtig, sich nicht einfach auf die meist unsystematische eigene Erfahrung zu beschränken. Gerade beim Paniksyndrom kommt es immer wieder vor, daß das Problem nicht korrekt erkannt wird und die Patienten infolgedessen unangemessen behandelt werden. Es ist eine besonders positive Entwicklung der letzten Jahre, daß nunmehr sorgfältige Untersuchungen vorliegen, die es uns erlauben, fundierte Aussagen zu machen.

Seit der Einführung der neuen, reliableren Diagnosesysteme wie dem DSM-III (APA 1980) wurden mehrere großangelegte epidemiologische Studien durchgeführt. Die wichtigsten sind das Epidemiological Catchment Area Program ("ECA") des amerikanischen National Institute of Mental Health (insgesamt bisher über 18000 Probanden; Myers et al. 1984; Robins et al. 1984; Weissman et al. 1986), die Zürich-Studie (über 6000 Probanden; Angst und Dobler-Mikola 1985a, 1985b) und die Münchner Follow-up Studie ("MFS") (über 1300 Probanden; Wittchen 1986). Nach diesen Studien stellen die Angststörungen bei Frauen die häufigste und bei Männern nach den Abhängigkeitssyndromen die zweithäufigste Form psychischer Störungen dar. Es ergaben sich relativ übereinstimmend für das Paniksyndrom (DSM-III-R: Paniksyndrom ohne Agoraphobie) durchschnittliche Sechs-Monats-Prävalenzen zwischen 0,6 bis 1,1% und Lebenszeit-Prävalenzen zwischen 1,4 und 2,4% (ECA und MFS Studien) sowie eine jährliche Inzidenz von 0,2% (Zürich-Studie). Für die Agoraphobie lagen die Prävalenzen der ECA und MFS Studien zwischen 2,7 und 5,8% (sechs Monate) und 3,4 und 9% (Lebenszeit) sowie die jährliche Inzidenz bei 2,5% (Zürich-Studie).

Das Paniksyndrom tritt nach den oben genannten Studien bei Frauen etwa doppelt so häufig wie bei Männern auf. Der Frauenanteil liegt bei der Agoraphobie noch höher (etwa 2-3 zu 1). Frühere Untersuchungen an kleineren klinischen Stichproben fanden bis zu viermal mehr weibliche als männliche Agoraphobiker (Thorpe und Burns 1983). Während sich bei europäischen Agoraphobikern kein Unterschied zur Allgemeinbevölkerung in Intelligenz, Religion und sozialer Schicht zeigte (Marks und Herst 1970; Thorpe und Burns 1983), waren Agoraphobien in den USA (ECA-Studie) etwa doppelt so häufig bei Personen mit niedrigerem Bildungsniveau (ohne Collegeabschluß). Inwieweit dieser Effekt durch die relativ größere Anzahl von Frauen ohne Collegeabschluß zustandekommt, ist ungeklärt. Für das Paniksyndrom fand sich dieser Zusammenhang nur in einem von drei Untersuchungsgebieten der ECA-Studie (Robins et al. 1984). Vermutlich als Folge der Störung sind Agoraphobiker seltener berufstätig (Öst 1987; Marks 1987a).

Die Prävalenz des Paniksyndroms dürfte bei sogenannten "psychosomatischen" Patienten noch deutlich höher liegen. Psychischen Störungen wird bei der Entstehung, Aufrechterhaltung und Behandlung vieler Krankheiten immer wieder ein großer Einfluß zugeschrieben. Allerdings sind die epidemiologischen Aussagen hierzu im deutschen Sprachraum bisher widersprüchlich bzw. basieren oft auf groben Schätzungen an Stelle systematisch erhobener Daten. Margraf et al. (1988b) untersuchten sämtliche Neuaufnahmen einer verhaltensmedizinischen Fachklinik mit Hilfe des Strukturierten Klinischen Interviews für DSM-III-R (SCID, Spitzer und Williams 1986). 72% der 250 Patienten erfüllten die

Kriterien für mindestens eine derzeitige DSM-III-R Diagnose, weitere 5% für eine frühere Diagnose. Für das Paniksyndrom ergab sich eine Prävalenz von 14.8%. Die weitere Verteilung der Diagnosen ist in Abb. 7 dargestellt.

Interessanterweise treten Angstanfälle auch bei nicht-klinischen Populationen relativ häufig auf. Wittchen (1986) fand Angstanfälle bei 9,3% der repräsentativen Stichprobe der MFS. Fragebogen-Reihenuntersuchungen an großen studentischen Populationen in Kanada (Norton et al. 1985, 1986) und Deutschland (Margraf und Ehlers 1988) zeigten Ein-Jahres-Prävalenzen von deutlich über 30%. Obwohl systematische Vergleiche zeigten, daß Fragebögen im Vergleich zu strukturierten klinischen Interviews wenig konservativ sind (etwa 50% falsch-positive Ergebnisse), ergaben die Resultate weiterer Untersuchungen viele Ähnlichkeiten zwischen nicht-klinischen Personen mit Angstanfällen und Patienten mit Paniksyndrom (nach DSM-III-R; Margraf und Ehlers 1988).

Im Gegensatz zu allen anderen Phobien, die meist in der Kindheit oder Jugend beginnen, setzen Agoraphobien und Angstanfälle in der Regel erst im frühen Erwachsenenalter zwischen 20 und 30 Jahren ein (Marks und Herst 1970; Sheehan et al. 1981; Thorpe und Burns 1983; Thyer et al. 1985; Öst 1987). Die meisten Studien berichten einen Mittelwert von etwa 28 Jahren, ein Beginn vor

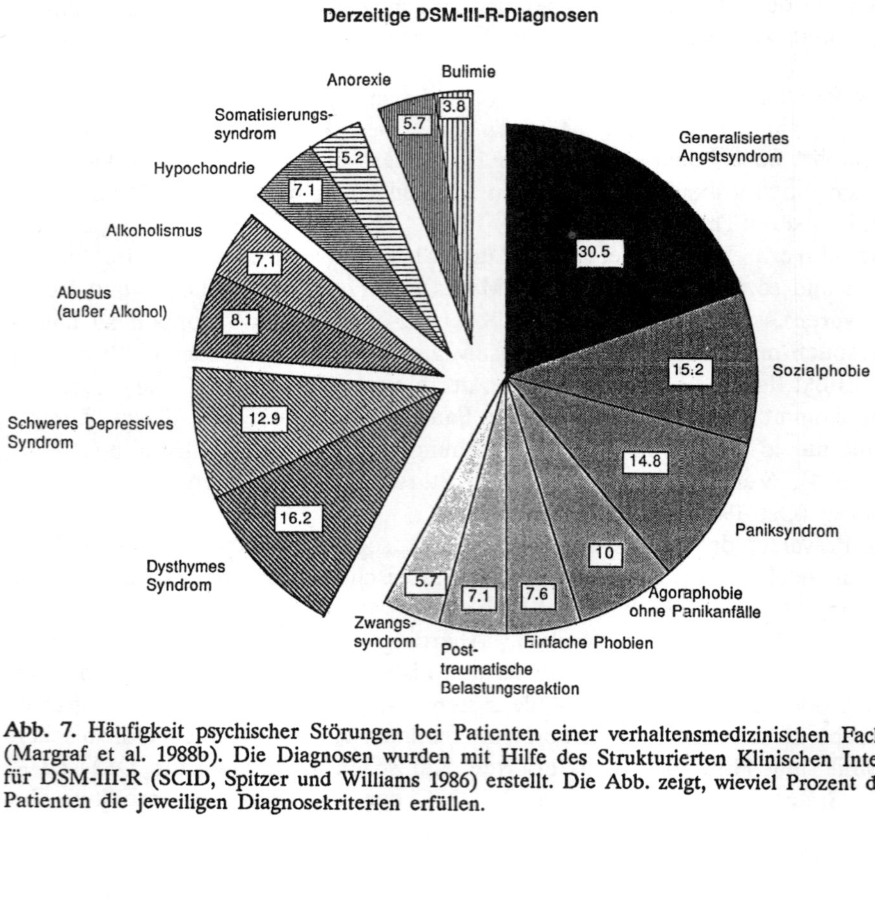

Abb. 7. Häufigkeit psychischer Störungen bei Patienten einer verhaltensmedizinischen Fachklinik (Margraf et al. 1988b). Die Diagnosen wurden mit Hilfe des Strukturierten Klinischen Interviews für DSM-III-R (SCID, Spitzer und Williams 1986) erstellt. Die Abb. zeigt, wieviel Prozent der 250 Patienten die jeweiligen Diagnosekriterien erfüllen.

dem 16. oder nach dem 40. Lebensjahr ist selten (jeweils unter 10% aller Fälle). Nach den retrospektiven Aussagen der Patienten beginnen die Störungen in mindestens 80% aller Fälle plötzlich mit einem Angstanfall an einem öffentlichen Ort (Öst 1987; Lelliott et al. im Druck). Ein schleichender Beginn ist eher selten (Marks 1987; Öst 1987). Sowohl Agoraphobien als auch Angstanfälle ohne phobisches Vermeidungsverhalten zeigen oft starke Fluktuationen, sowohl kurzfristig ("gute und schlechte Tage") als auch längerfristig. So kann es im Verlauf der Störung auch zu beschwerdefreien Phasen kommen (Coryell et al. 1982; Uhde et al. 1985). Dennoch ist der unbehandelte Verlauf der Störungen langfristig ungünstig. Sobald die Problematik eine gewisse Zeit (etwa ein Jahr) angehalten hat, sind völlige Spontanremissionen sehr selten. In der MFS-Studie erfüllten über 90% der Patienten auch nach sieben Jahren noch die Diagnosekriterien (Wittchen 1988). Schapira et al. (1972) und Coryell et al. (1983) beobachteten eine signifikant schlechtere langfristige Prognose für Phobien bzw. das Paniksyndrom als für schwere Depressionen.

Agoraphobien und Angstanfälle führen häufig zu Folgeproblemen wie Depressionen oder Alkohol- oder Medikamentenmißbrauch (Hallam 1978; Chambless 1985; Bibb und Chambless 1986). Die Qualität der Partnerbeziehungen ist jedoch in der Regel wenig beeinträchtigt. Die Patienten sind im Gegensatz zu anderen Angstpatienten zum weitaus größten Teil verheiratet und führen Ehen von durchschnittlicher Qualität (Buglass et al. 1977; Mathews et al. 1981; Thorpe und Burns 1983; Fisher und Wilson 1985; Arrindell und Emmelkamp 1986; Marks 1987; Öst 1987).

Erklärungsansätze

Die Vorstellungen, die wir uns von der Entstehung und Aufrechterhaltung einer Störung machen, beeinflussen unser Vorgehen bei der Behandlung dieser Störung. Dabei muß klinisches Erfahrungswissen durch die Ergebnisse systematischer Forschung ergänzt werden. Unser Verständnis der Ätiologie des Paniksyndroms hat in den letzten Jahren große Fortschritte gemacht, die von unmittelbarer Bedeutung für die Erfassung, Diagnose und Therapie von Angstanfällen und den damit verbundenen Problemen sind. Da eine umfassende Diskussion aller neuen Entwicklungen den Rahmen des Buches sprengen würde, beschränken wir uns im folgenden weitgehend auf die Darstellung derjenigen Erklärungsansätze, auf denen die therapeutischen Interventionen aufbauen. Für ausführlichere Übersichten verweisen wir auf Ehlers und Margraf (1989, im Druck).

Das psychophysiologische Modell der Angstanfälle

Die neuere Forschung zu Angstanfällen wurde durch die Entdeckung der - zumindest kurzfristigen - Wirksamkeit trizyklischer Antidepressiva bei Patienten mit anfallsartigen Ängsten initiiert (Klein und Fink 1962). Autoren wie Klein (z.B. 1964, 1980) und Sheehan (1982) formulierten daraufhin rein medizinische Modelle, die Angstanfälle als eine qualitativ besondere Form der Angst ansehen. Diese Autoren behaupten eine "Behandlungsspezifität": Angstanfälle seien nur mit Antidepressiva zu behandeln, während andere Angstformen nur auf Benzodiazepine ansprächen. Psychologische Behandlung wirke bei phobischer Angst, nicht aber bei Angstanfällen. Kontrollierte Untersuchungen haben inzwischen alle Teile dieses Arguments widerlegt (Margraf et al. 1986a; Margraf und Ehlers im Druck). In Studien zur experimentellen Panikinduktion wurde behauptet, daβ Panikpatienten auf bestimmte biochemische Manipulationen, vor allem Natriumlaktat-Infusionen und CO_2-Inhalationen, grundsätzlich anders reagieren als normale Kontrollpersonen. Solche Methoden würden bei vulnerablen Personen durch einen biologischen Automatismus Angstanfälle auslösen. Dabei wurden jedoch psychologische Variablen, wie etwa Erwartungshaltungen, nicht berücksichtigt. Neuere Studien zeigen, daβ Panikpatienten und Kontrollpersonen sich nicht qualitativ in ihren Reaktionen auf diese Stressoren, wohl aber stark in den Ausgangsniveaus von Angst und Aktivierung unterscheiden (Übersichten Ehlers et al. 1986b; Margraf et al. 1986b). Auch die Behauptung eines spezifischen genetischen Risikos für Angstanfälle wurde empirisch nicht belegt (vgl. Margraf und Ehlers im Druck). Insgesamt sind diese Ansätze nicht ausreichend empirisch untermauert bzw. in der einfachen Form widerlegt.

In jüngerer Zeit haben verschiedene Forschergruppen psychologische Modellvorstellungen entwickelt (Barlow 1986; Clark 1986; Margraf et al. 1986a, 1986b; van den Hout 1988; Ehlers und Margraf im Druck). Die gemeinsame zentrale Annahme dieser Ansätze besagt, daβ Angstanfälle durch positive Rückkopplung zwischen körperlichen Symptomen, deren Assoziation mit Gefahr und der daraus resultierenden Angstreaktion entstehen. Die Modelle betonen die Rolle interner Angstauslöser. Im folgenden stellen wir kurz das psychophysiologische Modell der Angstanfälle vor (nach Margraf et al. 1986a, 1986b; Ehlers et al. 1988a; Ehlers und Margraf im Druck).

Abbildung 8 zeigt eine schematische Darstellung des Modells. Der zentrale Teil der Abb. stellt einen positiven Rückkopplungskreis dar (schwarze Pfeile), der zu einem Angstanfall führt. Der positive Rückkopplungskreis ("Teufelskreis") kann an jedem seiner folgenden Elemente beginnen:

- Physiologische oder kognitive Veränderungen (z.B. Schwitzen, Dyspnoe oder Derealisation) treten als Folge verschiedener Ursachen wie etwa körperlicher Anstrengung, chemischer Substanzen (z.B. Koffein), situationaler Stressoren (z.B. Hitze) oder emotionaler Reaktionen (z.B. Angst, Ärger, Freude) auf.

- Die Person nimmt diese Veränderungen wahr. Die positive Rückkopplung kann an dieser Stelle beginnen, da Veränderungen körperlicher Empfindungen physiologische Prozesse nicht unbedingt akkurat wiedergeben. Zum Beispiel kann eine Person nach dem Zu-Bett-Gehen eine Beschleunigung der Herzfrequenz allein dadurch empfinden, daß die Veränderung der Körperposition die Herzwahrnehmung verbessert hat.
- Die körperlichen oder kognitiven Veränderungen werden mit unmittelbarer Gefahr assoziiert. Nicht alle Empfindungen werden gleich wahrscheinlich mit Gefahr in Verbindung gebracht. Zum Beispiel sind Empfindungen im Zusammenhang mit lebenswichtigen Körperfunktionen wie etwa Herzklopfen oder Atemnot inhärent bedrohlicher als andere wie etwa Hitzewallungen. In gleicher Weise werden Symptome mit einem plötzlichen, akuten Beginn eher mit unmittelbarer Gefahr assoziiert.
  Die positive Rückkopplung kann an dieser Stelle ohne vorherige körperliche Veränderungen beginnen, wenn situationale Variablen mit unmittelbarer Gefahr assoziiert sind. So können etwa phobische Patienten einen Angstanfall erleben, wenn sie mit ihrem phobischen Stimulus konfrontiert werden.
- Die Person reagiert auf die wahrgenommene Bedrohung mit Angst, die zu physiologischen Veränderungen, körperlichen Empfindungen und/oder kognitiven Symptomen führt (positive Rückkopplung). Wenn diese Symptome wiederum wahrgenommen und mit Gefahr assoziiert werden, kommt es zu weiteren Anstiegen der Angst, die in einem panischen Angstanfall kulminieren können. Dabei muß beachtet werden, daß positive Rückkopplung ein schneller Prozeß ist. Es ist unklar, ab welchem Punkt die Angst Panik genannt werden kann. Da Angstanfälle kein Alles-oder-Nichts Phänomen sind, ist dies wahrscheinlich eine reine Frage des Schweregrades.

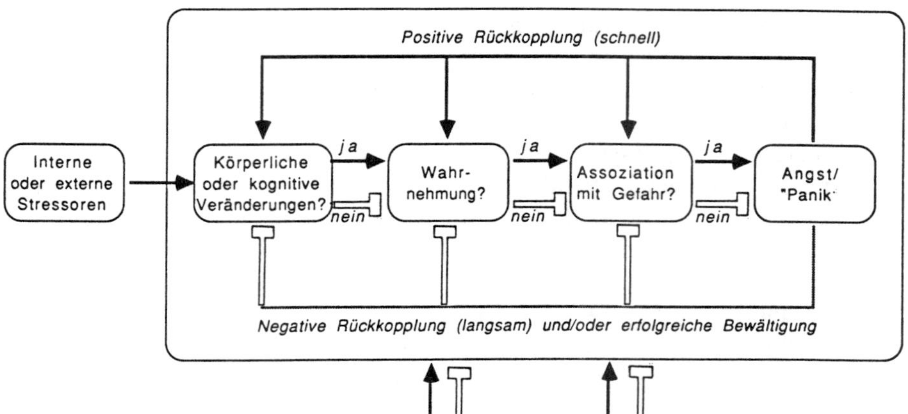

Abb. 8. Schematische Darstellung des psychophysiologischen Modells der Angstanfälle (nach Ehlers et al. 1988a).

Den Effekten der positiven Rückkopplung wird durch gleichzeitige negative Rückkopplungsprozesse entgegengewirkt (graue Pfeile). Die Mechanismen wirken auf alle Komponenten des positiven Rückkopplungskreises und führen zu einer Angstreduktion. Negative Rückkopplung ist langsamer als positive Rückkopplung. Daher kann ein Angstanfall schnell entstehen, benötigt aber eine gewisse Zeit, um abzuklingen. Beispiele für negative Rückkopplung sind Habituation, selbstbegrenzende homöostatische Mechanismen bei der Hyperventilation oder kognitive Neubewertung. Parallel zur negativen Rückkopplung führt auch die wahrgenommene Verfügbarkeit von Bewältigungsstrategien zur Angstreduktion. Beispiele hierfür sind langsames, flaches Atmen, Ablenkung und hilfesuchendes Verhalten. Ein Versagen von Bewältigungsversuchen führt andererseits wieder zu einem Angstanstieg.

Eine Reihe interner und externer Variablen beeinflussen die Wahrscheinlichkeit, einen Angstanfall zu erleben, indem sie die Komponenten des positiven Rückkopplungskreises beeinflussen. Diese Faktoren sind außerhalb des zentralen Kastens in Abb. 8 dargestellt:

- Interne oder externe Stressoren erhöhen die Wahrscheinlichkeit von physiologischen oder kognitiven Ereignissen, die den positiven Rückkopplungskreis starten können.
- Individuelle Prädispositionen sind physiologische oder psychische Diathesen einschließlich solcher, die erst im Verlauf der Störung erworben wurden. Physiologische Prädispositionen wie etwa $alpha_2$-adrenerge Dysregulation, zentrale Chemorezeptor-Sensitivität oder körperliche Fitness beeinflussen die Wahrscheinlichkeit körperlicher Veränderungen und ihrer Wahrnehmung. Ein häufiges Beispiel für einen psychischen Faktor bei der Aufrechterhaltung von Angstanfällen ist die Sorge, einen weiteren Anfall zu erleben. Dies führt zu einer Erhöhung der tonischen Erregung, was wiederum die Wahrscheinlichkeit angstauslösender Körperempfindungen und ihrer Assoziation mit Gefahr erhöht. Die Wahrnehmung körperlicher Empfindungen hängt weiterhin von anderen psychischen Prädispositionen wie Aufmerksamkeitszuwendung auf Gefahrenreize und größere Akkuratheit der Interozeption ab (Ehlers et al. 1988a, 1988b). Die Verknüpfung dieser Empfindungen mit unmittelbarer körperlicher oder psychischer Gefahr hängt unter anderem von der Lerngeschichte (z.B. frühere Erfahrungen mit diesen Symptomen während Angstzuständen) und kognitiven Stilen (z.B. Kausalattributionen) ab. Darüber hinaus haben operantes und Modellernen in Bezug auf den Bericht somatischer Symptome und emotionaler Erfahrungen einen Einfluß darauf, ob jemand Angstanfälle erlebt bzw. Hilfe sucht.
- Situationale Faktoren haben Auswirkungen darauf, ob körperliche Veränderungen wahrgenommen (z.B. Körperposition, Intensität der gleichzeitigen externen Stimulation) und mit Gefahr assoziiert werden (z.B. die Anwesenheit des Partners oder einer Therapeutin). Weiterhin können situationale Variablen direkt mit Gefahr assoziiert werden und somit unmittelbar Angstanfälle auslösen.

Inzwischen liegen eine ganze Reihe empirischer Belege für das psychophysiologische Modell vor. Ausführliche Übersichten zu den bisherigen Befunden geben Ehlers und Margraf (im Druck) und Margraf und Ehlers (im Druck). Patienten berichten in strukturierten Interviews, daß sie bei ihren Angstanfällen zuerst körperliche Symptome, wie etwa Herzklopfen, wahrnehmen (Hibbert 1984; Ley 1985; Zucker et al. zur Veröffentlichung eingereicht). In Fragebögen zur Messung von "Angst vor der Angst" oder "Angst vor körperlichen Symptomen" wiesen Patienten mit Angstanfällen oder Agoraphobien höhere Werte auf als klinische oder normale Kontrollgruppen (Chambless et al. 1984; Reiss et al. 1986; Margraf und Ehlers 1987; McNally und Lorenz 1987; Clark et al. 1988; Foa 1988; van den Hout 1988). Falsche Rückmeldung von Herzfrequenzanstiegen löste bei Panikpatienten, nicht aber bei normalen Kontrollpersonen, Anstiege in subjektiver Angst und physiologischer Erregung aus (Margraf et al. 1987b; Ehlers et al. 1988c). Nur die Patientengruppe reagierte hier also im Sinne der vom psychophysiologischen Modell vorhergesagten positiven Rückkopplung. Weiterhin zeigen Patienten mit Angstanfällen selektive Informationsverarbeitung von Gefahrenreizen (Clark et al. 1988; Ehlers et al. 1988b, 1988c) und interpretieren körperliche Symptome als gefährlicher im Vergleich zu Kontrollpersonen oder erfolgreich behandelten Patienten (McNally und Foa 1987).

Hyperventilation kann eine wichtige Rolle als Auslöser (akute Hyperventilation) und als disponierende Bedingung (chronische Hyperventilation) für Angstanfälle spielen (vgl. Lum 1981; Margraf et al. 1986a). Zwischen den Diagnosen Agoraphobie/Paniksyndrom und Hyperventilationssyndrom besteht eine Überlappung von etwa 60% (Garssen et al. 1983). Willkürliche Hyperventilation löst bei der Mehrzahl der agoraphobischen Patienten, aber kaum bei gesunden Kontrollpersonen, Angst und körperliche Symptome von Angstanfällen aus (Bonn et al. 1984). Weiterhin zeigen Patienten mit Angstanfällen einen niedrigeren pCO_2-Ruhewert als Kontrollpersonen (Liebowitz et al. 1985; Salkovskis et al. 1986a). Inzwischen liegen erste Fallberichte vor, die Hyperventilation bei "spontan" auftretenden Angstanfällen demonstrieren (Hibbert 1986; Salkovskis et al. 1986b). Auch die oben erwähnten Befunde zur experimentellen Panikinduktion stützen das psychophysiologische Modell, da die verwendeten Substanzen zu zahlreichen körperlichen Symptomen führen, die wiederum Angst auslösen können. Weiterhin zeigten Angstanfallspatienten stärkere Angst und kardiovaskuläre Erregung in Erwartung von Panikinduktionsprozeduren als normale Kontrollpersonen (Margraf 1988b; Ehlers et al. 1988d). Durch experimentelle Manipulation der Erwartungen konnten die Reaktionen von Panikpatienten und gesunden Personen deutlich verstärkt bzw. verringert werden (van den Hout und Griez 1982; van der Molen et al. 1986; Rapee et al. 1988; Margraf et al. im Druck).

Kognitiv-lerntheoretische Konzeptualisierung des agoraphobischen Vermeidungsverhaltens

Der einflußreichste theoretische Ansatz zur Ätiologie agoraphobischen Verhaltens war lange Zeit die Zwei-Faktoren-Theorie Mowrers (1947, 1960; vgl. Solomon und Wynne 1953; Miller 1951; Eysenck und Rachman 1965; Rescorla und Solomon 1967). Noch heute dient diese Theorie zur Herleitung des Therapierationals bei der Behandlung von Vermeidungsverhalten. Mowrer nahm an, daß bei Phobien ursprünglich neutrale Stimuli aufgrund traumatischer Ereignisse mit einem zentralen motivationalen Angstzustand assoziiert (klassische Konditionierung) und die darauf folgende Vermeidung dieser Stimuli durch Reduktion dieses aversiven Zustandes negativ verstärkt werden (operante Konditionierung). Obwohl diese Theorie im Einklang mit vielen tierexperimentellen Befunden steht, ist sie als Erklärung für klinische Phobien nicht ausreichend (Herrnstein 1969; Seligman und Johnston 1973; Rachman 1977; Thorpe und Burns 1983; Marks 1987a).

So berichten Agoraphobiker in der Regel, daß sie zu Beginn der Störung plötzlich und ohne erkennbare Ursache Angst bekamen, oft in Form eines Angstanfalls. Sie können sich jedoch meist nicht an traumatische Ereignisse erinnern (Marks 1987a). Auch wenn Personen ihr Verhalten nicht immer korrekt mit den relevanten Stimuli in Bezug setzen (vgl. Nisbett und Wilson 1977), widerspricht dies der Hypothese klassischer Konditionierung der Angst vor Situationen wie Supermärkten, Bussen etc. Verschiedene Autoren halten es allerdings für wahrscheinlich, daß der erste Angstanfall selbst als traumatischer Stimulus wirkt und durch interozeptives Konditionieren körperliche Vorgänge zu konditionierten Reizen für Angstreaktionen werden (Goldstein und Chambless 1978; Mathews et al. 1981; Hallam 1985; zur Kritik vgl. Marks 1987a).

Die Übertragbarkeit der tierexperimentellen Befunde zur Zwei-Faktoren-Theorie ist zweifelhaft, da bisher kein valides Tiermodell für agoraphobisches Verhalten existiert (Marks 1987a). Außerdem scheiterten die meisten Versuche, Phobien bei Menschen zu konditionieren (u.a. English 1929; Bregman 1934). Ein weiteres Problem stellt die zunächst angenommene "Äquipotentialität" von Reizen bei der klassischen Konditionierung von Angstreaktionen dar. Die auslösenden Reize für phobische Ängste zeigen eine charakteristische und über verschiedene Kulturen hinweg stabile Verteilung, die weder der Häufigkeit dieser Reize im täglichen Leben noch der Wahrscheinlichkeit unangenehmer (traumatischer) Erfahrungen entspricht. Seligman (1971) nahm daher an, daß bestimmte Reiz-Reaktions-Verbindungen leichter gelernt werden, weil sie biologisch "vorbereitet" sind ("Preparedness"). Mehrere (wenn auch nicht alle) Laborexperimente und die Verteilung klinischer Phobien sprechen für diese Annahme (vgl. die Übersichten von Öhman et al. 1985; McNally 1987). Es ist denkbar, daß eine Verbindung zwischen Angstreaktionen und öffentlichen Orten, die weit von zu Hause entfernt sind, entsprechend biologisch vorbereitet ist. Mineka (1985) hat darauf hingewiesen, daß bestimmte innere Stimuli wie Schwindelgefühle als unkonditionierte Angstauslöser wirken können. Es ist weiterhin denkbar, daß gelernte Angstreaktionen auf diese Reize biologisch vorbereitet sind. Interozeptives

Konditionieren hat sich in Tierversuchen als schnell erlernbar, stabil und löschungsresistent erwiesen.

Von verschiedenen Autoren wurden weitere Ergänzungen oder Modifikationen der Zwei-Faktoren-Theorie vorgeschlagen (vgl. Thorpe und Burns 1983; Mineka und Tomarken, 1988; im einzelnen: Agoraphobie als operantes Verhalten, Spezialfälle klassischer Konditionierung wie Garcia-Effekt und Inkubation, Rolle von Modellernen, Selektivität kogntiver Prozesse. Änderungen in der Repräsentation unkonditionierter Stimuli, Einfluß von Stimulusbedingungen vor, während und nach dem traumatischen Ereignis). Zur Frage der Generalisierung der angstauslösenden Stimuli, auch symbolischer Art, verweisen wir auf Marks (1987a) und Mineka und Tomarken (1988). Des weiteren ist die Rolle von Sicherheitssignalen bei Agoraphobien vielfach betont worden (z.B. Rachman 1984). Agoraphobiker vermeiden nicht nur bestimmte gefürchtete Situationen, sie suchen auch sichere Orte und Personen aktiv auf.

Ein integriertes Modell der Agoraphobie legten Mathews et al. (1981) vor. Als mögliche Vulnerabilitätsfaktoren nehmen sie die familiäre Umgebung in der Kindheit, eine hohe genetische Ladung für "Trait"-Angst und non-spezifische Belastungen an. Entscheidend für die Entwicklung der Störung ist der erste Angstanfall. Diese Erfahrung aktiviere einen vermeidenden, abhängigen Bewältigungsstil, der wahrscheinlich in der Kindheit gelernt sei. Ein weiterer Faktor bei der Entwicklung von agoraphobischem Verhalten sei, ob die Person die Ursache des Angstanfalls auf die externe Situation (z.B. Menschenmenge) oder andere Ursachen (z.B. Überlastung) zurückführe. Hinzu kämen weitere Faktoren, die Patienten davon abhielten, die Situationen wieder aufzusuchen (z.B. Gedanken an einen weiteren Angstanfall), und positive Verstärkung für das Vermeidungsverhalten. Die Autoren weisen darauf hin, daß viele der postulierten Variablen spekulativ und ergänzungsbedürftig sind und durch empirische Befunde erhärtet werden müßten. Die Vielzahl der von Mathews et al. angenommenen Faktoren scheint einerseits der Komplexität des klinischen Phänomens gerechter zu werden und liefert Hinweise auf mögliche Subgruppen, beinträchtigt aber andererseits die Überprüfbarkeit der Annahmen.

Klinische Eindrücke über disponierende Persönlichkeitsmerkmale für Agoraphobie (z.B. Passivität, Schüchternheit, Abhängigkeit) ließen sich empirisch nicht bestätigen (Marks 1987a). Ebenso fanden sich keine Belege für eine schlechte prämorbide sexuelle Anpassung, überprotektives Verhalten der Mütter oder instabile Familienverhältnisse. Allerdings fehlen prospektive Studien zu diesen Faktoren völlig. Die meisten Familienstudien zeigten eine Häufung von Angststörungen, Phobien, Depressionen und zum Teil Alkoholismus bei Verwandten ersten Grades von Agoraphobikern. Bei weiblichen Verwandten war das Risiko einer psychischen Störung höher (Marks 1987a). Der jeweilige Beitrag von genetischen Faktoren und sozialen Einflüssen zu diesen Befunden ist noch unklar, denn Adoptionsstudien zur Agoraphobie fehlen bisher. Weitgehende Einigkeit besteht darüber, daß Beginn und Fluktuationen der agoraphobischen Symptomatik mit Belastungen und Lebensereignissen zusammenhängen (Klein 1964; Mathews et al. 1981; Last et al. 1984). Häufige Beispiele sind eigene

Krankheiten oder Operationen, Ende einer Partnerbeziehung oder finanzielle Probleme (Marks 1987a).

Kognitive Faktoren (z.B. Fehlattributionen, externe Kontrollüberzeugung, Erwartung katastrophaler Konsequenzen) stehen im Mittelpunkt der Theorie Becks (Beck et al. 1985). Allgemein hält Beck inadäquate kognitive Schemata, die die Wahrnehmung und Interpretation der Umgebung durch die Person steuern, für Angststörungen verantwortlich. Diese Personen hielten sich für besonders "verletzbar" und zeichneten sich durch kognitive Verzerrungen in der Beurteilung potentieller Gefahren aus. Als speziellen Vulnerabilitätsfaktor für Agoraphobie nehmen Beck et al. latente Ängste vor Situationen an, die für ein Kleinkind tatsächlich bedrohlich sind (überfüllte Geschäfte, enge geschlossene Räume). Darüberhinaus seien Agoraphobiker überempfindlich für bestimmte räumliche Konfigurationen (besonders enge oder weite Räume). Unter Belastung sei es schwer für die Betroffenen, ihre emotionalen Reaktionen auf diese Situationen zu modulieren und die übertriebenen Ängste auf ihren Realitätsgehalt zu prüfen (vgl. auch das Konzept der Disinhibition von Ängsten bei Hallam 1985). Daher nähmen sie viele Gefahren in der Welt außerhalb der vertrauten, "sicheren" Umgebung wahr. Die eigenen Angstreaktionen würden als Anzeichen interpretiert, nicht richtig funktionieren zu können und keine Kontrolle über externe und interne Situationen zu haben, also insgesamt "gefährdet" zu sein. Die Patienten nähmen daher bei einer unterstützenden Person ("Caretaker") oder in einer sicheren Umgebung (meist das Zuhause) Zuflucht. Bei Entfernung vom "caretaker" oder sicheren Ort werde wiederum Angst ausgelöst. Zu dieser Entwicklung könnten traumatische Ereignisse beitragen (z.B. Unfall oder Zusehen, wie eine andere Person einen Herzinfarkt erleidet). Angstanfälle entstünden durch Fehlattribution von körperlichen Symptomen, katastrophisierende Gedanken und Vorstellungen. Wenn eine Person einen Angstanfall erleide, verstärke oder überlagere die Furcht vor einem neuen Anfall die Angst vor den betreffenden Orten.

Beck et al. gehen also im Gegensatz zu Mathews et al., Goldstein und Chambless, medizinischen Modellen der Angstanfälle und zur DSM-III-R Klassifikation davon aus, daß Ängste vor den agoraphobischen Situationen bereits vor dem ersten Angstanfall vorlagen (vgl. auch Marks 1987a). Hierzu sind Längsschnittstudien nötig. Eine Reihe von Fragebogenstudien unterstützen die Rolle der von Beck betonten Verzerrungen in der Beurteilung von Gefahren für die eigene Person (vgl. Beck et al. 1985; Michelson 1987; McNally und Foa 1987; Foa 1988). Allerdings ist ungeklärt, ob diese Ursache oder Folge der agoraphobischen Symptomatik sind.

Zum gegenwärtigen Zeitpunkt kann nicht zwischen den einzelnen dargestellten komplexen Modellen entschieden werden, da die entsprechenden empirischen Daten weitgehend fehlen. Insgesamt scheint die Vielzahl der genannten Einflußfaktoren der Komplexität der agoraphobischen Symptomatik, der Verschiedenartigkeit der gefürchteten Situationen, der Stabilität des Vermeidungsverhaltens und den oft berichteten Symptomschwankungen gerechter zu werden als die urspüngliche Fassung der Zwei-Faktoren-Theorie. In der neueren Forschung deuten sich vielfältige Verbindungen zwischen Lerntheorien, kognitiven und biologischen Theorien an (z.B. Mineka und Tomarken 1988). Diese könnten sich auch für die Erklärung von Agoraphobien als bedeutsam erweisen. So führen etwa Konditionierung und Modellernen zur Ausbildung von Erwartungen über die Wahrscheinlichkeit von Ereignissen, also zu kognitiven Veränderungen (Reiss 1980). Des weiteren wirken unvorhergesehene und unkontrollierbare negative Reize stärker aversiv (vgl. Seligman 1975). Frühere Experimente benutzten solche Reize zur Erzeugung experimenteller Neurosen (siehe Thorpe und Burns 1983). Dies könnte dazu beitragen, daß schon wenige unerwartete Angstanfälle zu einschneidenden Lernerfahrungen werden.

Auch wenn die Zwei-Faktoren-Theorie in ihrer ursprünglichen Form in der wissenschaftlichen Diskussion zunehmend an Einfluß verliert, ist sie weiterhin für die Ableitung und Erklärung konfrontativer Interventionsmethoden in der therapeutischen Praxis von großer Bedeutung. Das im zweiten Teil des Buches vorgestellte Therapieprogramm basiert auf dem psychophysiologischen Modell der Angstanfälle und auf der Zwei-Faktoren-Theorie.

Therapieforschung

Nachdem Angstanfälle und Agoraphobien lange Zeit als kaum behandelbar galten, wurden in den letzten zwei Jahrzehnten neue wirksame Therapiemethoden entwickelt. In diesem Kapitel werden wir einen Überblick zu den wichtigsten therapeutischen Interventionen und zur empirischen Überprüfung ihrer Effektivität geben.

Angstanfälle ohne externale Auslöser

Die gezielte Behandlung von Angstanfällen steht erst seit kurzem im Mittelpunkt des Interesses (vgl. Ehlers et al. 1986a; Margraf und Ehlers 1986). Bis vor wenigen Jahren beschäftigten sich Therapiestudien vor allem mit phobischem Vermeidungsverhalten. Selbst bei der Behandlung von Agoraphobikern wurden Angstanfälle kaum beachtet. Noch 1984 fanden Jacob und Rapport nur acht Behandlungsstudien zur Agoraphobie, die Maße für Angstanfälle berichteten. In sechs dieser Studien verbesserten sich die Anfälle nach der Behandlung des Vermeidungsverhaltens. Da der Hauptakzent auf der Erfassung der phobischen Symptomatik lag, waren allerdings die Maße für Angstanfälle in den früheren Studien unzureichend. Neuere Studien bestätigten die positiven Effekte von Konfrontation in vivo auf die Häufigkeit und Intensität von Angstanfällen bei Agoraphobikern (Telch et al. 1985; Michelson et al. 1985; Chambless et al. 1986; Lelliott et al. 1987; Andrews und Moran 1988; kein Effekt bei Arnow et al. 1985).

In den letzten Jahren wurden von verschiedenen Autoren sehr gute Erfolge mit der gezielten Behandlung von Angstanfällen berichtet. Die meisten Programme kombinieren die Konfrontation mit internen Reizen (besonders körperlichen Symptomen) mit der Vermittlung von Strategien zur Bewältigung von Angst und körperlichen Symptomen und kognitiven Methoden, die auf eine veränderte Interpretation der ursprünglich als bedrohlich erlebten Angstsymptome abzielen. Diese Verfahren wurden hauptsächlich für Patienten mit Paniksyndrom ohne phobisches Vermeidungsverhalten entwickelt, sind jedoch auch sinnvoll in der Behandlung agoraphobischer Patienten mit "spontanen" Angstanfällen, da Rückfälle bei Agoraphobikern häufig dem Auftreten von einem oder mehreren erneuten Angstanfällen zu folgen scheinen (Gelder und Marks 1966). Darüber hinaus scheint die gezielte Behandlung der Angstanfälle den Erfolg der Konfrontation mit angstauslösenden Situationen noch weiter zu verbessern (Bonn et al. 1984).

Ein Schwerpunkt der Behandlung ist die Vermittlung eines Erklärungsmodells für die Angstanfälle. Dies trägt zur Wirksamkeit und Akzeptanz der therapeutischen Maßnahmen, zur Generalisierung des Therapieerfolgs und zur Prophylaxe von Rückfällen bei (Fiegenbaum 1986; Margraf und Ehlers 1986; Reinecker 1987a). Eine weitere wichtige Funktion des Erklärungsmodells liegt in der Bereitstellung einer Alternative zu der Befürchtung vieler Patienten, an einer (unerkannten) schweren körperlichen oder psychischen Krankheit zu leiden. Grundlage der Erläuterungen ist das oben besprochene psychophysiologische Modell. Sowohl "spontan" auftretende Anfälle als auch starke Angstreaktionen in phobischen Situationen werden als Ergebnis eines "Teufelskreises" aus den individuell relevanten körperlichen Symptomen (z.B. Herzrasen, Schwindel), Kognitionen (z.B. "Ich könnte verrückt werden") und Verhaltensweisen (z.B. Hyperventilation) dargestellt. Die der Symptomatik entsprechenden Methoden zur Konfrontation und Bewältigung von Angstsymptomen werden als Methoden zum Durchbrechen des Teufelskreises erläutert.

Falls aus der diagnostischen Phase Hinweise auf Hyperventilation vorliegen, bieten sich atemzentrierte Verfahren an, um die Patienten mit körperlichen Symptomen zu konfrontieren (Clark et al. 1985; Salkovskis et al. 1986a). Wenn die Patienten positiv auf einen Hyperventilationstest reagieren, kann durch eine Konfrontationsbehandlung eine Gewöhnung an die Symptome erreicht werden. Die Patienten führen wiederholt Hyperventilationsübungen durch und achten dabei auf körperliche Symptome, Kognitionen und Angstniveau. Im Laufe der Zeit werden die somatischen Symptome als weniger gefährlich erlebt, und das Angstniveau sinkt. Angstverstärkende Kognitionen (z.B. "ich könnte in Ohnmacht fallen") können dabei gezielt durch alternative Gedanken ersetzt werden. Weiterhin kann chronische Hyperventilation durch ein Atemtraining (ruhige Zwerchfell-Atmung) behandelt werden. Langsame Zwerchfellatmung kann auch als Angstbewältigungsstrategie eingesetzt werden und akute Hyperventilation verhindern.

Starkes Herzklopfen oder -rasen ist das häufigste Symptom von Angstanfällen, und viele Patienten befürchten entsprechend eine Herzerkrankung (vgl. auch den Begriff Herzneurose, Richter und Beckmann 1973). Durch körperliche Belastung wie Treppensteigen, Kniebeugen oder Laufen lassen sich rasch Pulsanstiege in einer Größenordnung herstellen, die deutlich über den bei Angstanfällen üblicherweise auftretenden Anstiegen liegen. Da die meisten Patienten in einem schlechten Trainingszustand sind (Taylor et al. 1987), reagieren sie stark auf diese Übungen. Durch den Vergleich der Symptome nach körperlicher Belastung mit denen eines Angstanfalls wird eine Uminterpretation der sonst als gefährlich erlebten Symptome ermöglicht. Dieses Verfahren wurde auch erfolgreich bei stationären Behandlungen angewendet (Sturm 1987). Auch die Konfrontation der Patienten mit ihrem eigenen EKG kann hilfreich sein (Bartling et al. 1980).

Andere Möglichkeiten, Patienten mit ihren Angstsymptomen zu konfrontieren, sind vielfältig und hängen von den individuellen Symptomen ab. Zum Beispiel ließen Griez und van den Hout (1983, 1986) ihre Patienten wiederholt erhöhte Konzentrationen von CO_2 einatmen. Dies erzeugt ähnliche Symptome wie starke Hyperventilation. Auch durch situative Bedingungen lassen sich ähnliche Symptome wie bei Angst erzeugen. So können Patienten etwa auf einem einsamen See ein Boot rudern, Achterbahn fahren oder in die Sauna gehen (vgl. Bartling et al. 1980; Fiegenbaum 1986). Vorstellungsübungen eignen sich zur Konfrontation mit den erwarteten katastrophalen Konsequenzen von Angstanfällen (z.B. verrückt werden, von allen Umstehenden angestarrt werden) und Symptomen oder Situationen, die nicht beliebig willkürlich herstellbar oder kontrollierbar sind. Konfrontation in sensu wurde von Foa (z.B. Steketee und Foa, 1985) bei Zwängen und von Chambless et al. (1982) bei Agoraphobien erfolgreich eingesetzt. Dabei wird angestrebt, ein möglichst hohes Angstniveau zu erzielen und die Vorstellung aufrechtzuerhalten, bis die Angst abgeklungen ist.

Angstanfälle mit externalen Auslösern und Vermeidungsverhalten

Das Grundprinzip der heute üblichen Behandlung von phobischem Vermeidungsverhalten, die Konfrontation mit angstauslösenden Situationen ("exposure"), war schon vor der Beschäftigung der Fachwissenschaften mit diesem Thema bekannt. Ein berühmter Agoraphobiker beschreibt in einem autobiographischen Werk, wie er sich selbst durch Konfrontation heilte (Goethe 1970, S. 337-338; "Dichtung und Wahrheit", zweiter Teil, neuntes Buch):

"Ein starker Schall war mir zuwider, krankhafte Gegenstände erregten mir Ekel und Abscheu. Besonders aber ängstigte mich ein Schwindel, der mich jedesmal befiel, wenn ich von einer Höhe herunterblickte. Allen diesen Mängeln suchte ich abzuhelfen, und zwar, weil ich keine Zeit verlieren wollte, auf eine etwas heftige Weise. Abends beim Zapfenstreich ging ich neben der Menge Trommeln her, deren gewaltsame Wirbel und Schläge das Herz im Busen hätten zersprengen mögen. Ich erstieg ganz allein den höchsten Gipfel des Münsterturms und saß in dem sogenannten Hals, unter dem Knopf oder der Krone, wie mans nennt, wohl eine Viertelstunde lang, bis ich es wagte, wieder heraus in die freie Luft zu treten, wo man auf einer Platte, die kaum eine Elle ins Gevierte haben wird, ohne sich sonderlich anhalten zu können, stehend das unendliche Land vor sich sieht, indessen die nächsten Umgebungen und Zieraten die Kirche und alles, worauf und worüber man steht, verbergen. Es ist völlig, als wenn man sich auf einer Montgolfiere in die Luft erhoben sähe. Dergleichen Angst und Qual wiederholte ich so oft, bis der Eindruck mir ganz gleichgültig ward, und ich habe nachher bei Bergreisen und geologischen Studien, bei großen Bauten, wo ich mit den Zimmerleuten um die Wette über die freilegenden Balken und über die Gesimse des Gebäudes herlief, ja in Rom, wo man eben dergleiche Wagstücke ausüben muß, um bedeutende Kunstwerke näher zu sehen, von jenen Vorübungen großen Vorteil gezogen. Die Anatomie war mir auch deshalb doppelt wert, weil sie mich den widerwärtigsten Anblick ertragen lehrte, indem sie meine Wißbegierde befriedigte. Und so besuchte ich das Klinikum des ältern Doktor Ehrmann sowie die Lektionen der Entbindungskunst seines Sohnes, in der doppelten Absicht, alle Zustände kennenzulernen und mich von aller Apprehension gegen widerwärtige Dinge zu befreien. Ich habe es auch wirklich darin so weit gebracht, daß nichts dergleichen mich jemals wieder aus der Fassung setzen konnte. Aber nicht allein gegen diese sinnlichen Eindrücke, sondern auch gegen die Anfechtungen der Einbildungskraft suchte ich mich zu stählen. Die ahndungs- und schauervollen Eindrücke der Finsternis, der Kirchhöfe, einsamer Örter, nächtlicher Kirchen und Kapellen, und was hiemit verwandt sein mag, wußte ich mir ebenfalls gleichgültig zu machen; und auch darin brachte ich es so weit, daß mir Tag und Nacht und jedes Lokal völlig gleich war, ja daß, als in später Zeit mich die Lust ankam, wieder einmal in solcher Umgebung die angenehmen Schauer der Jugend zu fühlen, ich diese mir kaum durch die seltsamsten und fürchterlichsten Bilder, die ich hervorrief, wieder einigermaßen erzwingen konnte."

In der Fachliteratur tauchen konfrontative Methoden ebenfalls schon früh auf. So empfahl Oppenheim bereits 1911 in seinem "Lehrbuch der Nervenkrankheiten", mit den agoraphobischen Patienten zusammen die gefürchteten Plätze zu überqueren. Auch Freud hat 1917 in "Wege der Psychoanalytischen Therapie" darauf hingewiesen, daß diese Methode für Phobien nicht ausreiche (Freud 1947, S. 191):

"Unsere Technik ist an der Behandlung der Hysterie erwachsen und noch immer auf diese Affektion eingerichtet. Aber schon die Phobien nötigen uns, über unser bisheriges Verhalten hinauszugehen. Man wird kaum einer Phobie Herr, wenn man abwartet, bis sich der Kranke durch die Analyse bewegen läßt, sie aufzugeben. Er bringt dann niemals jenes Material in die Analyse, das zur überzeugenden Lösung der Phobie unentbehrlich ist. Man muß anders vorgehen. Nehmen Sie das Beispiel eines Agoraphoben; es gibt zwei Klassen von solchen, eine leichtere und eine schwerere. Die ersteren haben zwar jedesmal unter Angst zu leiden, wenn sie allein auf die Straße gehen, aber sie haben darum das Alleingehen noch nicht aufgegeben; die anderen schützen sich vor der Angst, indem sie auf das Alleingehen verzichten. Bei diesen letzteren hat man nur dann Erfolg, wenn man sie durch den Einfluß der Analyse bewegen kann, sich wieder wie Phobiker ersten Grades zu benehmen, also auf die Straße zu gehen und während dieses Versuches mit der Angst zu kämpfen. Man bringt es also zunächst dahin, die Phobie so weit zu ermäßigen, und erst wenn dies durch die Forderung des Arztes erreicht ist, wird der Kranke jener Einfälle und Erinnerungen habhaft, welche die Lösung der Phobie ermöglichen."

In den letzten 20 Jahren wurde die Konfrontationsbehandlung systematisiert und empirisch überprüft. Dabei erwies sich Konfrontation in vivo als die Methode der Wahl (Übersichten bei Thorpe und Burns 1983; Marks 1987a; Michelson 1987). Wir wollen das Vorgehen hier nur kurz umreißen. Für weitergehende Ausführungen verweisen wir auf Hand et al. (1974), Bartling et al. (1980), Marks (1981), Mathews et al. (1981), Hand (1984), Fiegenbaum (1986), Margraf und Ehlers (1986) und Reinecker (1987b). Anhand von Beispielen aus der Anamnese wird den Patienten ein Erklärungsmodell für die Angstproblematik vermittelt, aus dem das therapeutische Vorgehen abgeleitet wird. Grundlage bildet die Zwei-Faktoren-Theorie der Angst, erweitert um die Sicherheitssignalhypothese. Diese Theorien werden auf die individuellen Symptome, Verhaltensweisen, Befürchtungen und "naiven" Erklärungsschemata der Patienten zugeschnitten.

Die Situationen für die Konfrontation in vivo werden sehr konkret und detailliert zusammen mit den Patienten geplant. Dabei muß jeweils genügend

Zeit vorgesehen werden. Beispielsituationen sind: im Kaufhaus Fahrstuhl fahren, an der Kasse Schlange stehen, Autofahren zum Wald, allein im Wald spazierengehen, Rückfahrt über die Autobahn, in kleinem Raum eingeschlossen sitzen (siehe Bartling et al. 1980, für weitere häufige Situationen). Die Patienten werden instruiert, solange in den einzelnen Situationen zu bleiben, bis die Angst "von selbst" geringer wird, ohne zu versuchen, die Angst zu unterdrücken oder sich abzulenken. Die Begleitung durch die Therapeutin sollte so bald wie möglich ausgeschlichen werden. Es wird betont, daß es in der Therapie um die Vermittlung von Fertigkeiten geht, die selbständig auch bei wieder auftretenden Ängsten eingesetzt werden können, um Rückfällen vorzubeugen. Die Patienten werden für die Durchführung der Konfrontationsübungen (nicht aber für Angstfreiheit) verstärkt und zur Selbstverstärkung angehalten (Agras et al. 1968; Leitenberg et al. 1975).

Während über die Grundprinzipien der Konfrontationsbehandlung weitgehend Einigkeit besteht, sind jedoch unterschiedliche Vorgehensweisen gebräuchlich. So stufen viele Programme die zu bewältigenden Situationen nach der Schwierigkeit ab (graduelles Vorgehen). Die Patienten üben dann schrittweise, ihren Aktionsradius auszudehnen (Mathews et al. 1981; Barlow und Waddell 1985). Nach den Ergebnissen einiger Katamnesestudien ist es jedoch möglich, daß Reizüberflutung zumindest bei schweren Phobien langfristig wirksamer ist (Fiegenbaum 1988; vgl. jedoch O'Brien und Barlow 1984; Marks 1987a). Die Grundlagenforschung an Tiermodellen (z.B. Solomon et al. 1953; Richardson et al. 1988) weist in dieselbe Richtung. Bei der Reizüberflutung beginnt die Therapie gleich mit Situationen, die mit hoher Wahrscheinlichkeit starke Angst auslösen werden. Mehrere Stunden Konfrontation täglich an aufeinanderfolgenden Tagen (massierte Übung) scheint die schnellsten und sichersten Erfolge zu bewirken (Stern und Marks 1973; Mathews und Shaw 1973; Bartling et al. 1980; Foa et al. 1980; Marks 1987a; Fiegenbaum 1988). Die für die massierte Reizüberflutung nötige Behandlungsdauer schwankt zwischen circa 5 und 10 Tagen, je nach Dauer der einzelnen Sitzungen. Weiterhin unterscheiden sich die einzelnen Programme nach der Häufigkeit des Therapeutenkontakts. So kann nach Instruktion durch die Therapeutin zum Beispiel ein Großteil der Übungen allein oder mit Unterstützung des Partners durchgeführt werden. Ausführliche Beschreibungen dieses Vorgehens geben z.B. Mathews et al. (1981) und Barlow und Waddell (1985). In jüngster Zeit gibt es auch erfolgreiche Versuche, die Patienten mit Hilfe schriftlicher Manuale die Konfrontation ganz allein durchführen zu lassen (Ghosh und Marks 1987).

Empirische Erfolgskontrolle

Die Effektivität von Konfrontationsverfahren in der Therapie von Angststörungen ist nach über zwei Jahrzehnten systematischer Forschung klar belegt. Nach Marks (1987a) stellt sie eine der am besten dokumentierten Erfolgsgeschichten im Bereich der psychischen Gesundheit dar. Dabei liegen allerdings zur Behandlung von Patienten, bei denen die Angstanfälle im Vordergrund der

Symptomatik stehen, bisher weniger Studien vor als zur Therapie der Agoraphobie. Die ersten Veröffentlichungen betrafen meist Einzelfallstudien oder unkontrollierte Studien an kleinen Stichproben (Griez und van den Hout 1983; Waddell et al. 1984; Clark et al. 1985; Gitlin et al. 1985; Rapee 1985; Salkovskis et al. 1986; Shear et al. 1986, 1988). Seit einigen Jahren gibt es jedoch eine ganze Reihe von kontrollierten Studien (Griez und van den Hout 1986; Barlow et al. 1984; Bonn et al. 1984; Klosko et al. 1988; Öst 1988; Sartory und Olajide 1988; Barlow et al. im Druck). Übersichten geben Margraf und Ehlers (1986) und Margraf (im Druck).

Die Patienten in diesen Studien erfüllten in der Regel die DSM-III-Kriterien für die Diagnose Paniksyndrom, teilweise auch für Agoraphobie mit Panikanfällen. Die Dauer der Behandlungen lag meist bei etwa 15 Sitzungen, schwankte jedoch stark. Die Ergebnisse sind ungewöhnlich konsistent: In allen Studien wurden deutliche und stabile Verbesserungen oder vollständige Remissionen erzielt. Meist kam es zu zusätzlichen Besserungen in der Katamnese, zumindest jedoch blieben die zum Ende der Therapie erzielten Fortschritte bestehen. Bei der großen Mehrheit der Patienten konnten Angstanfälle langfristig völlig beseitigt werden. In allen fünf Studien, in denen dies untersucht wurde, war eine gezielte Behandlung der Angstanfälle nicht-spezifischen psychologischen Verfahren oder medikamentöser Therapie überlegen (Bonn et al. 1984; Griez und van den Hout 1986; Klosko et al. 1988; Sartory und Olajide 1988; Barlow et al. im Druck).

Unserem Ansatz am nächsten verwandt sind die Verfahren der Arbeitsgruppen um Clark in Oxford und um Barlow in Albany. Beide Gruppen haben sehr positive Daten zu verschiedenen Aspekten der Erfolgskontrolle vorgelegt. So verglichen Barlow et al. (im Druck) die Effektivität der gezielten kognitiv-behavioralen Behandlung des Paniksyndroms mit den Auswirkungen einer progressiven Muskelrelaxation und einer Kombination beider Verfahren sowie einer Warteliste-Kontrollgruppe. Abbildung 9 zeigt den Anteil an Patienten in diesen vier Bedingungen, die bei Therapieende völlig frei von Angstanfällen waren.

Die kognitiv-behaviorale Therapie war klar überlegen und konnte durch eine zusätzliche Entspannungskomponente nicht weiter verbessert werden. Im Gegensatz dazu bewirkt aber die gezielte Behandlung von Angstanfällen zumindest bei

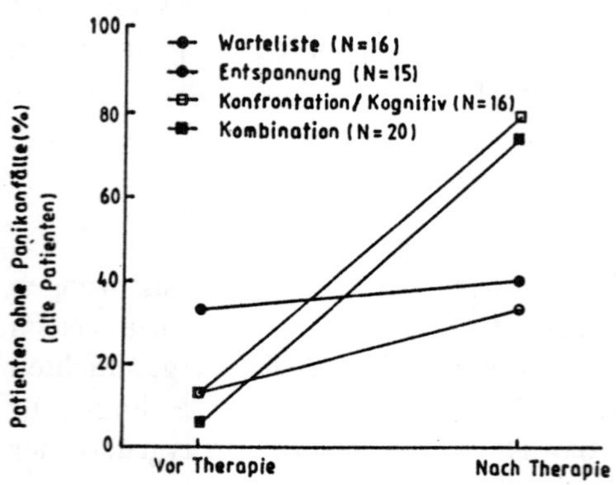

Abb. 9. Vergleichende Therapiestudie zum Paniksyndrom (Barlow et al. im Druck). Die Abb. zeigt den Anteil aller Patienten, die vor und nach vier Formen von Behandlung völlig angstanfallsfrei waren. Die Behandlung der Gruppe "Konfrontation/Kognitiv" ähnelt dem Vorgehen des vorliegenden Buches. Die Gruppe "Kombination" erhielt zusätzlich ein Entspannungstraining.

Patienten mit Agoraphobien und Angstanfällen einen zusätzlichen Therapieerfolg gegenüber der klassischen Konfrontation mit externen angstauslösenden Situationen. Dies zeigen die Ergebnisse der Studie von Bonn et al. (1984). Abbildung 10 zeigt die Reduktion in der durchschnittlichen Anzahl von Angstanfällen, die durch die beiden Therapiemethoden erreicht werden konnte.

Die Dauerhaftigkeit der Therapieerfolge ist dabei nicht nur für sechs Monate, wie in der Studie von Bonn et al. (1984) belegt. Clark et al. (1985) zeigten in einer zweijährigen Katamnese, daß selbst mit einer sehr kurzen Intervention stabile Erfolge erzielt werden. Dabei handelt es sich in dieser Studie noch um eine frühe Version des Oxforder Therapieprogramms, das im wesentlichen auf der Behandlung des Hyperventilationsaspektes der Angstanfälle aufgebaut war (Abb. 11).

Einen sorgfältig durchgeführten Vergleich mit einer Standardmethode zur pharmakologischen Behandlung von Angstanfällen berichten Klosko et al. (1988). In dieser Studie führte die gezielte kognitiv-behaviorale Therapie zu den größten Therapieerfolgen (Abb. 12).

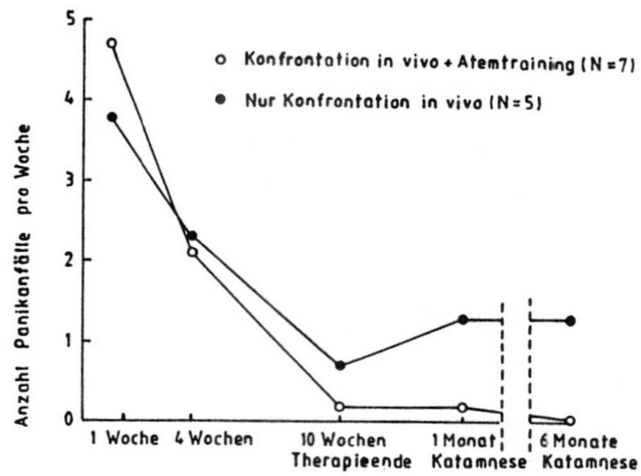

Abb. 10. Therapie von Agoraphobie mit Angstanfällen (Bonn et al. 1984). Die Abb. zeigt die durchschnittliche Anzahl der Angstanfälle pro Woche bei zwei Gruppen von Patienten, die mit Konfrontation in vivo behandelt wurden. Die offenen Kreise geben die Ergebnisse der Gruppe wieder, die zusätzlich ein Atemtraining zur gezielten Behandlung ihrer Angstanfälle erhielt.

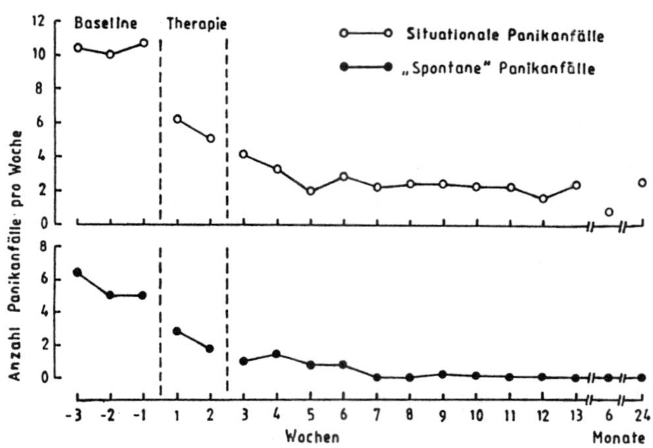

Abb. 11. Katamnese der kognitiv-behavioralen Behandlung von Angstanfällen (Clark et al. 1985). Die Abb. zeigt die durchschnittliche Anzahl von Angstanfällen pro Woche in einer Gruppe von 18 Patienten während einer zweijährigen Katamnese.

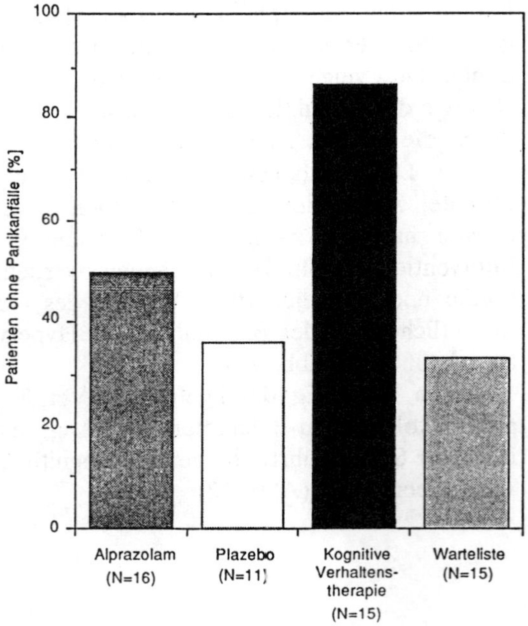

Abb. 12. Vergleich der Effektivität von kognitiver Verhaltenstherapie, Alprazolam und Plazebo (Klosko et al. 1988). Die Abb. zeigt den Prozentsatz der Patienten, die bei Ende der Behandlung völlig angstanfallsfrei waren (vor Absetzen der Medikamente).

Die längsten Katamnesen liegen zur Behandlung von Agoraphobikern vor (z.B. Hand et al. 1974; Mathews et al. 1977; Emmelkamp und Kuipers 1979; Chambless und Goldstein 1980, vgl. Goldstein 1982; McPherson et al. 1980; Munby und Johnston 1980; Burns et al. 1983; Michelson et al. 1985; Hand et al. 1986; Fiegenbaum 1988). Katamnesen von bis zu neun Jahren zeigen, daß einmal erzielte Erfolge auch über lange Zeiträume im Durchschnitt stabil bleiben und Rückfälle selten sind. Nach 4 oder 5 Jahren waren noch 75 bis 82 Prozent der behandelten Patienten "stark verbessert" oder "gebessert" (Emmelkamp und Kuipers 1979; Lelliott et al. 1987). Gute Erfolge berichtet auch Fiegenbaum (1988). 78 Prozent von 104 Agoraphobikern waren 5 Jahre nach Ende einer sehr intensiven Reizüberflutung völlig beschwerdefrei. Das Auftreten neuer Symptome ("Symptomverschiebung") ist nach erfolgreichen Konfrontationstherapien nicht häufiger als in der Allgemeinbevölkerung (Literaturübersichten bei Mathews et al. 1981; Marks 1987a). Das größte Problem dieser Therapien scheint die Akzeptanz zu sein. In einigen Studien lehnten sogar 20 bis 25 Prozent der Patienten die Therapie ab oder beendeten sie vorzeitig (vgl. O'Brien und Barlow 1984). Barlow und Waddell (1985) weisen darauf hin, daß bei graduellem Vorgehen die Ablehnungsquote geringer zu sein scheint (unter 5% in drei Studien). Unsere Erfahrungen mit dem im zweiten Teil des Buches vorgestellten Therapieprogramm liegen ebenfalls bei deutlich unter 5% Ablehnungsquote. Dabei scheinen in erster Linie organisatorische Gründe eine Rolle zu spielen, während ein mangelnder Glaube an die Therapie oder Angst vor dem therapeutischen Vorgehen kaum je als Ablehnungsgrund auftauchen. Bei unseren Patienten tauchen Probleme am häufigsten im Zusammenhang mit dem Absetzen psychotroper Medikamente auf.

Insgesamt widersprüchlich sind die Ergebnisse zu einigen Aspekten der Therapiedurchführung, zum Beispiel die Frage der Gruppen- oder Einzeltherapie (Übersichten bei Thorpe und Burns 1983; Marks 1987a). Vorteile der Gruppentherapie sind Ökonomie und die gegenseitige Unterstützung der Patienten. Hand et al. (1974) fanden in der Katamnese stärkere Effekte bei Gruppentherapie mit hoher Kohäsion, während Teasdale et al. (1977) dieses Resultat bei einer mittleren Gruppenkohäsion nicht replizieren konnten. Ein Problem der Gruppentherapie ist die Zusammenstellung homogener Patientengruppen. Aus diesem und ähnlichen organisatorischen Gründen verzichten wir weitgehend auf Gruppentherapien.

Rachman und Mitarbeiter haben kürzlich ein Grundprinzip der Konfrontationsbehandlung in Frage gestellt. Sie berichteten gleich hohe Therapieerfolge, wenn den Patienten erlaubt wurde, die phobischen Situationen zu verlassen, sobald sie ein hohes Angstniveau erreichten (DeSilva und Rachman 1984; Rachman et al. 1986). Falls dieses Ergebnis von anderen Gruppen repliziert wird, hätte dies sowohl theoretische als auch therapeutische Implikationen.

Die Suche nach Prädiktoren des Therapieerfolgs war bisher weitgehend ergebnislos (Mathews et al. 1981; Emmelkamp und van der Hout 1983; Marks 1987a; Chambless und Gracely 1988; Fischer et al. 1988). Weder Patientenmerkmale (soziodemographische, Persönlichkeits- oder Störungsvariablen) noch Therapeutenvariablen zeigten einen konsistenten Zusammenhang. Der Effekt zusätzlicher psychischer Störungen (z.B. Alkoholismus) kann allerdings nicht abgeschätzt werden, da die vorliegenden Studien solche Patienten von vornherein ausschlossen.

Im Gegensatz zur allgemeinen Wirksamkeit ist die Frage nach den wirksamen Komponenten der verschiedenen Therapieprogramme nicht ausreichend geklärt. Marks (1978, 1987a) und Foa und Kozak (1986) stellten die Hypothese auf, daß "Exposure" (Konfrontation) der gemeinsame Nenner aller erfolgreichen Angstbehandlungen sei. Nach Marks (1987a) ist der Mechanismus, über den die Konfrontation wirkt, unbekannt. Foa und Kozak (1986) erklären die Wirkung über eine Modifikation semantischer Netzwerke, in denen die phobischen Objekte und die eigene Furchtreaktion repräsentiert sind (vgl. Lang 1977). Eine Voraussetzung hierfür sei die Aktivierung dieser kognitiven Struktur, wie sie bei Konfrontation in vivo erzielt würde. Physiologische Habituation während der Konfrontation führe zu einer Lockerung der Assoziation zwischen den Stimulus- (z.B. Menschenmenge) und Reaktionselementen (z.B. Herzrasen). Dadurch würde die Integration korrektiver Informationen über die Bedeutung der gefürchteten Elemente in das Netzwerk erleichtert (z.B. Herzrasen hat nicht zum Herzinfarkt geführt, ist also weniger gefährlich als angenommen). Dies habe wiederum zur Folge, daß die Patienten bei der nächsten Konfrontation geringere physiologische Reaktionen zeigen (Habituation zwischen den Sitzungen).

Neben spezifischen Mechanismen könnten jedoch auch sogenannte "nonspezifische", eher den Prozeßvariablen zuzurechnende Faktoren an der Wirksamkeit der besprochenen Verfahren beteiligt sein (vgl. Howard und Orlinsky 1986; Bennun et al. 1986; Bennun und Schindler 1987). Bei diesen Variablen handelt es sich etwa um die Glaubwürdigkeit der Therapie, Erwartungshaltungen der Patienten und um die Therapeut-Patient-Beziehung. Die Frage nach den Wirkvariablen wird zur Zeit mit Unterstützung der Deutschen Forschungsgemeinschaft (Ma 1116/1-1 und 1-2) in einem Projekt am Fachbereich Psychologie der Philipps-Universität Marburg untersucht. Eine zweite Fragestellung dieses Projektes betrifft die Kosten-Nutzen-Analyse der Behandlung des Paniksyndroms. Diese Frage ist gerade im Rahmen der gegenwärtigen Diskussion zur Zukunft des Gesundheitssystems von hoher Aktualität. Dabei ist bedauernswert, daß diese Diskussion ebenso wie weitreichende gesundheitspolitische Entscheidungen auf einer unzureichenden Datenbasis beruhen. Das Paniksyndrom ist typisch für eine Vielzahl psychischer Störungen: bisher liegen noch keine empirischen Daten zu den Kosteneinsparungen durch eine gezielte Behandlung des Paniksyndroms vor. Aufgrund der früher erwähnten Befunde zu den hohen Kosten, die durch diese Störung verursacht werden (z.B. Boyd 1986), ist es aber wahrscheinlich, daß die dauerhafte Beseitigung der Angstanfälle zu großen Kosteneinsparungen führt.

Alternative Therapieverfahren

Die oben beschriebenen Behandlungstechniken ermöglichen große Fortschritte für viele Patienten mit schweren und beeinträchtigenden Angststörungen. Doch nicht alle Patienten akzeptieren diese Art von Behandlung und manche brechen die Therapie ab, bevor Fortschritte erreicht wurden. Ein anderer Teil der Patienten wiederum scheint von diesen therapeutischen Interventionen nicht zu profitieren. Die Suche nach weiterer Verbesserung der Behandlungserfolge hat viele Kliniker und Forscher motiviert, sich weiteren psychologischen und pharmakologischen Behandlungen zuzuwenden, die eine Ergänzung oder Alternative zu den Konfrontationsverfahren bieten können.

Weitere psychologische Interventionen

Es ist nicht geklärt, ob zusätzliche Behandlungskomponenten die Effizienz der Konfrontationsverfahren erhöhen. Die Vermittlung eines Erklärungsmodells und die Umbewertung der Angstanfälle als nicht gefährlich stellen gemeinsame kognitive Elemente der hier dargestellten therapeutischen Ansätze dar. Daneben setzen die meisten Autoren Selbstinstruktionen der Patienten ein (z.B. "Dies ist ein Angstanfall und kein Herzinfarkt") und leiten sie dazu an, angstverstärkende Kognitionen und Vorstellungen (z.B. über katastrophale Konsequenzen der Anfälle) zu unterbinden (z.B. durch Konzentration auf reale Aspekte der gegenwärtigen Situation). Darüber hinaus werden jedoch auch kognitive Verfahren in Anlehnung an Beck (z.B. Beck et al. 1985) angewandt. Cerny et al. (1984) und Clark et al. (1985) entwickelten Becks Vorgehen für die Behandlung von Angstanfallspatienten weiter. Dabei werden eine Reihe kognitiver Techniken und Konzepte jeweils in knapper Form eingeführt (Erkennen und Beobachten von dysfunktionalen Gedanken, Explorieren von Alternativen, Analysieren fehlerhafter Logik, Reattribution, Entkatastrophisieren, Beachtung von Rettungsfaktoren, Hypothesen überprüfen, Selbstinstruktionstraining). Diese Techniken werden vor allem im Zusammenhang mit der Bewertung von körperlichen Symptomen eingesetzt. Therapiestudien, in denen solche Methoden benutzt wurden, zeigten sehr gute Erfolge (Barlow et al. 1984, im Druck; Waddell et al. 1984; Clark et al. 1985; Klosko et al. 1988). Allerdings wurden kognitive Methoden dabei immer zusammen mit Konfrontation oder anderen Verfahren angewandt.

Chambless und Goldstein versuchen, entsprechend der von ihnen angenommenen Rolle interpersoneller Konflikte (Goldstein und Chambless 1978), durch Integration von Elementen aus anderen therapeutischen Ansätzen wie der Gestalttherapie die Effektivität besonders bei agoraphobischen Patienten mit Persönlichkeitsstörungen zu steigern (Chambless et al. 1986). Die Wirksamkeit der kombinierten Behandlung wurde belegt, jedoch noch nicht mit reiner Konfrontationstherapie verglichen. Eine frühere Form der kombinierten Behandlung brachte keine zusätzlichen Effekte (Chambless et al. 1982). Arnow et al. (1985) fanden, daß ein Partner-Kommunikationstraining ebenso wie ein Partner-Entspannungstraining nach Konfrontationstherapie zu zusätzlichen Therapieeffekten führt. Eine Replikation dieses Ergebnisses steht noch aus. Die von Systemtheoretikern vorhergesagte Verschlechterung der Partnerbeziehung nach erfolgreicher Therapie ist jedoch selten. Empirische Studien fanden in der Regel keine Veränderung oder eine gesteigerte Zufriedenheit der Partner (Himadi et al. 1986; Marks et al. 1987a).

Mit ähnlicher Zielsetzung wie Konfrontationsmethoden werden auch paradoxe Instruktionen eingesetzt (Ascher 1980, 1981; Chambless und Goldstein 1980; Mavissakalian et al. 1983; Michelson et al. 1985, 1986). Dies setzt eine sehr gute Therapeut-Patient Beziehung voraus (Michelson et al. 1985, 1986). Im Gegensatz zum Vorgehen der strategischen Familientherapie (z.B. Haley 1979), werden die Patienten über die Ziele der paradoxen Intention informiert. Sie werden instruiert, Angst willentlich herbeizuführen bzw. so lange wie möglich ängstlich zu bleiben. Ziel sei es zu lernen, die Angst nicht als etwas Unerwünschtes oder Katastrophales zu erleben. Für manche Patienten ist es dabei nützlich, ihre Empfindungen und Befürchtungen im Sinne der "blow up"- Technik von Lazarus (1978) humorvoll zu übertreiben. Paradoxe Instruktionen können auch als Strategien zum Umgang mit spezifischen Symptomen oder Befürchtungen während der Konfrontationstherapie bei Agoraphobikern eingesetzt werden (vgl. Chambless und Goldstein 1980; Margraf und Ehlers 1986).

Ergänzend oder alternativ zu den Konfrontationsmethoden werden den Patienten Bewältigungsstrategien vermittelt, mit deren Hilfe sie Einfluß auf die Angstsymptome nehmen können. Als Begründung wird angeführt, daß die Patienten einen Angstanfall unterbrechen bzw. abkürzen können, wenn sie diese Strategien beherrschen. Das oben erwähnte Training der Zwerchfellatmung ist ein Beispiel. Des weiteren werden zu diesem Zweck Entspannungsübungen (Barlow et al. 1984; Michelson et al. 1985; Öst 1988) oder Techniken zur Kontrolle der Herzfrequenz (Biofeedback: Reinecker et al. 1985; Vaitl et al. 1987; Stimulation der Barorezeptoren: Sartory und Olajide 1988) eingesetzt.

Pharmakologische Behandlung

Außer den hier besprochenen psychologischen Verfahren wurde die pharmakologische Behandlung von Angstanfällen in teilweise sehr umfangreichen Untersuchungen erprobt. Die meisten Patienten, die wegen Angstanfällen um psychologische oder psychiatrische Behandlung ersuchen, haben eine Geschichte fehlgeschlagener chemotherapeutischer Versuche hinter sich. Auch ist der Mißbrauch von Medikamenten nicht selten. So könnte der klinische Eindruck entstehen, Pharmakotherapie sei nicht wirksam. Dies könnte jedoch teilweise mit der allgemein üblichen Praxis zusammenhängen, Benzodiazepine zu verschreiben, die nur "bei Bedarf" eingenommen werden sollen. Dies ist in der Behandlung von Angstanfällen weder unter pharmakologischen noch unter lerntheoretischen Aspekten sinnvoll. Als therapeutisch gilt seit einigen Jahren die längerfristig konstante Gabe von trizyklischen Antidepressiva (vor allem Imipramin, 100 bis 300 mg/Tag), Monoaminooxidase- (MAO-) Hemmern, (wie etwa Phenelzin) oder dem Triazolobenzodiazepin Alprazolam (4-10 mg/Tag) (vgl. Ballenger 1986).

Ein wesentlicher Nachteil der Pharmakotherapieforschung ist der Mangel an langfristigen Katamnesen (Grunhaus et al. 1981; Marks 1983; Matuzas und Glass 1983; Telch et al. 1983; Klein 1984). Im allgemeinen wird von hohen Rückfallquoten nach Absetzen der Medikamente ausgegangen (Pohl et al. 1982; Keefe und Agras 1983; Marks 1983; Ballenger 1986; Fyer et al. 1987; Fyer 1988; Pecknold et al. 1988). Die wenigen bisher veröffentlichten Katamnesen betreffen in der Regel Patienten, die mit einer Kombination von Medikamenten und psychologischen Methoden behandelt wurden. In einer solchen Studie fanden Mavissakalian und Michelson (1986) zwei Jahre nach Therapieende keinen Unterschied zwischen Agoraphobikern, die mit Konfrontation in vivo und Imipramin oder Plazebo behandelt worden waren. Tyrer und Steinberg (1975) berichteten eine einjährige Katamnese bei 26 Agoraphobikern. "Blinde" klinische Vergleiche ergaben keine Unterschiede zwischen Patienten, die mit Phenelzin oder Plazebo behandelt worden waren. Trotz der erklärten Absicht, alle Medikamente bei Behandlungsende abzusetzen, nahmen 10 von 13 Phenelzin-Patienten auch danach noch das Medikament, drei davon noch zum Katamnesezeitpunkt. Probleme beim Absetzen scheinen besonders häufig bei Benzodiazepinen aufzutreten (Dupont und Pecknold 1985; Pecknold und Swinson 1986; Fyer et al. 1987; Fyer 1987; Pecknold et al. 1988). Darüber hinaus scheint der relativ hohe Anteil an positiven Reaktionen auf Plazebo (z.B. Pecknold und Swinson 1986; Dager et al. 1987; Mavissakalian 1987) auf einen wichtigen Beitrag nicht-pharmakologischer Effekte hinzudeuten. Wir können hier nicht genauer auf weitere Vor- und Nachteile eingehen und verweisen auf entsprechende Übersichten (Marks 1983; Sartory 1983; Telch et al. 1983; Hand 1984; Ballenger 1986; Judd et al. 1986).

Der folgende zweite Teil des Buches befaßt sich mit dem praktischen Vorgehen bei der Erkennung und Behandlung von Angstanfällen. Zunächst schildern wir die diagnostischen Schritte, die der Behandlung vorangehen. Dann stellen wir ein detailliertes Therapieprogramm vor, das auf den oben geschilderten Erkenntnissen der empirischen Forschung beruht.

Teil 2

Manual zur Behandlung des Paniksyndroms

Vorbereitung der Therapie

Diagnostische Phase

Am 12. März 1988 war in der Oberhessischen Presse die folgende Meldung zu lesen:

"Herzattacken vorgetäuscht" - Trickdieb in Fulda gefaßt.

Fulda (lby). Einem Meister der gespielten Herzattacke ist in Fulda das Handwerk gelegt worden. Der 41jährige, der von sechs Staatsanwaltschaften gesucht wurde, hatte bundesweit 22mal einen akuten Infarkt vorgetäuscht, um dann nachts in den Krankenhäusern seine Bettnachbarn zu bestehlen.

Der "eingebildete Kranke" und ehemalige Malermeister versuchte nach Angaben der Bayerischen Grenzpolizei die gleiche Masche auch im Kreiskrankenhaus Zwiesel (Landkreis Regen), wo er sich unter falschem Namen in stationäre Behandlung aufnehmen ließ. In der Nacht darauf sei er mit dem Wagenschlüssel einer Nobelkarosse und 600 Mark Bargeld des Zimmergenossen verschwunden, so die Zwieseler Polizei. Erst in Fulda hatte die Fahndung Erfolg."

Die Abgrenzung von echten und falschen "Herzattacken" ist eines der wichtigen differentialdiagnostischen Probleme bei Patientinnen, die sich mit Symptomen von Angstanfällen (oder eben Herzinfarkten) vorstellen. Glücklicherweise sind die Fragen, mit denen wir es im therapeutischen Kontext zu tun bekommen, meist anders gelagert, so daß wir kriminalistische Methoden nicht in unsere Ausbildung aufnehmen müssen. Aber auch bei den "normaleren" Fällen kann es zu Schwierigkeiten kommen, wenn das Vorwissen der Patientinnen nicht berücksichtigt wird. Dies möchten wir an einem weiteren Beispiel deutlich machen. Seit langem gilt es als bekannt, daß bei Herzinfarkten die Schmerzen vornehmlich hinter dem Brustbein lokalisiert sind, mit der Möglichkeit in alle Richtungen, bevorzugt aber in die linke Schulter- und Armpartie auszustrahlen (Roskamm und Reindell 1982). Die folgende Abb. 13 a, b zeigt die berichtete Lokalisation des "Herzschmerzes" bei 20 Patienten mit Herzinfarkt und 20 Patienten mit funktionellen Herzbeschwerden, von denen 15 die DSM-III-R Kriterien für Panikanfälle erfüllten[1]. Abb. 13a gibt die kumulierten Antworten der "funktionellen" Patienten wieder. Abb. 13b gibt die kumulierten Antworten der Myokardpatienten wieder. Wir vermuten, daß die "funktionellen" Patienten "besser informiert" waren, als die Myokardpatienten und aus diesem Grund eher Antworten gaben, die dem Lehrbuchwissen entsprechen.

---

1 Wir danken Frau Sabine Sonnentag und Frau Eva DeVries-Wehrhahn, die diese Daten im Rahmen ihrer Diplomarbeit am Psychologischen Institut der Universität Tübingen unter Anleitung von J.M. erhoben haben.

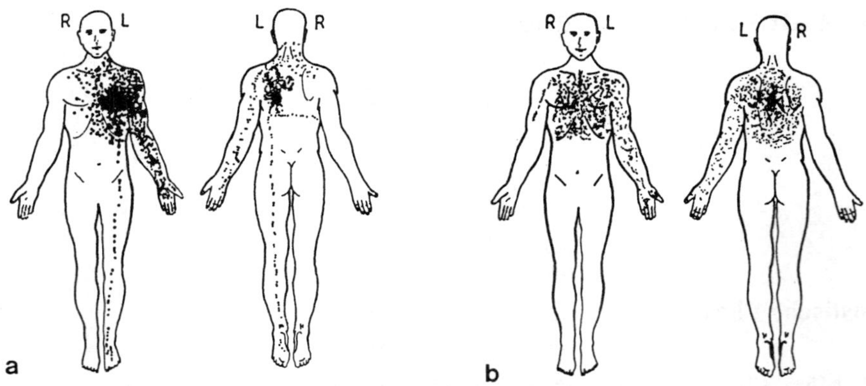

Abb. 13 a. Lokalisation des Schmerzes bei den Anfällen von 20 Patienten mit funktionellen Herzbeschwerden. **b.** Lokalisation des Schmerzes bei den Anfällen von 20 Patienten mit einem Myokardinfarkt. Die Abb. gibt die kumulierten Eintragungen der Patienten für ihren Herzinfarkt wieder.

Aber auch abgesehen von solchen eher spektakulären Problemen ist eine sorgfältige Diagnose unerläßlich für die angemessene Behandlung von Angstanfällen. Vor jeder Therapie muß eine sorgfältige Differentialdiagnose stattfinden, bei der in mehreren Schritten das problematische Verhalten beschrieben, analysiert und von anderen möglichen Störungen abgegrenzt wird. Weiterhin werden in der diagnostischen Phase alle zur Therapieplanung notwendigen Informationen gesammelt. Dabei kann die Diagnostik nicht mit dem Beginn der Therapie als abgeschlossen betrachtet werden. Vielmehr haben die im Rahmen der Therapie gewonnen Informationen wiederum Einfluß auf die Diagnose und den weiteren Verlauf der Behandlung. Eine Reihe von diagnostischen Maßnahmen werden überhaupt erst während der therapeutischen Sitzungen durchgeführt. In diesem Kapitel geht es zunächst um die Fragen, die vor Beginn der Behandlung geklärt werden müssen.

Im Rahmen unseres Ansatzes kann die diagnostische Phase in fünf Schritte gegliedert werden:

1. Allgemeiner Eindruck
2. Psychopathologische Grobdiagnose
3. Organische Ursachen und Komplikationen
4. Analyse des Problemverhaltens
5. Weitere diagnostische Maßnahmen während der Therapie

Im ersten Schritt geht es darum, einen allgemeinen Eindruck von der Patientin und ihren Beschwerden zu gewinnen sowie eine tragfähige Beziehung aufzubauen, die die Basis für das weitere Vorgehen darstellt. Wir sind inzwischen dazu übergegangen, den Patientinnen bereits gleich nach dem ersten telefonischen Kontakt einen Fragebogen zu den wichtigsten Informationen zuzuschicken. Das diagnostische Gespräch kann dann auf der Basis der dort erhobenen Informationen erheblich effizienter durchgeführt werden. Dieser Fragebogen ist im Anhang 1 abgedruckt.

Im zweiten Schritt wird eine psychopathologische Grobdiagnose gestellt. Wie bereits erwähnt, treten Angstanfälle bei einer Vielzahl von psychischen Störungen auf. Für die Therapieplanung muß vor allem abgeklärt werden, ob Psychosen, Depressionen, Zwangssyndrome oder weitere Angststörungen vorliegen. Alle diese Störungen können andere Behandlungsmaßnahmen notwendig machen. Unser Behandlungsprogramm ist für Patientinnen entworfen, deren vornehmliche Beschwerde Angstanfälle sind. Das Vorliegen einer Psychose bedeutet in aller Regel, daß diese zunächst behandelt werden sollte. Erst danach kann entschieden werden, ob die Angstanfälle auch unabhängig von der Psychose noch eine Behandlung erforderlich machen. Auch Depressionen sind ein bedeutendes differentialdiagnostisches Problem. Hier ist es besonders wichtig, den zeitlichen Zusammenhang zwischen den verschiedenen Beschwerden zu betrachten. Angstanfälle und Agoraphobie führen häufig zu einer sekundären Depression. Falls die Ängste nur in Phasen schwerer Depression auftreten, kann es notwendig sein, zuerst die Depression zu behandeln. Andere häufige Komplikationen sind Versuche zur Selbst-Behandlung mit Hilfe von Medikamenten und Alkohol (Bibb und Chambless 1986). In manchen Fällen erfordert dies eine direkte Behandlung. Der Beginn eines Mißbrauchs illegaler Drogen nach Einsetzen der Angststörung ist dagegen sehr selten. Um genauen Aufschluß über die Medikamente zu bekommen, die die Patientinnen einnehmen, haben sich in unserer Erfahrung zwei Maßnahmen bewährt: Zum einen legen wir den Patientinnen eine Liste der handelsüblichen Anxiolytika, Antidepressiva und Betarezeptorenblocker vor (Anhang 2), da das passive Wiedererkennen leichter fällt als die aktive Aufzählung der eingenommen Substanzen. Zum anderen bitten wir die Patientinnen, die Packungen aller Medikamente mitzubringen, die aktuell eingenommen werden.

Ohne geeignete Hilfsmittel ist es eine schwierige Aufgabe, alle notwendigen Informationen sorgfältig und zugleich mit möglichst geringem Aufwand zu erheben. In diesem Stadium des diagnostischen Prozesses haben sich strukturierte Interviews wie das Diagnostische Interview für Psychische Störungen (DIPS, Margraf et al. in Vorbereitung; deutsche Übersetzung des ADIS-R, DiNardo et al. 1983; DiNardo und Barlow 1988) oder das Strukturierte Klinische Interview für DSM III (SKID, deutsche Übersetzung des SCID, Spitzer und Williams 1986) als effiziente und reliable Methode erwiesen. Obwohl diese Instrumente zunächst für den Forschungsbereich entwickelt wurden, um dort eine bessere Zuverlässigkeit der Diagnosen zu gewährleisten, setzen sie sich in weiterentwickelter Form zunehmend auch in der Praxis durch. Die strukturierte Form der Interviews bietet die Gewähr, daß alle relevanten Bereiche erfaßt werden. Die Fragen sind in der Regel aufgrund der Erfahrung mit großen Patientenstichproben sorgfältig formuliert. Die Interviewmethode bietet gegenüber Fragebögen eine Reihe von Vorteilen, so zum Beispiel die Möglichkeit, bei Unklarheiten nachzufragen oder bei mangelndem Frageverständnis Erläuterungen zu geben. Darüber hinaus liefert insbesondere das DIPS weitere relevante Informationen für die Therapieplanung. Im folgenden sind die Teile des Diagnostischen Interviews für Psychische Störungen (DIPS, Margraf et al. in Vorbereitung; deutsche Übersetzung des ADIS-R, DiNardo et al. 1983; DiNardo und Barlow 1988) aufgeführt, in denen das Paniksyndrom exploriert wird.

*Diagnostisches Interview für psychische Störungen – Abschnitte „Angstanfälle/Paniksyndrom**

*1. *Gab es Zeiten, in denen Sie ganz plötzlich einen Ansturm intensiver Angst oder Furcht, oder das Gefühl eines drohenden Unglücks spürten?*

JA ___ NEIN ___

****

Falls Nein, weiter zu
AGORAPHOBIE (S. 9)

****

*2. *In welchen Situationen hatten Sie diese Gefühle?*

____

____

*2.1 *Entstanden diese Gefühle manchmal "wie aus heiterem Himmel", oder während Sie alleine zuhause waren oder in Situationen, in denen Sie nicht erwarteten, daß Sie auftreten?*

JA ___ NEIN ___

Falls der Patient andeutet, daß die Paniksymptome nur in spezifischen Situationen auftreten (z.B. öffentliches Sprechen, Höhen, Autofahren usw.), ist eine weitere Befragung notwendig, um zu bestimmen, ob die Symptome unmittelbar bei Konfrontation mit der Situation auftreten.

*2.2 *Traten Ihre Angstanfälle nur in Situationen auf, in denen die Aufmerksamkeit anderer Personen auf Sie gerichtet war (z.B. beim öffentlichen Sprechen)?*

JA ___ NEIN___

*2.3 *Wenn Sie der (phobischen Situation) ausgesetzt sind, entsteht dann die Angst in dem Moment, in dem Sie sich der Situation aussetzen bzw. kurz davor oder entsteht sie manchmal später oder unerwartet (ganz ohne Zusammenhang mit der Situation)?*

Verspätet: JA ___ NEIN ___

****

Falls Ja bei 2.2 oder Nein bei 2.1 oder 2.3,
weiter zu AGORAPHOBIE (S. 9)

****

*3. *Wie lange dauert es gewöhnlich, bis der Angstanfall intensiv wird?* (mindestens 4 Symptome)

___ **Minuten**

4. *Wie lange bleibt die Angst gewöhnlicherweise auf ihrem Höhepunkt?*

___ **Minuten**

5. *Wann waren die Angstanfälle am schwersten?*

VON ______________ BIS ______________

5.1 *Wie häufig waren die Angstanfälle während dieses Zeitraumes?* ____________________

5.2 *Warum empfanden Sie die Angstanfälle in diesem Zeitraum als am schwersten (waren sie besonders häufig, intensiv etc.)?*

---

* Die Seitenverweise im Fragebogen beziehen sich auf den Fragebogen.

6. *Wann war Ihr letzter Angstanfall?* (Evtl. große und kleine Angstanfälle gesondert aufschreiben.) ____________________

Symptom-Einschätzungen

Nehmen Sie in diesem Bereich Symptom-Einschätzungen nur für solche Angstanfälle vor, die unvorhersehbar und in verschiedenen Situationen auftreten. Angstsymptome, die sich auf einen einzelnen Reiz beschränken (z.B. enge Räume, Höhen, soziale Situationen, zwanghafte Gedanken usw.) sollten in den entsprechenden Abschnitten eingeschätzt werden.

In einigen Mischfällen kann es angemessen sein, Einschätzungen sowohl in diesem Abschnitt als auch in späteren Abschnitten vorzunehmen.

A. Schätzen Sie den Schweregrad jedes Symptoms ein, das typisch für die letzten Angstanfälle und für die Zeitspanne der schwersten Anfälle ist. Falls ein Symptom nur während einiger Angstanfälle erlebt wird, d.h. es tritt nicht typischerweise während eines Angstanfalls auf, versehen Sie die Einschätzung mit Klammern.

Das DSM III-R verlangt mindestens einen Angstanfall mit vier Symptomen. Falls typische Angstanfälle nicht mit mindestens vier Symptomen auftreten, versuchen Sie festzustellen, ob irgendein Angstanfall mit vier Symptomen auftrat.

B. Falls die letzten Angstanfälle auch die schwersten Anfälle waren oder falls der Patient keine schweren und typischen Angstanfälle unterscheiden kann, machen Sie dies deutlich, indem Sie die Einschätzungen des Schweregrades nur in der Spalte "typischer Angstanfall in letzter Zeit" vornehmen.

C. Stellen Sie folgende Fragen, um die Symptome einzuschätzen:
1) *Erlebten Sie (...) während Ihres letzten Angstanfalles? Wie schwer war (...)?* Falls irgend ein Zweifel daran besteht, ob das Symptom typisch ist, fragen Sie: *Tritt dies fast jedes Mal auf, wenn Sie einen Angstanfall erleben?*
2) *Haben Sie (...) bei Ihren schwersten Angstanfällen erlebt?*

D. Falls der Patient vier oder mehr Symptome pro typischem Angstanfall berichtet, sollte gefragt werden, ob der Patient Angstanfälle hatte, bei denen nur ein oder zwei Symptome vorkamen (Frage 8). Falls der Patient "JA" antwortet, geht der Interviewer zurück und schätzt den Schweregrad dieser Symptome in der Spalte "Anfälle mit begrenzten Symptomen" ein.

*7. Schätzen Sie auf der folgenden Skala den Schweregrad der typischen Symptome für die verschiedenen Zeitspannen ein:

. . . .0. . . . . . . 1 . . . . .2. . . . . 3 . . . . .4 . .

0	1	2	3	4
gar nicht	ein wenig	mäßig	schwer	sehr schwer

HINWEIS: Symptome, die manchmal erlebt werden, aber nicht typisch sind, sollten in Klammern eingetragen werden.

Erleben bzw. erlebten Sie üblicherweise (...) während der Anfälle?

	typischer Angstanfall in letzter Zeit	schwerste Angst-anfälle	Anfall mit begrenzten Symptomen
1. *Kurzatmigkeit oder Atemnot*	____	____	____
2. *Erstickungs- oder Würgegefühle*	____	____	____
3. *Herzklopfen, -rasen oder -stolpern*	____	____	____
4. *Schmerzen oder Beklemmungsgefühle in der Brust*	____	____	____
5. *Schwitzen*	____	____	____
6. *Schwindel, Benommenheit oder Schwächegefühle*	____	____	____
7. *Übelkeit oder Magen/Darmbeschwerden*	____	____	____
8. *Gefühle der Unwirklichkeit oder des Losgelöstseins*	____	____	____
9. *Taubheit oder Kribbeln in Körperteilen*	____	____	____
10. *Hitzewallungen oder Kälteschauer*	____	____	____
11. *Zittern oder Beben*	____	____	____
12. *Todesangst*	____	____	____
13. a) *Angst verrückt zu werden*	____	____	____
b) *Angst etwas Unkontrolliertes zu tun*	____	____	____

Wenn der Patient vier oder mehr Symptome pro typischem Anfall angibt, fragen Sie:

8. *Gibt es Zeiten (Angstanfälle, Anfälle), in denen Sie nur ein oder zwei dieser Symptome haben?*
Falls JA, gehen Sie zurück und schätzen sie den Schweregrad der Symptome in der Spalte Anfälle mit begrenzten Symptomen ein.

HINWEIS: Die Diagnose eines Paniksyndroms verlangt das Vorliegen von vier Symptomen während mindestens eines Angstanfalles. Falls typische Angstanfälle nicht vier Symptome aufweisen, stellen Sie fest, ob jemals ein Angstanfall mit vier Symptomen auftrat.

****

Falls der Patient weniger als vier Symptome berichtet,
weiter zu AGORAPHOBIE (S. 9)

****

9. Falls der Patient vollständige (vier oder mehr Symptome) Angstanfälle und Anfälle mit begrenzten Symptomen berichtet, ermitteln Sie die Häufigkeiten für beide Anfallstypen unter 9.1 und 9.2.

9.1 *Wieviele Angstanfälle hatten Sie in den letzten sechs Monaten?*

______ **vollständige** ______ **begrenzte Anfälle**

*9.2 *Wieviele Angstanfälle hatten Sie während des letzten Monats?*

______ **vollständige** ______ **begrenzte Anfälle**

Falls weniger als vier:
Hatten Sie jemals vier Angstanfälle während eines Monats?

JA ___ **NEIN** ___

*9.3 *Fingen Sie nach Ihrem ersten Angstanfall an, sich Sorgen zu machen, daß Sie weitere Angstanfälle bekommen könnten?* (mindestens vier Wochen)

JA ___ NEIN ___

Falls JA: *Wie lange dauerte diese Zeit?* **von _____ bis _____**

*9.4 *Wann hatten Sie zum ersten Mal vier Angstanfälle in vier Wochen oder machten sich mindestens vier Wochen Sorgen, einen weiteren Angstanfall zu haben?*

Monat_____ Jahr_____

9.5 *Wie stark haben Sie sich im letzten Monat Sorgen gemacht bzw. wie ängstlich waren Sie, einen weiteren Angstanfall zu bekommen?*

. 0 . . . . 1 . . . . 2 . . . . 3 . . . . 4 . . . . 5 . . . . 6 . . . . 7 . . . . 8 . .

0	2	4	6	8
keine Sorge/ keine Angst	selten besorgt/ leichte Angst	gelegentlich besorgt/ mäßige Angst	häufig besorgt/ schwere Angst	ständig besorgt/ extreme Angst

10. *Gab es Zeiten, in denen Sie mit einem Angstanfall aus dem Schlaf erwachten?*

JA ___ NEIN ___

Falls JA: *Wann geschah dies?* **von _____ bis _____**
Wie oft? _____ **pro Nacht** _____ **Nächte in der Woche**

11.1 *Haben Sie vor einem Angstanfall bestimmte Gedanken?*

____

11.2 *Haben Sie während eines Angstanfalles bestimmte Gedanken?*

____

12. Geschichte

Erzählen Sie mir von Ihrem ersten Angstanfall:

1. *Wann geschah es?* **Monat _____ Jahr _____**
2. *Wo waren Sie?* ____________________
3. *Mit wem waren Sie zusammen?* ____________________
4. *Wie fing es an?* ____________________
5. *Was taten Sie?* ____________________
6. *Standen Sie unter irgend einer Art von Streß?* **JA ___ NEIN ___**
7. *Was geschah in Ihrem Leben zu dieser Zeit?*

BESCHREIBEN: ____________________________________

____

8. *Erinnern Sie sich, daß Sie irgendwann vorher ähnliche Gefühle (vielleicht weniger stark) hatten?*

JA ___ NEIN ___

Falls ja: *Wann war das?* **Monat_____ Jahr_____**
Was war das für ein Gefühl? ____________________

*13. Ausschluß organischer Ursachen: *Nahmen Sie unmittelbar bevor die Angstanfälle begannen irgendwelche Drogen, Medikamente oder tranken Sie ungewöhnlich viel?* (einschließlich Koffein)

JA ___ NEIN ___

Art____________________ Dosis/Menge____________________

Waren Sie krank? Hatten Sie körperliche Beschwerden wie Mittelohrentzündung, Schilddrüsenprobleme, Mitralklappenprolaps, Schwangerschaft, niedriger Blutzucker, Kieferbeschwerden?

JA ___ NEIN ___

BESCHREIBEN: ____

14. *Gab es Zeiten, in denen die Angstanfälle weniger intensiv oder weniger häufig auftraten?* Falls NEIN, weiter zu Frage 15.

Wann? von - bis Monat, Jahr	*Was geschah in Ihrem Leben? Wie sind Sie darüber hinweggekommen?* D.h. hörte der Stressor auf oder entwickelte die Person eine Coping-Strategie?	*Wie kamen sie wieder?* Veränderungen in den Lebensumständen? Im Zusammenhang mit Stressor?

15. *Wie gehen Sie jetzt mit den Angstanfällen um?*

____
____
____
____

16. Belastung/Einschränkung
Wie stark werden bzw. wurden Sie durch die Angstanfälle in Ihrem Leben, Ihrer Arbeit, auf Reisen, während sonstiger Aktivitäten usw. beeinträchtigt?

____
____
____
____

Der dritte Schritt beinhaltet die Abklärung möglicher organischer Ursachen und Komplikationen. Die Patientinnen haben gewöhnlich zahlreiche medizinische Untersuchungen hinter sich, bevor sie psychologische Behandlung suchen. Falls dies nicht der Fall ist, sollte eine medizinische Untersuchung durchgeführt werden, da eine Reihe von organischen Syndromen mit Angstanfällen verbunden sein können (McCue und McCue 1984). Eine ausgezeichnete Darstellung der relevanten Differentialdiagnosen geben Jacob und Rapport (1984). Wir benutzen ein nach ihrem Vorbild erstelltes Schema, das in Tabelle 2 wiedergegeben ist. Dabei wird zunächst von den Beschwerden ausgegangen, die die Patientin als Hauptsymptome empfindet. In der zweiten Spalte sind die auszuschließenden

Tabelle 2. Somatische Differentialdiagnose des Paniksyndroms (nach Jacob und Rapport 1984). Wir danken Frau Marianne Göbel für ihre Hilfe bei der Erstellung der Tabelle.

Hauptsymptome	Mögliche Ursachen	Differenzierende Symptome	Bestätigender Test
Zittern, Schwitzen, Blässe, Benommenheit	Reaktive Hypoglykämie	Symptome 2-4 Stunden nach dem Essen	5-Std. Glukose Toleranz Test
	Insulin-absondernde Geschwulste		Nüchtern: Blutzucker und -insulinspiegel
Herzklopfen	Paroxysmale Atrio-Tachykardie, ventriculäre Extrasystolen	Plötzlicher Beginn eines schnellen Herzschlags	24 Std. EKG, Beobachtungsplan
	Mitralklappenprolaps	Systolisches Klicken oder spätes systolisches Murmeln	Echokardiogramm
Benommenheit	Orthostatische Hypotonie, Anämie	Verschlimmerung beim Aufstehen und bei Anstrengung	Blutdruck und Puls stehend vs. sitzend, liegend, Blutbild
	Gutartiger, positionaler Schwindel	Ausgelöst durch Drehung des Kopfes, jogging	Barany-Test, otoneurologische Untersuchung
Atemnot, Hyperventilation	congestives Herzversagen	schnelles flaches Atmen	Röntgen des Brustkorbs
	Pneumonie, Pleuritis	Fieber	EKG
	Asthma	Pfeifendes Ausatmen	Röntgen des Brustkorbs
	Chronische obstruktive pulmonare Störung	Ausgelöst durch Rauchen	Lungenfunktionstest
	Alkoholentzug	Früherer Alkoholgebrauch	

Tabelle 2. (Fortsetzung)

Hauptsymptome	Mögliche Ursachen	Differenzierende Symptome	Bestätigender Test
Brustschmerzen	Angina Pectoris	vorausgehende körperliche Anstrengung, Gefühle, schwere Mahlzeiten	EKG, Belastungs-EKG
	Myocard-Infarkt	andauernde, schwere Schmerzen	EKG, cardiale Enzyme
	Kostale Chondritis	Leichte Flecken in den kostochondralen Verbindungen	normaler kardiologischer Befund
	Pleuritis, Pneumonie	Fieber	Röntgen des Brustkorbs
Gefühle der Unwirklichkeit	Temporallappen-Epilepsie	Mikropsie, Makropsie, Wahrnehmungsstörungen, Halluzinationen	EEG mit nasopharyngealer Ableitung
	Gebrauch von Psychodelica	Früherer Gebrauch	
Hitze- und Kälteschauer	Karzinoide Symptome		5-HIAA im 24-Std. Urin
	Menopause	weibliches Geschlecht, entsprechendes Alter	
Schwäche	Multiple Sklerose	Alter unter 40, fluktuierende Symptome	Neurologische Untersuchung
	vorübergehende ischämische Anfälle	Alter über 40, Lähmungen	
Restkategorien	Hyperthyreoidismus	schneller Herzschlag, warme, schwitzige Hände	Schilddrüsenfunktionstest
	Hypothyreoidismus	Stimmveränderungen	
	Hyperparathyreoidismus	verschiedene psychiatrische Symptome	Blutkalziumspiegel
	Hypoparathyreoidismus	Tetanus, erhöhte Empfindlichkeit auf Hyperventilation	
	Phäochromocytome	Bluthochdruck	Katecholamine im 24-Std. Urin
	Akute intermittierende Porphyrie	Früherer Barbituratgebrauch	Urin Porphobilinogen während des Anfalls

Tabelle 2. (Fortsetzung)

Hauptsymptome	Mögliche Ursachen	Differenzierende Symptome	Bestätigender Test
Drogenmißbrauch	Amphetamin-Intoxikation	Paranoide Gefühle	Drogen-Screening
	Halluzinogenmißbrauch	"Flashbacks"	
	Entzug von Barbituraten oder Tranquilizern	Agitation	
	Entzug von Opiaten	Schmerzen, allgemeines Unwohlsein	
	Alkoholentzug	Früherer Alkoholgebrauch	
	Amitryptilin-Entzug	Früherer Amitryptilin-Gebrauch	

Störungen aufgeführt. Spalten drei und vier geben die differenzierenden Symptome und soweit wie möglich die Tests an, mit denen die Diagnose bestätigt werden kann.

In unserer Erfahrung mit mehreren hundert Panikpatientinnen[1] zeigte sich, daß das tatsächliche Vorliegen einer bedeutsamen organischen Krankheit eine seltene Ausnahme darstellt. Trotz dieser Beobachtung sollte in jedem Fall eine somatische Differentialdiagnose durchgeführt werden, auch wenn dies für manche Patientinnen belastend ist und dadurch weitere Kosten entstehen. Unserer Ansicht nach ist der routinemäßige Ausschluß organischer Ursachen angesichts der negativen Folgen beim Übersehen einer behandlungswürdigen und vielleicht sogar lebensbedrohenden Krankheit eine absolute Notwendigkeit.

Eine besondere Bemerkung ist allerdings zum Problem des Mitralklappenprolaps-(MKP) am Platz. Die Mitralklappe trennt das Atrium vom Ventrikel der linken Herzhälfte. Normalerweise schließt die Mitralklappe vollständig, wenn das Blut während der ventrikulären Systole in die Aorta gepumpt wird. Bei einem MKP prolabiert die Mitralklappe während der Systole jedoch in den linken Vorhof. Durch die neuen Möglichkeiten der Echokardiographie ist das MKP im Verlauf der letzten 10 Jahre zu der am häufigsten diagnostizierten Abnormität der Herzklappen geworden. Über einen möglichen Zusammenhang zwischen diesem Beschwerdebild und dem Paniksyndrom ist erheblich spekuliert worden, obwohl die empirischen Befunde sehr inkonsistent sind (vgl. Margraf et al. 1988a). Einige Studien berichten niedrige Prävalenzen von 0-8%, andere hohe

1 Der Kürze halber benutzen wir im folgenden den Begriff "Panikpatientinnen" für solche Patientinnnen, die die Diagnose des DSM-III-R für das Paniksyndrom erfüllen.

von 24-35% "definitivem" MKP bei Patientinnen mit Angstanfällen (Durchschnitt über 17 bei Margraf et al. 1988a besprochene Studien: 18% der Angstanfallspatientinnen, 1% der normalen Kontrollpersonen). Erhöhte MKP-Prävalenzen wurden auch für generalisierte Angst, bipolare Depressionen und Anorexie berichtet. Studien an MKP-Patienten fanden dagegen in der Regel keine höhere Prävalenz von Angstanfällen im Vergleich zu anderen kardiologischen Patienten oder normalen Kontrollpersonen (Durchschnitt über 7 Studien: je 14%, 10% und 8%). Wie Margraf et al. (1988a) in ihrer Literaturübersicht zeigten, können die Ungereimtheiten der bisherigen Befunde vor allem auf drei Probleme zurückgeführt werden: erhebliche Unterschiede in den diagnostischen Kriterien für das MKP, eine mangelnde Reliabilität dieser Diagnose und Selektionseffekte in den untersuchten Patienten- und Kontrollgruppen. Diese Probleme, ebenso wie die große Variation der veröffentlichten Ergebnisse, machen eine abschließende Bewertung des Zusammenhangs von MKP und Paniksyndrom unmöglich. Falls es eine Überlappung zwischen Angstanfällen und MKP gibt, so ist sie klein und betrifft vor allem Personen mit milderen oder gar reversiblen MKP-Varianten. Gegenwärtig erscheint es jedoch eher angemessen, Komorbidität bei hochsymptomatischen Individuen als eine funktionelle Beziehung anzunehmen. Obgleich der Zusammenhang zwischen MKP und Angstanfällen von theoretischem Interesse ist, hat die Diagnose eines MKP nur selten praktische Folgen für den einzelnen Angstanfallspatientinnen. Shear et al. (1984) halten eine routinemäßige Untersuchung von Angstanfallspatientinnen auf MKP nicht für angebracht. Wenn nicht bedeutsame kardiologische Komplikationen vorliegen, ist bei MKP keine spezifische Behandlung über die Therapie der Angstanfälle hinaus notwendig (Savage et al. 1983a; Shear et al. 1984; Jeresaty 1985). Eine Reihe von Studien hat gezeigt, daß das Vorliegen eines MKP keine Auswirkungen auf die Behandlung von Angstanfällen hat (z.B. Mavissakalian et al. 1983).

Der vierte und für die individuelle Planung der Behandlung besonders wichtige Schritt der diagnostischen Phase beinhaltet eine ausführliche Verhaltensanalyse für jeden Problembereich. Problembereiche sind vor allem Angstanfälle und damit verbundenes Vermeidungsverhalten. Weitere Problembereiche können etwa soziale Ängste, Partnerschaftskonflikte oder depressive Verstimmungen sein. Das problematische Verhalten wird für jeden Bereich anhand der subjektiven, physiologischen und verhaltensmäßigen Reaktionen beschrieben. In einer funktionalen Analyse müssen die Bedingungen identifiziert werden, die Ängste auslösen, verschlimmern, verringern und aufrechterhalten. Diese Aufgabe kann in der diagnostischen Phase nur zum Teil gelöst werden. Weitere wichtige Informationen etwa zu den Auslösern der Angstanfälle ergeben sich meist im Verlauf der Therapie. Eine weitere wichtige Einflußquelle auf Problemverhalten und Therapie ist das hilfesuchende Verhalten der Patientinnen. Welche Behandlungsversuche sind bisher unternommen worden, welche Bewältigungsstrategien wendet die Betroffene an, um mit ihren Ängsten fertig zu werden? Hier ergibt sich oft ein direkter Zusammenhang mit den Erklärungen, die die Patientinnen für ihr Problem haben. Alle diese Variablen müssen im Gespräch exploriert werden. Darüber hinaus wird während des klinischen

Interviews für jede Patientin eine idiosynkratische Angst- und Vermeidungshierarchie entwickelt. Zu diesem Zweck werden die Patientinnen aufgefordert, "schwierige" Situationen oder Empfindungen aufzuzählen und sie in eine Rangordnung bezüglich der damit verbundenen Angst und Vermeidung zu bringen.

Zusätzlich zu dem Gespräch können spezielle klinische Fragebögen dazu dienen, wichtige Informationen effizient zu erheben. In unserer Erfahrung haben sich unter anderem die folgenden Fragebögen als sinnvoll erwiesen: Einen Überblick über Phobien bietet der Fear Questionnaire (Marks und Mathews 1979), den wir auf deutsch übersetzt und durch einige Items ergänzt haben. Speziell auf agoraphobisches Vermeidungsverhalten zugeschnitten ist das Mobilitäts-Inventar (Chambless et al. 1984). Dieser Fragebogen erfaßt das Ausmaß, in dem 28 Situationen vermieden werden und zwar in Abhängigkeit davon, ob die Patientin allein oder in Begleitung mit der Situation konfrontiert wird. Aus der gleichen Arbeitsgruppe stammen zwei weitere, kurze Skalen, mit denen typische katastrophisierende Gedanken während Angstzuständen und die Furcht vor körperlichen Angstsymptomen erhoben werden können (Agoraphobic Cognitions Questionnaire und Body Sensations Questionnaire, Chambless et al. 1985). Die drei Fragebögen von Chambless eignen sich sowohl für die Diagnostik des Paniksyndroms und der Agoraphobie als auch für die Therapieplanung und zur Abschätzung des Therapieerfolgs. Auch diese Fragebögen wurden im Rahmen der Marburger Angstprojekte übersetzt und validiert. Eine offizielle deutschsprachige Ausgabe mit entsprechenden Normen ist in Vorbereitung. Alle bisher erwähnten Skalen können aber schon jetzt von uns angefordert werden. Zusätzlich können noch weitere Fragebögen sinnvoll sein, die die allgemeine Angstbereitschaft, Depression und Alkoholismus messen (siehe etwa die vom Collegium Internationale Psychiatriae Scalarum 1986, herausgegebene Sammlung klinischer Skalen oder die Zusammenstellung von Corcoran und Fischer 1987). Speziell für die Erfassung der Zufriedenheit mit der Partnerbeziehung verwenden wir den Partnerschaftsfragebogen von Hahlweg et al. (1982). Zur Abklärung eventuell vorhandener Zwangssymptome kann die Ultrakurzform des Hamburger Zwangsinventars eingesetzt werden (Klepsch et al. in Vorbereitung).

Das wichtigste Hilfsmittel zur Erfassung der Angstanfälle sind standardisierte Tagebücher, die die Patientinnen vom Erstgespräch an bis zum Ende der Therapie führen. Dabei ist es wichtig, nicht nur die Angstanfälle und die sie umgebenden Umstände zu erfassen, sondern auch einen generellen Überblick über die Aktivitäten der Patientinnen zu gewinnen. Viele Angstanfälle treten im Zusammenhang mit bestimmten Aktivitäten oder Situationen auf, wobei die Betroffenen dies ohne sorgfältige Selbstbeobachtung oft nicht erkennen. Insbesondere beim Vorliegen von agoraphobischem Vermeidungsverhalten müssen Angst-Tagebücher also durch Aktivitäts-Tagebücher ergänzt werden. Gar manche Patientin erlebt nur deswegen keine Angstanfälle mehr, weil sie die auslösenden Situationen erfolgreich vermeidet. Diese Vermeidung kann so subtile Formen annehmen, daß sie für Außenstehende nicht mehr als Einschränkung der Lebensführung sichtbar wird und teilweise auch den Betroffenen selbst nicht mehr auffällt. Die von uns benutzten standardisierten Tagebücher sind in in den Anhängen 3 und 4 wiedergegeben. Sie stellen eine Fortentwicklung der Stanford

Panic and Activity Diaries von Margraf et al. (1987a) dar. Selbst-Beobachtungen mit Hilfe von Tagebüchern ergeben in der Regel zusätzliche wichtige Informationen zu den klinischen Interviews und Fragebögen. Darüberhinaus sind sie bedeutsame Hilfsmittel der Therapie und erlauben eine kontinuierliche Kontrolle des Fortschritts der Therapie.

Für die Therapieplanung kann es darüber hinaus sinnvoll sein, eine sogenannte "Zielerreichungsskalierung" (Kiresuk und Sherman 1968) vorzunehmen. Dabei werden zusammen mit den Patientinnen ganz konkrete Behandlungsziele festgelegt. Für jedes Behandlungsziel wird der zu erreichende Endzustand genau beschrieben. Die dafür notwendige Operationalisierung kann gerade bei Patientinnen mit zunächst wenig strukturierten Problemen von Nutzen sein. Das von uns verwendete Formblatt für die Zielerreichungsskalierung ist im Anhang 5 abgedruckt. Weiterhin ist es oft nützlich, sich einen Eindruck von dem Ausmaß der Belastung bzw. Einschränkung durch die Störung zu verschaffen. Da dies über verschiedene Lebensbereiche hinweg stark variieren kann, sollten diese Bereiche getrennt betrachtet werden. Eine Standardform für diese Einschätzungen enthält Anhang 6.

Mit Abschluß der Problemanalyse sollten alle Informationen vorliegen, die für die Planung und den Beginn der Behandlung notwendig sind. Die Therapie erbringt oft weitere Informationen, die ihrerseits wieder einen Einfluß auf den Verlauf der Behandlung haben. So spielt bei vielen Patientinnen Hyperventilation eine wichtige Rolle als angstauslösendes oder verstärkendes Moment. Da die Betroffenen jedoch häufig nicht wahrnehmen, daß sie hyperventilieren, empfiehlt sich als diagnostische Maßnahme und zur Unterstützung des Erklärungsmodells ein Hyperventilationstest. Obwohl dieser Test im großen und ganzen ungefährlich ist, sollte er erst nach der Abklärung möglicher organischer Komplikationen durchgeführt werden, da beispielsweise bei Epileptikern Anfälle ausgelöst werden können. Das standardisierte Vorgehen ist weiter hinten bei der Beschreibung der vierten Behandlungssitzung dargestellt. Alle anderen diagnostischen Maßnahmen, die im Verlauf der Therapie durchgeführt werden, werden ebenfalls bei den jeweiligen Therapiesitzungen besprochen.

Eine Reihe der bisher vorgestellten diagnostischen Hilfsmittel eignen sich auch zur Überprüfung des Therapieerfolgs. Dies betrifft vor allem die Tagebücher (Anhänge 3 und 4), klinischen Fragebögen, Zielerreichungsskalierung (Anhang 5) und Belastungs-Einschätzung (Anhang 6) sowie eine globale Einschätzung durch die Patientin (Anhang 24).

Allgemeine Hinweise zur Therapie

Bevor wir in den folgenden Kapiteln detaillierte Darstellungen der einzelnen Therapiesitzungen geben, möchten wir einige Hinweise geben, die den Aufbau des Manuals und die Therapie insgesamt betreffen. Für jede Sitzung werden die einzelnen therapeutischen Strategien jeweils kurz erläutert und dann in konkreten Handlungsanweisungen dargestellt. Die Anweisungen enthalten teilweise wortwörtliche Vorgaben für die Therapeutin (z.B. wie bestimmte Strategien eingeführt oder Informationen gegeben werden sollen). Diese Vorgaben sind als Beispiele und Hilfestellung gedacht. Sie sollen nach ihrem Sinn, nicht aber unbedingt nach ihrem Wortlaut gebraucht werden. Die wörtlichen Vorgaben für die Therapeutin sind im Manual immer *kursiv* gedruckt. Typische Redewendungen oder Beispiele der Patientin sind immer in "Anführungszeichen" gedruckt.

Das Therapieprogramm ist vor allem in den ersten Sitzungen sehr stark vorstrukturiert. Wir haben die Erfahrung gemacht, daß dies dem Erfolg der Therapie eher dienlich ist als ein unstrukturiertes Vorgehen. Neuere Forschungsergebnisse unterstützen diese Erfahrung (z.B. Schulte 1989). Dennoch muß auch unser Programm an den jeweiligen Einzelfall angepaßt werden. So ist es beispielsweise wenig sinnvoll, Fehlinterpretationen eines unregelmäßigen Herzschlages zu bearbeiten, wenn die zentrale Furcht das Symptom Atemnot betrifft. In ähnlicher Weise wird bei der Angst vor einer Ohnmacht ein unterschiedliches Vorgehen gewählt, je nachdem ob die Betroffene bereits einmal ohnmächtig geworden ist oder nicht (siehe Sitzung 5). Soweit es möglich ist, geben wir an den entsprechenden Stellen Hinweise auf solche individuellen Anpassungen.

Der Fokus der Therapie liegt auf der Veränderung der Fehlinterpretation der mit den Angstanfällen verbundenen körperlichen und kognitiven Symptome. Deswegen ist für den Erfolg der Therapie ganz entscheidend, daß die Informationen aus den Sitzungen 1-6 gründlich verstanden worden sind. Zu diesem Zweck sollten die Informationen häufig wiederholt und an den sich jeweils anbietenden konkreten Beispielen erläutert werden. Die Therapeutin muß sicher gehen, daß das Rational der Therapie für die Patientin verständlich ist und von ihr selbständig nachvollzogen werden kann.

Das Ziel der Therapie ist in erster Linie die Reduktion der Schwere und Häufigkeit der Angstanfälle bzw. ihre vollständige Beseitigung. Die Therapeutin sollte versuchen, die Sitzungen inhaltlich möglichst in der vorgegebenen Struktur durchzuführen. Doch sollte sie auch flexibel genug sein, die Therapiestruktur an die Patientin anzupassen und gebenenfalls Punkte, die in der Sitzung vorgesehen sind, auf die nächste Sitzung zu verschieben, um so sicherzustellen, daß die Patientin die besprochenen Inhalte auch wirklich verstanden hat.

Neben diesem Hauptziel der Therapie können bei einzelnen Patientinnen weitere Ziele von Bedeutung sein. Da allgemeiner Streß und soziale Ängstlichkeit häufig einen Einfluß auf den Ausprägungsgrad der Angstanfälle haben, wird in der Therapie in der Regel auch an einer allgemeinen Streßreduktion und einem besseren Umgang mit sozialen Situationen gearbeitet. Die Bearbeitung dieser Punkte sollte aber deutlich hinter der direkten Bearbeitung der Angstanfälle zurückstehen und angepaßt an die individuelle Problematik der jeweiligen Patientin erfolgen. Zum Beispiel muß bei einer Patientin mit wenig sozialen Ängsten das Training sozialer Fertigkeiten nicht durchgeführt werden, falls nicht genügend Zeit für die Bearbeitung der Angstanfälle zur Verfügung steht. Auch die Therapiekomponenten des Problemlösetrainings und der Analyse fehlerhafter Logik sollten nur bei einem entsprechenden Bedarf in den dafür vorgesehenen Sitzungen durchgeführt werden.

Äußerer Rahmen und Struktur der Sitzungen

Die Behandlungen erstrecken sich über 15 Sitzungen. Als günstige Dauer haben sich vor allem für die Sitzungen, in denen Informationen vermittelt und vorwiegend kognitive Techniken eingesetzt werden, 50-60 Minuten herausgestellt. Nach dieser Zeitspanne sinkt üblicherweise die Aufnahmekapazität der Patientinnen ab. Bei Konfrontationsübungen kann es allerdings günstiger sein, längere Sitzungen durchzuführen (vgl. das Kapitel zur Therapieforschung). Das zentrale Abbruchkriterium bei Konfrontationsübungen ist, ob eine spürbare Angstreduktion stattgefunden hat oder nicht. Die Sitzungen finden zunächst zweimal wöchentlich statt (Sitzung 1-10), danach wird nur noch eine Sitzung pro Woche durchgeführt (Sitzung 11-15). Dies erfüllt unter anderem den Zweck, daß schneller von der Phase der Informationsvermittlung zu den aktiveren Komponenten des Therapieprogramms vorgestoßen wird. Weiterhin spielen in den späteren Sitzungen immer mehr selbständige Übungen der Patientinnen eine bedeutende Rolle. Diese erfordern meist jedoch mehr Zeit als zwischen zwei Sitzungen innerhalb einer Woche zur Verfügung steht.

Von der Oxforder Arbeitsgruppe um Clark und Salkovskis haben wir die Praxis übernommen, alle Sitzungen auf Kassette aufzunehmen und diese der Patientin mit nach Hause zu geben. Die Therapeutin gibt ihr dazu den Auftrag, die Kassette zuhause anzuhören. In der ersten Sitzung sorgt die Therapeutin dafür, daß eine Kassette vorhanden ist. Zu den weiteren Sitzungen bringt die Patientin ihre eigenen Kassetten mit. Nach unserer Erfahrung kann durch diese Hilfe die Effektivität der Informationsvermittlung stark gesteigert werden. Oftmals berichten Patientinnen, daß ihnen erst beim (z.T. mehrmaligen) Anhören der Kassette bestimmte Inhalte klar geworden seien. Auch mögliche Zweifel an der Richtigkeit der Darstellungen der Therapeutin können so zutage gebracht und ausgeräumt werden.

Die einzelnen Sitzungen sind alle in der gleichen Weise aufgebaut:

1. Besprechen des Tagebuches
2. Tagesordnung
   Hier legen Patientin und Therapeutin eine gemeinsame Tagesordnung für die jeweilige Sitzung fest. Dies gewährleistet eine klare Struktur und sichert den zeitlichen Rahmen der Sitzung.
3. Besprechen der Hausaufgabe (ab Sitzung 5)
   In den Sitzungen 1-4 werden neben der Tagebuchführung keine speziellen Hausaufgaben gegeben. Deswegen fällt dieser Punkt in diesen Sitzungen weg.
4. Informationen und Techniken zur Veränderung der Angstreaktionen
   Dieser Punkt verändert sich in jeder Sitzung. In den Sitzungen 1-3 werden an dieser Stelle in erster Linie Informationen über die Angst gegeben. Weiterhin wird die Patientin in der systematischen Beobachtung der Angst trainiert. In den Sitzungen 4-12 geht es darum, die Angstreaktionen der Patientin zu verändern. Sitzung 13-15 dienen zur Stabilisierung und

Generalisierung der gelernten Techniken und Strategien sowie zur Vorbeugung von Rückfällen.

5. Rückblick und Planung
   Hier gibt die Therapeutin noch einmal eine Zusammenfassung und einen Rückblick über die vergangene Sitzung. Wichtig ist, daß auch die Patientin Rückmeldung über die Sitzung gibt. Ab Sitzung 4 bespricht die Therapeutin an dieser Stelle die Hausaufgabe für die Zeit bis zur nächsten Sitzung. Am Ende jeder Sitzung gibt die Therapeutin der Patientin die für die Hausaufgabe notwendigen Materialien und, falls nötig, neue Angst- und Aktivitäts-Tagebücher.

Stil der Therapie

Die sinnvolle Anwendung unseres Programms erfordert einen ganz bestimmten therapeutischen Stil. Dieser Stil kann durch drei Prinzipien gekennzeichnet werden, die wir hier kurz besprechen möchten.

Prinzip 1: Die Therapie ist interaktiv

Es sollte Ziel der Therapeutin sein, die Therapie durch gezielte Fragen voranzutreiben. Dies kollidiert teilweise mit der Aufgabe, Informationen zu geben. Um dieses Problem zu bewältigen, sollte möglichst weitgehend die Methode des "geleiteten Entdeckens" benutzt werden. Dies bedeutet, daß die Therapeutin möglichst nie "Vortragsstil" oder Überredung anwendet. Ebensowenig sollte sie versuchen, der Patientin ihren Standpunkt aufzudrängen, sie in die Defensive zu drängen oder sie ins "Kreuzverhör" zu nehmen. Stattdessen ist es günstig, durch geschicktes Fragen der Patientin zu einer neuen Perspektive zu verhelfen. Dabei kann die Therapeutin die Patientin beispielsweise Argumente überprüfen oder Alternativen betrachten lassen. Bei angstanfallsbezogenen Problemen kann der Patientin durch gezieltes Nachfragen geholfen werden, ihre eigenen Schlußfolgerungen zu ziehen. Zumindest sollten im Anschluß an Informationsvermittlungen immer Fragen nach dem Verständnis der Patientin gestellt werden: *Decken sich die eben besprochenen Informationen mit Ihren Erfahrungen? Ist das für Sie plausibel, was ich gesagt habe?* Die Therapeutin sollte die Patientin immer wieder auffordern, die gegebenen Informationen in eigenen Worten zu wiederholen und zusammenzufassen. *Um sicherzustellen, daß wir beide das Gleiche meinen, möchte ich gerne, daß Sie die eben gegebenen Informationen noch einmal wiederholen.* Ganz entscheidend für die Therapie ist es auch, die Patientin immer wieder zu ermutigen, Zweifel und Fragen zu äußern. Es ist nicht das Ziel der Therapie, unkritische Zustimmung zu erreichen oder die Patientin einfach zu überreden. Fragen und Zweifel der Patientin sind äußerst sinnvoll. Sie dokumentieren, daß sich die Patientin mit den besprochenen Inhalten auseinandersetzt. Falls die Patientin in vielen Punkten der Therapeutin immer wieder sehr schnell zustimmt, kann dies ein Hinweis auf eine übermäßige

Anpassung anstelle einer echten Auseinandersetzung sein. Eine solche Anpassungshaltung sollte die Therapeutin durch entsprechende Rückfragen und gegebenenfalls Verhaltensexperimente bearbeiten.

Prinzip 2: Die Therapie ist strukturiert und direktiv

Die klare Struktur der Therapie erleichtert den Patientinnen das Erlernen neuer Verhaltensweisen. Amorphe und ungenau definierte Probleme erscheinen den Betroffenen meist viel schlechter bewältigbar als klar gegliederte Problemstrukturen. Die Fokussierung der Probleme macht es gleichzeitig leichter, Ziele für die therapeutischen Interventionen zu setzen. Dadurch bekommen Patientinnen Richtlinien für den Umgang mit Angstreaktionen. Dieses direktive Vorgehen empfinden die Patientinnen unserer Erfahrung nach meist unmittelbar als Entlastung. Die Strukturierung der Therapie wird durch das Festlegen einer Tagesordnung, die Problemorientiertheit und den häufigen Gebrauch von Rückmeldung als Orientierungshilfe unterstützt. Außerhalb der eigentlichen Therapiesitzungen helfen Hausaufgaben und das Führen der Tagebücher, das Verhalten der Patientin zu strukturieren.

Prinzip 3: Die Therapie ist konfrontativ

Neben dem Besprechen und der Analyse von Fehlinterpretationen der Patientin werden aktiv Angstempfindungen aufgesucht. Es lassen sich dabei grundsätzlich zwei Arten von Konfrontationsübungen unterscheiden:

a) Verhaltensexperimente, die dazu dienen sollen, die Befürchtungen der Patientin auf ihren Realitätsgehalt hin zu überprüfen. Dabei werden die Befürchtungen der Patientin als Hypothesen formuliert, die anhand von Experimenten verifiziert bzw. falsifiziert werden.

b) Systematische Konfrontation mit angstauslösenden Reizen, insbesondere bei Vermeidungsverhalten. Durch das wiederholte Herbeiführen von Angstempfindungen bzw. das Aufsuchen von Angstsituationen wird ein Gewöhnungseffekt erreicht, der zu einer Angstreduktion führt und die Überreaktion der Patientin auf bisher als bedrohlich interpretierte Reize abbaut.

Technische Hinweise

Die Patientinnen haben in aller Regel große Schwierigkeiten, die Verknüpfung zwischen potentiellen Auslösern und ihren Angstanfällen herzustellen. Hier kann die Therapeutin oft schon durch wenige gezielte Fragen konkrete Ursachen für scheinbar unerklärliche Angstanfälle aufdecken. Während dies ein wichtiger Beitrag zur Therapie ist, muß die Therapeutin hier darauf achten, daß sie nicht in eine Position gedrängt wird, in der sie immer und für jeden einzelnen Anfall einen konkreten Auslöser identifizieren muß. Oft sind es ganz normale körperliche Vorgänge, die eben nur gerade besonders gut wahrgenommen oder falsch interpretiert werden, die den "Teufelskreis" eines Angstanfalls auslösen. Die Tatsache, daß die Auslöser erst im Nachhinein gesucht werden, erschwert diese Aufgabe zusätzlich, da nicht immer alle relevanten Einzelheiten erinnert werden.

Generell ist es sinnvoll, bei der Befragung über Angstanfälle das Teufelskreisschema als Frageschema zu benutzen. Dies bedeutet etwa, daß die nächste Frage nach der Beschreibung einer körperlichen Empfindung lautet: "*Und was ging Ihnen dann durch den Kopf?*" oder nach der Beschreibung eines Angstgefühls gefragt wird: "*Und was haben Sie dann an Ihrem Körper bemerkt?*". Auf diese Weise wird es den Patientinnen erleichtert, die zeitlichen und kausalen Zusammenhänge zwischen den für sie oft scheinbar gleichzeitig und daher umso beängstigender auftretenden Bestandteilen ihrer Angstanfälle zu erkennen. Eine genaue Schilderung des Vorgehens zur Entwicklung des Teufelskreises wird in Sitzung 1 gegeben. Mit Bezug auf die irrationalen Gedanken und hier vor allem die Fehlinterpretationen körperlicher Empfindungen darf die Therapeutin nicht vergessen, immer wieder von der Patientin das Ausmaß einschätzen zu lassen, in dem sie von diesen Gedanken während eines Angstanfalls und außerhalb der Anfälle überzeugt ist ("Überzeugunsgratings", Anhang 17).

Patientin und Therapeutin sollten von Zeit zu Zeit die diskutierten Inhalte kurz wiederholen und zusammenfassen. Auf diese Weise kann die Therapeutin überprüfen, ob sie die Patientin richtig verstanden hat. Gleichzeitig gibt sie so der Patientin die Möglichkeit, noch weitere wichtige Punkte hinzuzufügen. Daneben sollte die Therapeutin immer zusammenfassen, wenn sie ins Stocken gerät oder im Moment nicht weiter weiß. Sie kann so kurze Leerlaufphasen sinnvoll überwinden.

Weiterhin sollte die Therapeutin der Patientin die Haltung vermitteln, daß auch während der Therapie weiterhin auftretende Angstanfälle keine Katastrophe sind, da sie Stoff zum Üben liefern. Gelegentlich ist es sogar sinnvoll, der Patientin zu sagen, daß für das Fortkommen der Therapie mehr Angstanfälle notwendig seien, da nur so die gelernten Fertigkeiten geübt werden könnten. "*Wir können nicht verlieren: Entweder verschwinden die Angstanfälle oder wir können eben die gelernten Fertigkeiten üben!*"

Schließlich sollte die Therapeutin auf eine ausreichende Verstärkung der Bemühungen und Fortschritte der Patientin achten. Sie sollte die Patientin in jedem Fall - egal, ob die Übungen erfolgreich oder weniger erfolgreich abgelaufen sind - loben. Falls Übungen nicht erfolgreich verlaufen sind, verstärkt die Therapeutin die Patientin dafür, daß sie versucht hat, die Übungen durchzuführen. Falls Übungen erfolgreich verlaufen sind, spricht die Therapeutin die erzielten Fortschritte an und lobt die Patientin. Häufig neigen die Patientinnen dazu, sich für Mißerfolge zu beschuldigen, aber Erfolge nicht angemessen anzuerkennen. So ist es nicht selten, daß Patientinnen vor einer Konfrontationsübung fest davon überzeugt sind, daß sie die bevorstehende Aufgabe nicht bewältigen werden. Ist dies dann doch der Fall, so heißt es "Ja, aber das können ja alle anderen sowieso, nur ich konnte es nicht!" oder "Das ist ja keine große Leistung". Ein solcher Mangel an Selbstverstärkung muß angesprochen und verändert werden. Die Therapeutin muß der Patientin erläutern, daβ sie Erfolge und Miβerfolge nicht mit unterschiedlichen Maβstäben messen soll, sondern Erfolge anerkennen und sich dafür loben soll. Meist kann den Patientinnen leicht vor Augen geführt werden, wie ungerecht sie sich behandeln, indem man sie fragt, was sie sich im Falle eines Miβerfolges gesagt hätten und diese oft sehr drastischen Äuβerungen mit dem spärlichen Lob bei Erfolgen kontrastiert.

Die Durchführung der Therapie kann durch eine Reihe von Materialien erleichtert werden. Dabei handelt es sich zunächst um graphische Veranschaulichungen von Konzepten, die für die Therapie von Bedeutung sind, etwa den Teufelskreis zwischen Symptomen und Angst, den Einfluβ von alltäglichen Belastungen und gröβeren Stressoren auf die Wahrscheinlichkeit von Angstanfällen und den Zeitverlauf der Erregung bei Angstanfällen. Diese Graphiken sind in den Anhängen 7-9 aufgeführt und werden in den zugehörigen Therapiesitzungen genauer besprochen. Weiterhin teilen wir den Patientinnen schriftliche Informationen aus. Darin sind die zu verschiedenen Zeitpunkten vermittelten Informationen noch einmal in möglichst allgemeinverständlicher Sprache aufgeführt. Diese schriftlichen Materialien sind in den Anhängen 10-14 abgedruckt.

Merkmale kompetenter Therapeutinnen bei der Behandlung von Angstanfällen

Die folgende Gegenüberstellung des Vorgehens kompetenter und inkompetenter Therapeutinnen bei der Behandlung von Angstanfällen soll noch einmal deutlich machen, wie die im Manual dargestellten Interventionen durchgeführt werden sollten. Die Darstellung basiert auf der Skala zur Einschätzung der Therapeutenkompetenz, die wir in dem Forschungsprojekt zur Therapie des Paniksyndroms am Fachbereich Psychologie der Philipps-Universität Marburg einsetzen. Die Skala ist eine Adaptation der von Beck (Philadelphia) und Clark (Oxford) verwendeten Methoden, die wir für unser Programm modifiziert haben.

Teil 1: Allgemeine therapeutische Fertigkeiten

Inkompetente Therapeutinnen	*Kompetente Therapeutinnen*
1. Rationale	
Die Therapeutin gebraucht Verfahren ohne angemessene oder explizite Rationale bzw. gibt ungenaue oder unklare Rationale.	Die Therapeutin gibt vollständige Rationale und führt die Patientin zu einem klaren Verständnis ihrer Situation.

Inkompetente Therapeutinnen	*Kompetente Therapeutinnen*
2. Tagesordnung	
Die Therapeutin legt keine Tagesordnung für die Sitzung fest bzw. die Tagesordnung ist ungenau oder unvollständig bzw. sie fragt nicht nach Punkten, die die Patientin besprechen möchte.	Die Therapeutin erarbeitet mit der Patientin eine angemessene Tagesordnung, die auf die speziellen Probleme im Verständnis oder der Kontrolle von Angstanfällen zugeschnitten ist und die angemessen für die zur Verfügung stehende Zeit und das Stadium der Therapie ist. Wenn nötig, setzt sie Prioritäten und folgt der Tagesordung.
3. Umgang mit Fragen	
Die Therapeutin geht nicht klar oder angemessen mit Fragen der Patientin um. Die Therapeutin schafft kein Klima, in dem es möglich ist, Fragen zu stellen.	Die Therapeutin ist empfänglich für Fragen der Patientin, versteht sie und geht klar und angemessen mit ihnen um. Die Therapeutin ermuntert die Patientin, Fragen zu stellen.
4. Klarheit der Kommunikation	
Die Therapeutin benutzt Jargon und stellt Informationen verworren oder zu technisch dar.	Die Therapeutin gibt Informationen in einer klaren und gut geordneten Art und Weise. Sie benutzt eine einfache Sprache. Sie wiederholt Informationen, wo es nötig ist.
5. Tempo und effizienter Zeitgebrauch	
Die Sitzungen wirken ziellos, da die Therapeutin die Therapiezeit nicht strukturiert, oder die Therapeutin ist unflexibel in der Handhabung der Struktur, bzw. schreitet zu langsam oder zu schnell voran.	Die Therapeutin nutzt die Zeit sehr effizient, indem sie nebensächliche und unproduktive Diskussionen taktvoll begrenzt und indem sie mit einem für die Patientin angemessenem Tempo in der Sitzung voranschreitet.
6. Zwischenmenschliche Fertigkeiten	
Die Therapeutin zeigt schlechte zwischenmenschliche Fertigkeiten. Sie wirkt feindselig, herabsetzend oder auf andere Weise destruktiv gegenüber der Patientin. Sie ist unnötigerweise ungeduldig, abschweifend und unernst oder vermittelt der Patientin weder Zuversicht noch Kompetenz.	Die Therapeutin wirkt interessiert und aufrichtig und zeigt menschliche Wärme. Sie vermittelt Zuversicht und Professionalität. Sie verstärkt die Patientin in angemessener Art und Weise.

Teil 2: Konzeption, Strategie und Technik

Inkompetente Therapeutinnen	*Kompetente Therapeutinnen*
7. Besprechen des Angsttagebuches	
Die Therapeutin sieht sich das Angst-Tagebuch nicht an oder kommentiert es in einer oberflächlichen und wenig hilfreichen Art. Sie geht nicht auf Schwierigkeiten beim Ausfüllen des Tagebuches ein.	Die Therapeutin spricht das Tagebuch durch, sie bemerkt eventuelle Zunahmen oder Abnahmen in der Häufigkeit von Angstanfällen, erfaßt die Erklärungen der Patientin für solche Veränderungen, verstärkt Fortschritte oder plant angemessene Handlungsweisen, um mit Rückschritten umzugehen. Sie fordert die Patientin ggf. auf, fehlende therapierelevante Informationen zu ergänzen.
8. Besprechen von früher gegebenen Hausaufgaben	
Die Therapeutin bespricht die Hausaufgaben nicht bzw. schlecht oder oberflächlich.	Die Therapeutin besprich die Hausaufgaben detailliert, erkennt eventuelle Probleme, stellt das Ergebnis der Hausaufgaben klar und arbeitet mit der Patientin daran, den Lernerfolg aus den Aufgaben zu maximieren.
9. Gebrauch von Rückmeldung und Zusammenfassungen	
Die Therapeutin fragt nicht nach Rückmeldung, um das Verständnis der Patientin von den bearbeiteten Inhalten festzustellen und gibt keine Zusammenfassungen.	Die Therapeutin ruft verbale und nonverbale Rückmeldung während der ganzen Sitzung hervor, sie überprüft die Rückmeldung bzw. modifiziert ihr Verhalten, falls angebracht. Zum Beispiel überprüft sie regelmäßig während der Sitzung das Verständnis der Patientin, sie bittet die Patientin am Ende der Sitzung, eine Zusammenfassung zu geben und ist behilflich, eventuelle Lücken in der Zusammenfassung aufzufüllen. Die Therapeutin selbst gibt an relevanten Punkten präzise und klare Zusammenfassungen.
10. Geleitetes Entdecken	
Die Therapeutin verwendet hauptsächlich Überredung oder "Vortragsstil". Sie scheint die Patientin ins Kreuzverhör zu nehmen, so daß sie die Patientin in die Defensive drängt, oder ihr ihren Standpunkt aufzuzwingen versucht.	Die Therapeutin verhilft der Patientin durch geleitetes Entdecken (nicht durch Debattieren) zu einer neuen Perspektive. Dabei läßt sie die Patientin beispielsweise Argumente überprüfen oder Alternativen betrachten. Sie benutzt Nachfragen, um angstanfallsbezogene Probleme zu explorieren und der Patientin zu helfen, ihre eigenen Schlußfolgerungen zu ziehen. Sie hält ein Gleichgewicht zwischen gekonntem Nachfragen und anderen Arten der Intervention.

Inkompetente Therapeutinnen	*Kompetente Therapeutinnen*
11. Fokussieren auf angstanfallsbezogene Kognitionen	
Die Therapeutin arbeitet Fehlinterpretationen von körperlichen Empfindungen nicht heraus, oder sie diskutiert ihre Rolle bei der Entstehung von Angstanfällen nicht, bzw. sie konzentriert sich nicht auf die spezifischen Fehlinterpretationen der Patientin.	Die Therapeutin erhebt und diskutiert spezifische Fehlinterpretationen von körperlichen Symptomen. Sie konzentriert sich auf die zentralen Fehlinterpretationen, etabliert ihre Rolle in der Entstehung von Angstanfällen und benutzt Überzeugungsratings, um Einstellungsveränderungen zu erfassen.
12. Auswahl und Anwendung von geeigneten Strategien zur Veränderung von Kognitionen und Kontrolle der körperlichen Empfindungen	
Die Therapeutin wählt keine bzw. nur vage definierte oder nicht auf den konkreten Einzelfall zugeschnittene Techniken zur Veränderung von Kognitionen oder Kontrolle über körperliche Empfindungen aus.	Die Therapeutin verfolgt eine konsistente und kohärente therapeutische Strategie, die die für den jeweiligen Einzelfall angemessenen Techniken zur Veränderung von Kognitionen und zur Kontrolle körperlicher Veränderungen beinhaltet. Diese Techniken beinhalten unter anderem, daß alternative Erklärungen für körperliche Empfindungen erkannt werden, daß Argumente für die katastrostrophalen Interpretationen der Patientin und Argumente für alternative Interpretationen durchgesprochen werden und daß Verhaltensexperimente geplant werden, um diese Interpretationen zu testen.
13. Hausaufgaben	
Die Therapeutin gibt keine oder irrelevante Hausaufgaben oder die Hausaufgaben knüpfen nicht hinreichend an Punkte an, die in der Sitzung behandelt werden, oder sie werden nicht klar erklärt.	Die Therapeutin gibt angemessene, realistische und praktisch bedeutsame Hausaufgaben, die klar erklärt werden und die die in der Sitzung behandelten Punkte ergänzen.

Überblick über den Ablauf des Therapieprogramms

Die folgende Abb. 14 gibt einen Überblick über den zeitlichen Ablauf des Therapieprogramms. Die dargestellte Abfolge der verschiedenen therapeutischen Maßnahmen entspricht den eingangs dargestellten theoretischen Grundlagen und hat sich praktisch bewährt. Das Schema soll die therapeutische Arbeit erleichtern. Es soll jedoch nicht dazu verführen, in allen Einzelfällen starr, eben "schematisch", daran festzuhalten. Zum einen sollten ja vor allem die in der letzten Spalte aufgeführten "weiteren Maßnahmen" nicht unbedingt bei allen Patientinnen angewandt werden. Zum anderen haben wir immer wieder Situationen erlebt, in denen es sinnvoll war, einzelne Maßnahmen vorzuziehen oder andere deutlich auszudehnen.

Sitzung	Informationen vermitteln	Konfrontation mit internen Auslösern (Angstanfälle)	Konfrontation mit externen Auslösern (Vermeidungsverhalten)	Spezielle kognitive Techniken	Weitere Maßnahmen
1	Angst, Teufelskreis				
2	Komponenten der Angst, Typen von Angstanfällen, Therapieüberblick				
3	Genesemodell, Angstverlauf				
4		Hyperventilationstest, ggf. weitere Provokationsverfahren		Identifizieren dysfunktionaler Kognitionen	
5				Korrigieren von Fehlinterpretationen, Analyse logischer Fehler	
6		Fokussierung der Aufmerksamkeit			
7		Assoziationspaare			Selbstinstruktionstraining
8				Entkatastrophisieren	
9	Konfrontationsrational	Hypothesen überprüfen	Konfrontationsübungen, Hypothesen überprüfen		
10		(eventuell weiter fortsetzen)			
11					Problemlösetraining
12					Training sozialer Fertigkeiten
13					Generalisierung
14	Rückschläge				Rückfallprävention
15	Zukünftiges Verhalten				

Abb. 14. Überblick über den zeitlichen Ablauf des Therapieprogramms.

Erste Sitzung

I. Sitzungsablauf

1. Kurze Einführung
2. Tagesordnung
3. Vermittlung des Therapierationals

Erster Schritt:	Allgemeine Befragung über die im Vordergrund stehenden Ängste
Zweiter Schritt:	Informationsvermittlung über die allgemeine Natur der Angst
Dritter Schritt:	Individuelle Angstmuster der Patientin
Vierter Schritt:	Vermittlung des Teufelskreises der Angst
Fünfter Schritt:	Vermittlung des Streβmodells
Sechster Schritt:	Ableitung des therapeutischen Rationals

4. Rückblick und Planung
5. Kurzbericht

II. Therapeutisches Vorgehen

1. Kurze Einführung

Im ersten Teil der Sitzung gibt die Therapeutin eine allgemeine Einführung in die Therapie. Folgende Punkte sollen dabei besprochen werden:
- Vereinbarung der einzelnen Sitzungstermine;
- Die Dauer der Sitzungen beträgt jeweils 50 Minuten;
- Alle Therapiesitzungen werden auf Kassette aufgenommen.

2. Tagesordnung

Die Therapeutin gibt einen Überblick über die Punkte, die sie in dieser Sitzung besprechen möchte. Sie fragt die Patientin, ob es bestimmte Themen gibt, über die die Patientin sprechen möchte. Die Therapeutin entscheidet dann, ob die gewünschte Thematik in dieser Sitzung besprochen wird oder besser in eine der späteren Sitzungen paßt. Falls sie die Thematik erst in einer späteren Sitzung besprechen möchte, macht sie sich eine Notiz davon. Die Therapeutin achtet darauf, daß nur solche Punkte auf die Tagesordnung kommen, die für die Behandlung der Angst relevant sind. Bei allgemeinen Problemen der Patientin weist die Therapeutin darauf hin, daß für eine erfolgreiche Behandlung der Ängste zunächst wichtig ist, stringent und fokussiert an den Angstanfällen zu arbeiten. Generell sollten die Punkte der Patientin, die auf die Tagesordnung gesetzt werden, konkret formuliert sein.

Ich möchte Ihnen jetzt einen Überblick über den Ablauf der heutigen Sitzung geben. Ich werde Sie zunächst über Ihre wichtigsten Ängste befragen. Wir werden uns dann anhand einiger Situationen, in denen Sie Angst erfahren haben, genauer anschauen, was in diesen Situationen konkret passiert: wie Sie sich verhalten, was Sie empfinden, was Sie denken. Gleichzeitig werde ich Ihnen ausführlich Informationen über die Angst geben: was Angst allgemein ist, wie Angst entsteht und aus welchen Komponenten Angst besteht. Zum Schluß werde ich Ihnen kurz schildern, was wir hier in den weiteren Sitzungen zur Bewältigung Ihrer Ängste machen werden. Gibt es daneben noch andere Punkte, die Sie heute gerne besprechen möchten?

3. Vermittlung des Therapierationals

Nach einer ersten Einschätzung der Probleme gibt die Therapeutin allgemeine Informationen zur Angst, die sich an den Beschwerden der Patientin orientieren. Die Therapeutin exploriert die Symptome der Patientin während eines typischen Angstanfalls und entwickelt aus diesen Informationen den Teufelskreis der Angst. Folgende Vorgehensweise soll hierbei angewendet werden:

Erster Schritt:
Allgemeine Befragung über die im Vordergrund stehenden Ängste

Hier soll die Therapeutin einen ersten Überblick über die momentanen Ängste der Patientin gewinnen. Sie geht noch nicht auf Einzelheiten der Angst ein.

Zunächst beginnt die Therapeutin mit einer allgemeinen Befragung über die im Vordergrund stehenden Ängste. Hierzu greift sie u.a. auch auf das Angst-Tagebuch (Anhang 3) zurück, das die Patientin seit dem diagnostischen Interview führt. Sie betont hierbei, daß das Tagebuch für den weiteren Verlauf der Therapie sehr wichtig ist und die Eintragungen im Angst-Tagebuch das Arbeitsmaterial für die Therapiesitzungen darstellen. Die Patientin soll darauf achten, jedes Mal sofort im Anschluß an einen Angstanfall die Eintragungen im Tagebuch zu machen. Gegebenenfalls gibt die Therapeutin der Patientin Empfehlungen für das korrekte Ausfüllen der Tagebücher. In den weiteren Sitzungen besprechen Patientin und Therapeutin immer zu Beginn der Sitzungen die Eintragungen im Tagebuch.

Zweiter Schritt: Informationsvermittlung über die allgemeine Natur der Angst

An dieser Stelle soll nur ein Einblick in das allgemeine Erscheinungsbild der Angst gegeben werden. Eine detaillierte Darstellung der einzelnen Komponenten der Angst soll erst später in Sitzung 2 erfolgen.

Die Therapeutin erklärt der Patientin, daß sie sie über Angst informieren will: was ist Angst, wie entsteht Angst. Der folgende Text gibt ein Beispiel, wie der Patientin diese Informationen vermittelt werden können:

Angst ist ein normales Gefühl, das jeder Mensch kennt und wahrnimmt. Sie ist ein Teil der Erfahrung, Mensch zu sein und nicht grundsätzlich ein schlechtes Gefühl. Angst ist eine biologisch sinnvolle Reaktion mit einem hohen Überlebenswert. Sie kann ein wichtiges Signal für bedrohliche Situationen sein und ist das Ergebnis von vielen tausend Jahren Evolutionsgeschichte. Dabei hat sich Angst als eine notwendige körperliche Reaktion auf tatsächliche Bedrohung entwickelt. Die physiologischen Reaktionen wie erhöhter Herzschlag, stärkere Durchblutung der Skelettmuskulatur etc. haben eine Alarmfunktion und dienen dazu, den Körper auf eine Handlung vorzubereiten - Kampf oder Flucht. Ein gewisses Maß an Angst insbesondere in unbekannten Situationen ist auch heute noch angemessen und kann sogar die Aufmerksamkeit erhöhen und somit eine bessere Anpassung an die Situation ermöglichen (Bsp.: Bewerbungsgespräch, Prüfung, Autofahren). *Bei manchen Menschen kann allerdings die Angst sehr häufig oder sehr intensiv auftreten, so daß sie belastend und quälend wird und sie in ihrem Leben einschränkt. Das Alarmsystem Angst ist hier also sehr empfindlich geworden und kann nun schon bei kleinsten, ungefährlichen Veränderungen in der Umwelt oder auch im Körper ausgelöst werden. In solchen Fällen ist es notwendig, professionelle Hilfe aufzusuchen. Unsere Behandlung wird Ihnen helfen, Ihre Ängste zu verstehen und die Häufigkeit und die Intensität der Angst abzubauen. Außerdem sollen Sie ganz allgemein lernen, besser mit Ängsten und auch mit alltäglichem Streß umzugehen.*

Dritter Schritt: Individuelle Angstmuster der Patientin

Zur Erarbeitung der individuellen Angstmuster der Patientin greift die Therapeutin auf die Eintragungen im Angst-Tagebuch (Anhang 3) zurück. Im weiteren Gespräch sollen die individuellen Angstmuster besprochen und Situationen, in denen leicht Angstanfälle auftreten, herausgearbeitet werden. Dies erfordert eine sorgfältige Befragung und einen gewissen Grad an Beharrlichkeit. Ein Teil der Patientinnen kann leicht angstauslösende Faktoren identifizieren, während andere Patientinnen dabei Schwierigkeiten haben. Sie empfinden, daß ihre Angst fast jederzeit auftreten kann und daß es anscheinend keine Beziehung zwischen Situationsfaktoren, Stressoren, körperlichen Symptomen oder Gedanken und dem Auftreten von Angst gibt. Die Therapeutin betont die Rolle internaler Reize bei der Auslösung von Angst. Die internalen Reize können körperliche Empfindungen oder Symptome, negative verbale Kognitionen oder Katastrophen-Vorstellungsbilder sein. Für die Therapie ist es sehr wichtig, die individuellen internalen

Auslöser der Patientin zu identifizieren. Folgende Punkte sollen herausgearbeitet werden:

1) detaillierte Beschreibung eines Angstanfalls, der noch nicht lange zurückliegt bzw. der besonders markant war:
   a) Situation
   b) Körperreaktionen
   c) Kognitionen
   d) Verhalten
2) Auflistung der Situationen, in denen die Angstanfälle häufig auftreten bzw. besonders schwer sind
3) Vermeidung (Situationen und Aktivitäten, aktiv und passiv)
4) Modulatoren (Dinge, die Angstanfälle leichter oder schwerer machen)
5) Einstellungen und Verhalten anderer Personen
6) eigene Erklärungsversuche der Patientin für die Angstanfälle
7) Beginn und Verlauf

● Hinweis: Falls das "Diagnostische Interview für Psychische Störungen" (DIPS, Margraf et al. in Vorbereitung; deutsche Übersetzung des ADIS-R, DiNardo & Barlow, 1988) durchgeführt wurde, können daraus erste Informationen zu den Punkten 2, 3, 4 und 7 entnommen werden.

Im weiteren Verlauf werden die speziellen Angstsymptome der Patientin erfragt und aus diesen Informationen der Teufelskreis der Angst entwickelt. Die Therapeutin richtet die Befragung immer wieder nach dem Teufelskreis der Angst aus. Das heißt, sie erfragt hier sehr detailliert Symptome und Bedingungen, die den Aufschaukelungsprozeß der Angst demonstrieren. Für die Exploration des Teufelskreises sollte die Therapeutin viel Zeit verwenden und sorgfältig die einzelnen Entwicklungsstufen erfragen. Zum Aufschaukelungsprozeß der Angst tragen physiologische Symptome, negative Gefühle und Gedanken bei, die in einer Veränderung des Verhaltens resultieren. Folgende Symptome werden von der Patientin typischerweise genannt:
<u>Physiologische Symptome:</u> Gefühle von Angespanntheit, Nervosität, starker oder unregelmäßiger Puls, Herzklopfen, -pochen, -rasen, Atembeschwerden, häufiges oder übertriebenes Schwitzen, Flattern im Bauch, Schwindel, Benommenheit, Zittern, Kribbeln in Extremitäten, Übelkeit etc.;
<u>Kognitive Symptome:</u> Furcht vor einer unmittelbar drohenden körperlichen/geistigen Katastrophe, vor allem Angst vor schwerer Erkrankung, Angst "verrückt zu werden", Angst vor Kontrollverlust, Derealisationen, Depersonalisationen, Konzentrationsstörungen etc.;
<u>Verhaltensmäßige Symptome:</u> Aufmerksamkeitslenkung auf den Körper, hilfesuchendes Verhalten (Telefongroschen, Medikamente mitnehmen), Leistungsstörungen, Konzentrationsschwierigkeiten, Vermeidungs- und Fluchtverhalten.

Vorgehensweise zur Entwicklung des Teufelskreises:

1) Patientin und Therapeutin entscheiden sich für eine möglichst typische Situation, in der ein Angstanfall aufgetreten ist. Am besten eignen sich erst kurz zurückliegende Ereignisse.
2) Die Therapeutin beginnt damit, nach den körperlichen Symptomen, die die Patientin wahrgenommen hat, zu fragen. Die Fragen der Therapeutin haben das Ziel, den Verlauf der Symptome während eines Angstanfalls zu erfassen (Welche Symptome traten zu Anfang des Angstanfalls auf, und welche Symptome kamen im weiteren Verlauf eventuell noch dazu? Wie variierte die Stärke der Symptome im Verlauf des Angstanfalls?).

   - *An welchen körperlichen Symptomen erkennen Sie, daß Sie Angst haben?*
   - *Verändern sich die körperlichen Symptome im Verlauf eines Angstanfalls?*
   - *Sind die körperlichen Symptome während des Angstanfalls immer gleich stark, oder variieren sie in ihrer Stärke?*

   Die komplette Beschreibung der körperlichen Symptome kann erreicht werden, indem die Therapeutin spezielle Symptome erfragt oder der Patientin eine Liste von Symptomen vorgibt (z.B. Symptomliste aus dem DSM-III-R).
3) Nachdem die Therapeutin alle körperlichen Symptome der Patientin exploriert hat, erfragt sie die Gedanken und Vorstellungsbilder der Patientin während eines Angstanfalls.

   - *Was ging Ihnen <u>während</u> des Angstanfalls durch den Kopf?*

   Wichtig ist hierbei, daß die Fragen der Therapeutin
   - genügend unbestimmt formuliert sind, um sowohl verbale Gedanken als auch Vorstellungsbilder zu erfragen und
   - sich auf den Zeitpunkt während des Angstanfalls beziehen und nicht auf die Zeit davor oder gar jetzt.

   Oft machen die Patientinnen unspezifische Aussagen wie die folgenden: "Ich habe Angst davor, daß das Herzklopfen (der Schwindel) wieder beginnt." "Ich mache mir Sorgen, daß ich wieder einen Angstanfall bekommen werde." "Ich dachte nur, bloß raus hier!" "Mein Gott, was geschieht mit mir?"
   In diesen Fällen muß sorgfältig nach den spezifischen katastrophisierenden Gedanken und Vorstellungsbildern der Patientin gefragt werden. Bei Angstanfällen werden diese Gedanken in der Regel durch die Fehlinterpretation innerer Reize ausgelöst und beziehen sich auf eine unmittelbar bevorstehende körperliche oder psychische Katastrophe. Die Therapeutin sollte also folgendermaßen nachfragen:

   - *Was dachten Sie (stellten Sie sich vor), was passieren könnte?*
   - *Was sagten Sie zu sich über die Situation?*
   - *Was befürchteten Sie, hätte schlimmstenfalls passieren können, wenn Sie nicht aus der Situation hätten fliehen können?*

- *Was befürchteten Sie, hätte schlimmstenfalls passieren können, wenn Ihre Angst noch weiter angehalten hätte?*
- *Als diese Symptome am schlimmsten waren, was dachten Sie, könnten diese bedeuten?*

Auch hier achtet die Therapeutin darauf, die Veränderungen der Gedanken und Vorstellungsbilder der Patientin im Verlauf eines Angstanfalls zu erfassen (z.B. von anfänglichen Mißinterpretationen von körperlichen Symptomen zu immer stärkeren katastrophisierenden Gedanken und Vorstellungsbildern).

4) Nach der Identifizierung von Kognitionen bzw. Vorstellungsbildern und körperlichen Symptomen erarbeitet die Therapeutin die Verbindung von spezifischen Symptomen mit konkreten Kognitionen. Folgende Verbindungen werden häufig genannt:

Körperliche Symptome	*Gedanken/Interpretationen*
Palpitationen Herzrasen Brustschmerzen Schwitzen Atembeschwerden	Ich bekomme einen Herzinfarkt.
Schwindel Schwächegefühle Benommenheit Visuelle Symptome Zittern, Blässe	Ich werde in Ohnmacht fallen. Ich habe einen Hirntumor. Ich bekomme einen Schlaganfall.
Atemnot Würgegefühl Kloß im Hals	Ich ersticke. Ich höre auf zu atmen und sterbe.
Kribbeln in Extremitäten	Ich werde gelähmt, bin schwer krank.
Derealisations- und Depersonalisationsgefühle Rasende Gedanken Konzentrationsstörungen	Ich verliere die Kontrolle über mich. Ich werde verrückt. Ich muß ins Irrenhaus.
Allgemein intensive Angstsymptome	Diese Angst bringt mich um.

Folgende Typen von Fragen bieten sich bei der Erarbeitung der Verbindung von körperlichen Symptomen mit bestimmten Gedanken an:

- *Wenn Sie bemerken, daß Ihr Herz anfängt schneller zu schlagen* (oder anderes Symptom nennen*), was geht Ihnen dann durch den Kopf?*
- *Wenn Sie denken "Ich falle gleich in Ohnmacht", welche körperlichen Symptome empfinden Sie dann?*
- *Wenn Sie dies denken, wie fühlen Sie sich dann?*
- *Was geschieht, wenn Sie ängstlich sind?*
- *Wie reagieren Sie auf diese Symptome?*

Nachdem die Therapeutin die Verbindungen von körperlichen Symptomen mit bestimmten Gedanken bzw. Vorstellungsbildern exploriert hat, arbeitet sie heraus, daß die Gedanken und Vorstellungsbilder Interpretationen der körperlichen Symptome sind.

5) Als letzten Schritt exploriert die Therapeutin noch einmal genau die Auslösebedingungen, die den Teufelskreis der Angst in dem zuvor explorierten Beispiel in Gang gesetzt haben. Hierzu läßt sie sich von der Patientin noch einmal detailliert die Situation, in der der Angstanfall aufgetreten ist, beschreiben. Mögliche Auslöser können sein:
   - Streßsituationen
   - körperliche Anstrengungen
   - intensives Grübeln
   - situationale Bedingungen (z.B. Hitze)

   (vgl. auch Sitzung 3, S. 94)

Vierter Schritt:
Vermittlung des Teufelskreises der Angst

Die Therapeutin muß bei der Vermittlung des Teufelskreises auf eine einfache Darstellung achten und das Erklärungsschema spezifisch auf Symptome und Verhalten der Patientin zuschneiden. Sie faßt nun die in der Exploration (dritter Schritt) gewonnen Informationen zusammen und leitet für die Patientin anhand des explorierten Beispiels den Teufelskreis der Angst ab. Sie stellt den Teufelskreis der Patientin graphisch dar und trägt die speziellen Symptome und Gedanken der Patientin in die Graphik ein. (Die Therapeutin benutzt hierzu die Graphik aus Anhang 7; Abb.15.)

● Hinweis: Bei den folgenden teilweise langen Ausführungen in den Schritten vier und fünf sollte die Therapeutin auf eine gute Interaktion mit der Patientin achten. Das heißt Zwischenfragen zulassen, Blickkontakt halten, Rückfragen stellen und nach anderen, eigenen Beispielen der Patientin fragen. Die weiteren Ausführungen sollen also die Therapeutin nicht dazu verleiten, einen längeren Monolog zu halten. Stattdessen bemüht sich die Therapeutin trotzt der Fülle der Informationen, die sie vermitteln soll, ein Gespräch mit Fragen und Antworten zu entwickeln. Am günstigsten ist es, wenn dieses Gespräch für die Patientin den Charakter eines "geleiteten Entdeckens" hat.

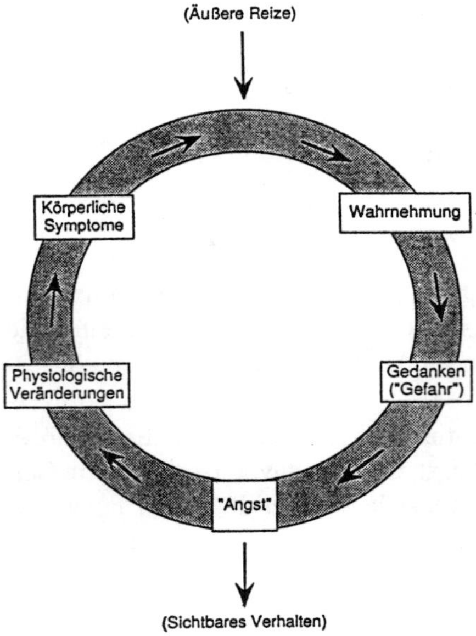

Abb. 15. Der Teufelskreis bei Angstanfällen.

Das folgende Beispiel dient nur zur Veranschaulichung, wie der Teufelskreis an die Patientin vermittelt werden kann.

Die eben besprochenen Komponenten der Angst stehen nun zeitweise miteinander in Verbindung. Dies möchte ich Ihnen an der vorliegenden Graphik, die den Teufelskreis der Angst darstellt, deutlich machen.

Sie sehen hier einen Kreis dargestellt mit folgenden Komponenten: Wahrnehmung, Gedanken (Kognitionen), körperliche Veränderungen (physiologische Veränderungen), körperliche Symptome. Der Teufelskreis kann nun an jeder Stelle in Gang gesetzt werden. Meist beginnt er nur mit einer Komponente. Ich möchte Ihnen den Teufelskreis anhand des eben besprochenen Angstanfalls erklären.

Stellen Sie sich vor, Sie bemerken plötzlich, wie Ihr Herz schneller zu schlagen beginnt. Sie haben das Gefühl, Sie können nicht mehr richtig atmen. Sie haben keine Erklärung für diese Symptome, werden ängstlich und stellen sich vor, wie Sie nach Luft schnappen müssen. Gleichzeitig denken Sie, Sie fallen jeden Moment in Ohnmacht. Sie nehmen hier also körperliche Symptome wahr und bewerten Sie als gefährlich, als Warnung vor etwas Schrecklichem, das bald geschehen könnte. Diese Vorstellung erzeugt Angst.

Durch die Angst werden in Ihrem Körper weitere körperliche Veränderungen ausgelöst (z.B. Adrenalinausschüttung), und die körperlichen Symptome werden noch intensiver. Ihnen wird jetzt sehr schwindlig und heiß, Sie fangen an zu schwitzen und haben das Gefühl zu schwanken. Ihre Gedanken fangen an zu rasen, und Sie fühlen sich völlig verwirrt. Sie denken: "Ich verliere den Verstand und werde vollständig die Kontrolle verlieren." Ihr Herz schlägt noch schneller, und Sie spüren Schmerzen in der Brust. Sie nehmen wiederum die jetzt stärker gewordenen Symptome wahr und bewerten Sie erst recht als gefährlich, da sie ja wirklich stärker geworden sind und Sie somit Ihre Befürchtung einer drohenden Gefahr bestätigt sehen. Das Ganze schaukelt sich also auf. Sie denken jetzt: "Ich werde einen Herzanfall bekommen." Sie werden noch ängstlicher. Sie denken: "Dieses Gefühl wird nie wieder weggehen, und niemand wird mir helfen können. Ich habe Angst zu sterben." Sie würden gerne irgendwohin laufen, wo Sie sich sicher fühlen, aber Sie wissen nicht wohin. Sie rufen jetzt Ihren Arzt an und bitten ihn um Hilfe. Sie spüren sofort, daß nach dem Telefongespräch Ihre Angst langsam nachläßt. Bis der Arzt bei Ihnen ist, ist Ihre Angst fast verschwunden.

Der eben dargestellte Teufelskreis macht deutlich, daß körperliche Symptome häufig stärker werden, wenn man besonders auf sie achtet. Da Sie keine Erklärung für Ihre Symptome haben, interpretieren Sie sie als gefährlich, und Sie werden ängstlich. Weil Sie ängstlich sind, bekommen Sie noch mehr Angst. Je ängstlicher Sie werden, desto stärker werden die Symptome und umgekehrt. Manche Personen, die einmal starke Angst erfahren haben, werden sehr empfindlich gegenüber körperlichen Veränderungen. Sie nehmen sehr schnell körperliche Veränderungen wahr, sie achten verstärkt auf diese Symptome, bewerten sie als besonders gefährlich und setzen so den Teufelskreis in Gang.

Ich hatte Ihnen ja zu Anfang erläutert, daß der Teufelskreis der Angst an verschiedenen Punkten ausgelöst werden kann, also auch an der Gedanken-Komponente. Auch hierzu möchte ich Ihnen ein Beispiel geben. (Es wird hier wieder ein bekanntes Beispiel der Patientin herangezogen.) *Sie lesen in der Zeitung, daß jemand in Ihrem Alter an einem Herzinfarkt gestorben ist. Sie denken: "Ich könnte auch an einem Herzinfarkt sterben. Viele solcher Herzattacken wird mein Herz nicht mehr aushalten können." Durch diese Gedanken beginnt Ihr Herz, schneller zu schlagen. Sie bemerken, daß Ihr Herz schneller schlägt und denken natürlich sofort: "Oh Gott, beginnt jetzt wieder das Herzrasen?". Dadurch werden Sie ängstlich und achten vermehrt auf Ihr Herzklopfen. Wie ich Ihnen vorhin bereits erläutert habe, wird durch diese Reaktion Ihr Herz wirklich anfangen, noch schneller zu schlagen und der Teufelskreis damit wieder in Gang gesetzt. In beiden Beispielen, die ich Ihnen dargestellt habe, wird ein Aufschaukelungsprozeß in Gang gesetzt, der dann auch dazu führt, daß Sie Ihr Verhalten verändern. Sie werden z.B. eine Tablette nehmen, oder Sie werden sogar die Situation ganz schnell verlassen.*

Noch einmal zusammenfassend kann der Teufelskreis also an jeder Stelle in Gang gesetzt werden: Er kann sowohl durch Gedanken an Gefahr als auch durch die Wahrnehmung körperlicher Veränderungen ausgelöst werden. Entscheidend ist dabei, daß diese inneren Reize (wie körperliche Veränderungen) als Gefahrensignale bewertet und somit stärker werden. Erst dadurch kommt der Aufschaukelungsprozeß so richtig in Gang. Als Konsequenz dieses Aufschaukelungsprozesses wird dann auch Ihr Verhalten beeinflußt. Angstanfälle entstehen also als eine Reaktion auf die Wahrnehmung und Bewertung innerer Reize. Obwohl diese Reaktion zunächst meist verständlich und weitgehend natürlich ist, geht sie bei manchen Menschen zu weit, da sie auf falschen Bewertungen beruht. Ihre Angstreaktion auf die von Ihnen als gefährlich interpretierten Reize ist also ganz natürlich, aber Ihre Bewertungen von Reizen, für die Sie zunächst keine Erklärung haben, als gefährlich, ist in diesem Fall falsch. Erscheint Ihnen das plausibel, oder haben Sie dazu noch irgendwelche Fragen?

Es ist wichtig, daß die Therapeutin die Patientin ermuntert, alle Zweifel und Fragen zu äußern und somit eine Auseinandersetzung mit dem Modell hervorzurufen. Folgende Einwände und Zweifel können typischerweise von der Patientin genannt werden:

- "Manchmal bekomme ich einen Angstanfall, wenn ich versuche, mich zu entspannen."
  Angstanfälle, die durch Entspannung induziert werden, sind ein häufiges Phänomen. Die Therapeutin arbeitet in diesem Fall heraus, (a) was im Körper der Patientin, (b) was mit der Aufmerksamkeit der Patientin gegenüber ihrem Körper geschieht und (c) (nur bei Patientinnen, die das Gefühl haben, sie müßten sich ständig um Kontrolle über ihren Körper bemühen) wie stark die Patientin das Gefühl hat, Kontrolle über ihren Körper zu haben, während sie sich entspannt.
  Bei dem Erlernen von Entspannung kommt es häufig vor, daß zu Beginn eine Spannung in den Muskeln ausgelöst wird. Dies produziert ungewöhnliche und unangenehme Körpersensationen, die katastrophisiert werden. Während der Entspannungsübungen, bei denen die Aufmerksamkeit auf den Körper gelenkt wird, können solche Empfindungen leichter bemerkt werden. Es kann aber auch sein, daß allein durch die Aufmerksamkeitslenkung auf den Körper Körperempfindungen wahrgenommen werden, die vorher auch schon da waren.
  Eine andere Erklärung für die Induktion eines Angstanfalls durch Entspannung ist folgende: Wenn die Patientin beginnt, sich zu entspannen, werden Körperempfindungen ausgelöst, die das Gefühl von Kontrollverlust auslösen können. Auch diese Empfindungen werden von der Patientin mißinterpretiert, indem sie denkt, daß sie verrückt wird oder die Kontrolle über ihr Verhalten verliert. Die Angst, die durch solche Gedanken ausgelöst wird, verstärkt die Gedanken, und der Teufelskreis wird wieder in Gang gesetzt.
- "Ich fühle mich schon morgens schlecht, bevor irgendetwas passiert ist, was mir Streß oder Angst machen könnte."
  Wann hatten Sie zuvor das letzte Mal etwas gegessen? Da am frühen Morgen der Abstand zur letzten Mahlzeit sehr groß sein kann, ist es möglich, daß der Blutzuckerspiegel der Patientin stark abgesunken ist. Ein erniedrigter Blutzuckerspiegel trägt dazu bei, daß schon kleine Veränderungen in der Atmung körperliche Symptome produzieren.

Fünfter Schritt:
Vermittlung des Streßmodells

Ergänzend zu dem Teufelskreis wird an dieser Stelle das Streßmodell eingeführt. Anhand dieses Modells wird der Patientin die Verbindung zwischen Streß und Teufelskreis erklärt. Streß - in unterschiedlicher Ausprägung - wird in diesem Modell als Auslösebedingung für den Teufelskreis dargestellt.

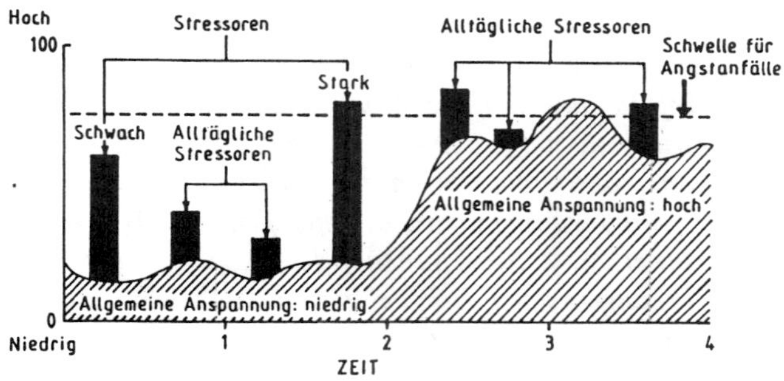

Abb. 16. Das Streßmodell zur Auslösung von Angstanfällen.

Sie haben nun gesehen, wie durch bedrohliche Gedanken oder durch besondere Beachtung von körperlichen Symptomen der Teufelskreis der Angst in Gang gesetzt wird. Ich möchte Ihnen jetzt die Verbindung zwischen allgemeiner Anspannung bzw. Streß und dem Teufelskreis erläutern (Die Therapeutin benutzt hierzu die Graphik aus Anhang 8; Abb.16.)*:*

Streß spielt eine ganz wichtige Rolle bei der Auslösung des Teufelskreises und ist eine Art Rahmenbedingung für den Teufelskreis. Wir wollen uns hierzu folgende Graphik anschauen: Sie sehen hier eine Kurve, die das allgemeine Anspannungsniveau zeigt. Die meisten Menschen sind ständig mehr oder weniger angespannt. Etwas mehr angespannt sind Sie z.B., wenn Sie auf einen wichtigen Telefonanruf warten.

Hier sehen Sie eine durchgezogene Linie, die die Schwelle für die Auslösung von Angstanfällen darstellt. Manchmal ist die allgemeine Anspannung hoch, d.h. sie liegt kurz unter der Schwelle, bei der ein Angstanfall ausgelöst wird. Sie kann aber auch niedrig sein, also weit unter der Schwelle zur Auslösung eines Angstanfalls liegen. Es gibt nun Tage oder auch länger anhaltende Phasen, an denen Sie angespannter sind, weil Sie z.B. viel Arbeit zu bewältigen haben oder weil in Ihrem Leben eine einschneidende Veränderung stattgefunden hat, an die Sie sich erst gewöhnen müssen (z.B. die Geburt eines Kindes). In solchen Phasen, in denen Sie also ein allgemein hohes Anspannungsniveau haben, kann nun schon eine alltägliche Streßsituation, wie beispielsweise, daß Sie vergessen haben, die Herdplatte abzustellen und Ihnen das Essen angebrannt ist, zu einem Auslöser für einen Angstanfall werden. Viele Angstpatientinnen erleben ihren ersten Angstanfall in einer solchen Streßsituation.

Es kann aber auch sein, daß Ihr allgemeines Anspannungsniveau niedrig ist und Sie einem starken Stressor, z.B. dem Tod eines nahestehenden Menschen, ausgesetzt sind und so die Schwelle für einen Angstanfall überschreiten. Es gibt viele Kombinationen von allgemeiner Anspannung und Stressoren, die zu einem Angstanfall führen können.

Wenn man mehrmals einen Angstanfall hatte, entwickelt man eine anhaltende Sorge davor, so etwas könnte wieder geschehen. Dies erhöht das allgemeine Anspannungsniveau. Auch andere Folgeprobleme von Angstanfällen können zu einer solchen Steigerung des allgemeinen Anspannungsniveaus führen. Sie können z.B. wegen Ihrer Angstanfälle in Ihrer Leistungsfähigkeit eingeschränkt werden. Vielleicht können Sie aufgrund Ihrer Angstanfälle nicht mehr so gut vor anderen Menschen reden. Dies ist aber ein wichtiger Teil Ihrer Arbeit. Sie versuchen, diese Situationen so oft wie möglich zu vermeiden, fühlen sich aber ständig unter dem Druck, den Anforderungen Ihrer Arbeit nicht nachkommen zu können. Infolgedessen steigt natürlich Ihr allgemeines Anspannungsniveau. Es können nun schon schwache Stressoren und Belastungen zur Auslösung eines Angstanfalls führen.

Streß kann nun in diesem Teufelskreis sowohl an den Gedanken als auch an körperlichen Symptomen oder auch an beidem ansetzen. Ich möchte Ihnen dazu ein allgemeines Beispiel geben (falls ein entsprechendes Beispiel der Patientin bekannt ist, sollte dies hier aufgegriffen werden): *Eine alleinstehende Mutter hat zwei Kinder und arbeitet als Sekretärin ganztags in einem Unternehmen. Sie fühlt sich durch ihre Arbeit und die Versorgung ihrer beiden kleinen Kinder schon seit längerer Zeit unter starker Anspannung. Zusätzlich kommt als plötzlich einsetzender mittlerer Stressor eine Blinddarmentzündung ihres fünfjährigen Sohnes hinzu. Ihr Sohn soll sofort im Krankenhaus operiert werden. Um ihren Sohn pflegen zu können, müßte sie sich von ihrer Arbeit Urlaub nehmen. Sie beginnt daraufhin zu denken: Oh Gott, ich kann unmöglich jetzt Urlaub beantragen, im Büro sind zur Zeit so viele Schreibarbeiten zu erledigen. Ich kann das alles unmöglich schaffen. Daraufhin spürt sie, wie ihr Herz schneller zu schlagen beginnt und ihr plötzlich schwindlig wird. Die Mutter bekommt daraufhin einen ersten Angstanfall.*

Sie können aus diesem Beispiel ersehen, daß Ihr allgemeines Anspannungsniveau und das Vorhandensein von Stressoren einen ganz entscheidenden Einfluß auf die Entstehung eines Angstanfalls hat. Häufig sind diese Stressoren nicht so offensichtlich wie in unserem Beispiel. Doch bei genauerem Betrachten der Situation oder der vorausgegangenen Ereignisse lassen sich meistens auch noch nachträglich Auslöser für den Angstanfall finden. Wir werden darauf in der nächsten Sitzung genauer eingehen.

Sechster Schritt: Ableitung des therapeutischen Rationals

Wie Sie jetzt gesehen haben, spielen bei der Entwicklung Ihrer Angst Streß, Ihre Gedanken und die Wahrnehmung von körperlichen Symptomen, für die Sie keine Erklärung haben, eine bedeutende Rolle. Sowohl Streß als auch Ihre Gedanken bringen den Teufelskreis in Gang, indem sie ganz erheblich dazu beitragen, daß körperliche Symptome intensiver werden und damit auch Ihre Angst stärker wird. Ihre Angstreaktionen auf die von Ihnen als gefährlich interpretierten Reize sind dabei ganz natürlich, aber daß Sie die wahrgenommenen Reize als gefährlich bewerten, ist oft falsch. Sie haben gelernt, körperliche Veränderungen, für die Sie keine Erklärung haben, als gefährlich zu bewerten. Wir wollen diesen Bewertungsprozeß in der Therapie unterbrechen und einen neuen Lernprozeß in Gang setzen. Dies geschieht auf drei Wegen: (a) indem wir Ihre angstverstärkenden Gedanken hier besprechen und analysieren, (b) indem wir Ihre angstverstärkenden Gedanken bzw. Befürchtungen in Verhaltensexperimenten überprüfen und korrigieren und (c) indem Sie wiederholt Ihre gefürchteten Symptome erfahren und so ein Gewöhnungsprozeß stattfinden wird, der zu einer Angstverminderung führt. Die meisten Verfahren werden Ihnen verständlicher werden, wenn Sie erst einmal mit Ihnen begonnen haben. Wir werden in der nächsten Sitzung darauf genauer eingehen.

Gute Prognose bei motivierter Mitarbeit
Für den Erfolg dieser Therapie ist eine regelmäßige Mitarbeit unbedingt erforderlich. Bis Sie sich allgemein besser fühlen werden, benötigen Sie eine gewisse Zeit. Sie werden in der nächsten Zeit Ihre Aufmerksamkeit besonders auf Ihre Anspannung, Ihre körperlichen Empfindungen und Ihre Gedanken während des Tages richten. Sie werden sich dadurch noch mehr mit Ihrer Angst beschäftigen und zunächst eventuell angespannter und nervöser werden. Es wird eine Weile dauern, bis Sie lernen, mit Ihrer Angst und Streß umzugehen. Wenn Sie beginnen, belastende Faktoren oder Warnzeichen Ihrer Angst frühzeitig wahrzunehmen, können Sie die in der Therapie erworbenen Fähigkeiten als aktive Strategie einsetzen.

Therapie ist wissenschaftlich fundiert und überprüft
Die Behandlung, die Sie hier erfahren, wurde schon an vielen Menschen mit ähnlichen Problemen erfolgreich durchgeführt. Sie ist wissenschaftlich überprüft und unterliegt auch einer ständigen Erfolgskontrolle. Eine genaue und ausführliche diagnostische Untersuchung vor Beginn der Therapie, ist deshalb zur Erfolgskontrolle unbedingt erforderlich. Wenn Sie in der Therapie aktiv mitarbeiten, haben Sie eine sehr gute Chance, Ihre Ängste zu bewältigen.

4. Rückblick und Planung

1) Die Therapeutin faßt kurz die wichtigsten Punkte der Sitzung zusammen.
2) Die Patientin wird gebeten, über folgende Punkte Rückmeldung zu geben:
   - Was hat die Patientin in dieser Sitzung gelernt?
   - Was fand die Patientin nützlich/hilfreich?
   - Hat die Patientin noch irgendwelche Fragen?
3) Kassette mitgeben
   Die Patientin bekommt die Kassette mit der Aufnahme der Sitzung und die Instruktion, diese Kassette noch einmal anzuhören. Falls ihr dabei Fragen kommen, soll sie diese notieren und bei der nächsten Sitzung stellen.
4) Nächster Sitzungstermin und Austeilen neuer Protokollbögen
   Die Therapeutin gibt der Patientin neue Angst- und Aktivitäts-Tagebücher für die kommende Woche mit.

5. Kurzbericht

1) Die Therapeutin beschreibt kurz den momentanen Zustand und die Erwartungen der Patientin für den Therapieerfolg.
2) Kurze Beschreibung, wie die Patientin auf das dargebotene Material reagierte, und eine Einschätzung der Therapeutin, wie gut die Patientin die Informationen und das Rational des Teufelskreises verstanden hat.

Zweite Sitzung

I. Sitzungsablauf

1. Besprechen des Tagebuches
2. Tagesordnung
3. Wiederholung des Teufelskreises der Angst und Verfestigung des Therapierationals
4. Vermittlung des Drei-Komponenten-Modells der Angst
5. Die vier Arten von Angstanfällen
6. Überblick und Beschreibung des Therapieprogrammes
   6.1. Die individuelle Lebensgeschichte wird in Bezug zur Angstentwicklung gesetzt
   6.2. Techniken zur besseren Bewältigung von Angst sollen gelernt werden
7. Rückblick und Planung
8. Kurzbericht

II. Therapeutisches Vorgehen

1. Besprechung des Tagebuches

Anhand des Tagebuches bespricht die Therapeutin mit der Patientin die seit der letzten Sitzung aufgetretenen Probleme und Schwierigkeiten. Es sollen an dieser Stelle nur überblicksartig die Problembereiche angesprochen und darauf verwiesen werden, daβ zu einem späteren Zeitpunkt genauer darauf eingegangen wird. Die Therapeutin weist hier gegebenenfalls die Patientin darauf hin, die Tagebucheintragungen immer sofort im Anschluβ an einen Angstanfall zu machen. Auch im weiteren Verlauf der Therapie achtet die Therapeutin darauf, daβ die Patientin diesen Punkt beachtet.

2. Tagesordnung

(vgl. Sitzung 1, S. 67f)

3. Wiederholung des Teufelskreises der Angst und Verfestigung des Therapierationals

Die Therapeutin überprüft mit Hilfe eines Rollenspiels, ob die Patientin den Aufschaukelungsprozeß der Angst verstanden hat. Die Patientin kann z.B. in diesem Rollenspiel ein Gespräch mit einer Freundin führen: Die Freundin besucht die Patientin in ihrer Wohnung. Die Patientin berichtet, daß sie ihre erste Therapiesitzung gerade hinter sich habe. Die Freundin fragt interessiert nach, was in der Therapie denn eigentlich passiere. Die Patientin erzählt daraufhin, was sie bisher über Angst gelernt hat. Die Therapeutin übernimmt die Rolle der Freundin und stellt immer wieder Zwischenfragen, die das Wissen der Patientin über den Teufelskreis der Angst überprüfen sollen.

Außerdem kann das Wissen der Patientin über den Teufelskreis der Angst anhand aufgetretener Angstanfälle oder belastender Erfahrungen seit der letzten Sitzung überprüft und gefestigt werden. Für den Erfolg der Therapie ist es ganz entscheidend, daß die Patientin das Erklärungsschema plausibel findet und auf ihre eigenen Ängste anwenden kann. Deshalb ist darauf zu achten, das Erklärungsmodell immer wieder an Angstbeispielen der Patientin zu veranschaulichen. Die Therapeutin soll für diesen Punkt viel Zeit verwenden, so daß sie sicher gehen kann, daß die Patientin das Rational der Therapie verstanden hat und anwenden kann. Der folgende Text veranschaulicht eine Möglichkeit der Durchführung dieses Schrittes:

Ich möchte gerne noch einmal mit Ihnen auf die letzte Sitzung zu sprechen kommen. Wir hatten uns anhand des Teufelskreises der Angst den Aufschaukelungsprozeß während eines Angstanfalls genauer angeschaut. Wie war das bei Ihrem letzten Angstanfall, konnten Sie da auch einen Aufschaukelungsprozeß, wie wir ihn hier besprochen haben, feststellen? Wie war die Reihenfolge der Ereignisse während des Angstanfalls, was bemerkten Sie zuerst, was dann? Welche Gedanken gingen Ihnen dabei durch den Kopf?

4. Vermittlung des Drei-Komponenten-Modells der Angst

Die Therapeutin beschreibt der Patientin detailliert die Symptome der Angst, um zu verhindern, daß sich die Patientin wegen dieser Symptome übermäßig sorgt, bzw. um klar zu machen, daß die Beschwerden Ausdruck der Angstproblematik sind.

Wir hatten in der letzten Sitzung anhand des Teufelskreises gesehen, daß bei der Entwicklung und dem Verlauf eines Angstanfalls drei Komponenten mitwirken. Ich möchte darauf nun noch etwas mehr eingehen. Auch wissenschaftliche Untersuchungen zeigen, daß Angst ein Gefühl ist, das aus einer Kombination von drei Komponenten besteht: einer körperlichen Komponente, einer Gedanken-Komponente und einer Verhaltens-Komponente. Manche Menschen nehmen mehr die körperliche

Komponente der Angst wahr, während andere Menschen mehr die Gedanken- oder Verhaltens-Komponente wahrnehmen. Obwohl die Bedeutung der einzelnen Komponenten also von Mensch zu Mensch verschieden ist, sind alle drei Komponenten wichtig bei der Entstehung und dem Fortbestehen von Ängsten. Deswegen muß in der Therapie an allen drei Aspekten der Angst gearbeitet werden.

Die Therapeutin sollte dann die drei Aspekte der Angst einzeln nacheinander genauer erklären.

1) Die physiologische Komponente:
Angst beinhaltet das Ansteigen der physiologischen Erregung des autonomen Nervensystems. Das autonome Nervensystem ist der Teil des Nervensystems, der viele körperliche Prozesse oder körperliche Aktivitäten kontrolliert, die verhältnismäßig wenig unter bewußten Einflüßen stehen. Daher der Name "autonomes" Nervensystem. Dazu gehören auch die Funktionen von inneren Organen, wie z.B. das Herzkreislaufsystem, die Atmung und das Magen-Darm-System. Wenn ein Mensch intensive Angst erlebt, verstärken sich manche Körperprozesse automatisch. Zum Beispiel nimmt der Blutfluß in Hände, Arme und Knie ab, während der Blutfluß zum Kopf, zum Herz und der Skelettmuskulatur zunimmt. Das Herz schlägt meist schneller, während die Verdauung langsamer wird. Das bedeutet, daß Angst nicht irgendetwas ist, was nur im Kopf einer Person geschieht, sondern daß sie deutliche körperliche Veränderungen beinhaltet. Viele dieser körperlichen Veränderungen treten auch während einer Sportübung, Aufregung, sexueller Erregung etc. auf. Die Erregung ist mit einer Vielzahl von Empfindungen, Gefühlen oder Symptomen verbunden, die man als beängstigend und quälend empfinden kann. Diese Empfindungen beinhalten bekannte Symptome wie schnelleren oder stärkeren Herzschlag, Schwindel, Kribbeln der Finger oder der Glieder, schweres Atmen, Gefühl von Schwäche und viele andere Symptome. Diese sind alle Ausdruck der körperlichen Komponente der Angst. Natürlich können sie sehr unangenehm und quälend sein. Doch sind sie nur Empfindungen und nicht gefährlich. Angst bedeutet also Verstärkung oder Übertreibung normaler körperlicher Prozesse. Jeder empfindet zeitweise körperliche Veränderungen oder einzelne Angstsymptome, allerdings reagieren die Menschen unterschiedlich darauf. Manche Menschen suchen regelrecht solche Empfindungen (z.B. Achterbahn fahren, sehr spannende oder Horror-Filme anschauen). Wie schon vorher gesagt, nehmen manche Menschen diese Empfindungen häufiger oder intensiver wahr. Wenn sie diese Empfindungen als gefährlich bewerten, kann dies dazu führen, daß sie häufiger ängstlich werden. Es ist also wichtig zu wissen, daß Angst normale Körperreaktionen beinhaltet. Die Häufigkeit und Intensität von Angst kann durch sorgfältige Therapiemaßnahmen, die in unserem Behandlungsprogramm enthalten sind, reduziert werden. Wir werden diese Behandlungsmöglichkeiten etwas später genauer besprechen. Haben Sie hierzu noch Fragen?

2) Die Gedanken-Komponente:
Den zweiten Aspekt der Angst nennen wir die Gedanken-Komponente. Sie betrifft unsere Gedanken, Überzeugungen, Erwartungen und ähnliches. Menschen werden in starkem Maße von ihrer Art über Dinge zu denken, ihren Bewertungen, Interpre-

tationen und Erwartungen etc. beeinflußt. Unser Denken beeinflußt also unsere Stimmung, Gefühle und Verhalten. Man kann häufig bemerken, daß unsere Stimmung geprägt ist von Dingen, die um uns passieren, unseren Erlebnissen, Situationen, die wir erfahren etc. Indem wir diese Erfahrungen bewerten, beeinflussen sie auch unsere Stimmung.

Beispiel 1: *Stellen Sie sich vor, Sie machen einen langen Spaziergang und wandern dabei einen steilen Berg hoch. Es ist sehr anstrengend, den Berg hochzugehen und Sie bemerken, daß Ihr Herz schneller zu schlagen beginnt. Obwohl Ihr Herz schneller schlägt, sind Sie nicht beunruhigt, da Sie denken, daß Ihr schnellerer Herzschlag durch die Anstrengung begründet ist. Der gleiche schnellere Herzschlag kann Sie aber in anderen Situationen sehr leicht beunruhigen. Wenn Sie beispielsweise zu Hause auf dem Sofa sitzen, und Sie bemerken, daß Ihr Herz schneller zu schlagen beginnt, werden Sie vielleicht besorgt darauf reagieren und ängstlich werden. Sie bewerten in diesem Moment Ihren schnelleren Herzschlag als bedrohlich. Obwohl Sie in beiden Situationen das gleiche Symptom bemerken, bewerten Sie es ganz unterschiedlich.*

Beispiel 2: *Ein Freund sagt zu Ihnen: "Du hast ja nicht alle Tassen im Schrank." Sie werden diese Äußerung wahrscheinlich als beleidigend empfinden und ärgerlich auf den Freund reagieren. Mit etwas mehr Hintergrundwissen könnte Ihre Reaktion aber ganz anders sein. Wenn Sie beispielsweise wüßten, daß der Freund gerade Streit mit seiner Frau hatte, und daß diese Äußerung somit mehr seiner Frau gilt als Ihnen. Sie werden dann wahrscheinlich keinen Anlaß mehr sehen, beleidigt oder verletzt zu sein, oder das Gefühl haben, sich von ihm abwenden zu müssen.*

In ähnlicher Form etikettieren Menschen ihre Erlebnisse fast immer. Manchmal allerdings sind die Interpretationen von Situationen und Erlebnissen von Personen nicht richtig oder sogar unbrauchbar, da sie Angst auslösen. Unsere Interpretationen können somit eine Anzahl von Problemen verursachen.

Sie haben nun gesehen, daß wir in vielen Situationen Bewertungen und Interpretationen anstellen, über das, was wir gerade erleben. Wir führen teilweise sogar regelrechte "Selbstgespräche", die unsere Erwartung und unser Verhalten beeinflussen. Oder uns schießen blitzartige Gedanken durch den Kopf, die wir kaum wahrnehmen, die aber auch unsere Erwartungen und unser Verhalten beeinflussen. Diese "Gedankenblitze", Interpretationen bzw. "Selbstgespräche" können uns sowohl eine gute Stimmung als auch eine schlechte Stimmung vermitteln und unser Verhalten beeinflussen. Manche dieser "Selbstgespräche", z.B. "Ich schaff' das nicht und werde es auch nie schaffen", behindern uns bei der erfolgreichen Bewältigung von Situationen oder Anforderungen. Andere dagegen, z.B. "Ich schaff' das schon, andere können das auch", können uns helfen, Situationen oder Anforderungen besser zu bewältigen. Ein großer Teil des Therapieprogrammes beschäftigt sich mit diesen negativen Gedanken, Interpretationen und "Selbstgesprächen". Sie werden verschiedene Arten lernen, gedanklich mit Angst umzugehen. Haben Sie hierzu noch Fragen?

3) Die Verhaltens-Komponente:
Der dritte wichtige Aspekt der Angst ist die Verhaltens-Komponente. Mit Verhalten meinen wir hier all' das, was wir tun und machen und was für andere sichtbar ist. Gedanken und innere Vorstellungsbilder gehören demnach nicht dazu. Zum Beispiel ist mein Verhalten im Moment, daß ich mit Ihnen hier sitze und rede.

Angst kann nun das Verhalten einer Person auf verschiedene Art und Weise beeinträchtigen. Bei der ersten Art von Beeinträchtigungen sind zumeist Verhaltensweisen davon betroffen, die Konzentration oder Geschicklichkeit erfordern, z.B. lesen, eine schwierige Arbeit ausführen oder auch vor anderen Menschen reden. Durch die zu starke Angst können diese Leistungen nur unter größter Anstrengung erbracht werden oder müssen sogar kurzzeitig unterbrochen werden.

Bei der zweiten Art der Verhaltensbeeinträchtigung sprechen wir von "hilfesuchendem Verhalten". Damit ist gemeint, daß Sie Situationen nur dann ohne bzw. mit geringer Angst überstehen können, wenn Sie bestimmte "Rettungsfaktoren" immer bereit halten. Ein häufiges Beispiel für "Rettungsfaktoren" ist das ständige Mittragen der Telefonnummer des Hausarztes oder von "Medikamenten für den Notfall" in der Tasche.

Die dritte Art der Verhaltensbeeinträchtigung ist die Vermeidung oder auch das Flüchten aus angstauslösenden Situationen. Manche Personen lernen Situationen oder Plätze zu vermeiden, an denen sie Angst erlebt haben, oder von denen sie denken, daß sie Angst erleben würden. Andere Leute wiederum verlassen die Situationen, in denen sie Angst bekommen, sie laufen weg. Dies wird Vermeidungsverhalten oder Fluchtverhalten genannt. Im allgemeinen haben Personen mit dem Paniksyndrom keine extremen Probleme mit Vermeidung oder Flucht. Sie versuchen weiterhin, möglichst alle Orte aufzusuchen und die möglicherweise aufkommende Angst auszuhalten, statt zu vermeiden oder zu flüchten. Dies ist eine gute Methode und ich möchte Ihnen raten, weiterhin angstbesetzte Plätze so oft wie möglich aufzusuchen. Wenn Sie Probleme mit Vermeidungs- und Fluchtverhalten haben, möchte ich Sie bitten, mir dies mitzuteilen und wir können dann entscheiden, ob wir an diesem Problem arbeiten möchten.

Ein häufiges Problem von Personen mit Ihren Beschwerden ist, daß sie oft eine "Zuschauer-Rolle" in Situationen einnehmen, in denen sie Angst erleben. Sie sind dann so mit ihrer Angst oder ihren negativen Gedanken beschäftigt, daß ihre Aufmerksamkeit von den momentanen Anforderungen abgelenkt wird. Dies kann zu einer Unfähigkeit führen, die Situation zu bewältigen. Zum Beispiel kann eine Person so von dem Eindruck, den sie in einer sozialen Situation macht, eingenommen sein, daß sie Teile des aktuellen Gesprächs nicht wahrnimmt.

Personen mit Angststörungen berichten häufiger über Leistungsstörungen infolge ihrer Angst. Die therapeutischen Strategien, die Sie hier lernen, sollen Ihnen helfen, Ihre Angst zu reduzieren und besser mit der aufgetretenen Angst umzugehen. Dadurch helfen Ihnen diese Strategien, das Ausmaß Ihrer Verhaltens- und Leistungsbeeinträchtigung infolge Ihrer Angst zu erniedrigen. Ich möchte noch einmal kurz zusammenfassen, was wir nun besprochen haben. Es gibt drei Haupt-Komponenten der Angst:

1. *Die physiologische Erregung, die mit verschiedenen körperlichen Empfindungen oder Symptomen verbunden ist.*
2. *Die Gedanken-Komponente, die unsere Selbstgespräche bzw. unsere Bewertungen, Interpretationen, Erwartungen und Vorstellungen betrifft.*
3. *Das beobachtbare Verhalten, wie beispielsweise "hilfesuchendes Verhalten", Vermeidungs- oder Fluchtverhalten, das oft die Qualität der Leistung, der Geschicklichkeit in der Situation beeinflußt.*

Diese drei Komponenten hängen zwar im allgemeinen zusammen, müssen aber nicht immer gleichzeitig oder gleich stark auftreten. Können Sie diese drei Komponenten der Angst nachvollziehen und auch auf Ihre Angstanfälle anwenden?

5. Die vier Arten von Angstanfällen

Eine weitere Frage, mit der wir uns beschäftigen wollen, ist "Wo kommen die Empfindungen her, die den Teufelskreis der Angst starten?". Hier müssen wir die verschiedenen Arten von Angstanfällen getrennt betrachten. Grundsätzlich können wir zwei verschiedene Typen von Angstanfällen unterscheiden, die sich wiederum in jeweils zwei Untertypen aufspalten lassen, wobei nicht jeder Patient alle Arten erlebt. Zunächst einmal gibt es Angstanfälle, die auf eine Phase erhöhter Angst folgen, und solche, die ohne vorhergehende Angst ganz plötzlich auftreten. Besprechen wir den ersten Fall.

Es gibt prinzipiell zwei Ursachen für Phasen von erhöhter Angst: Eine Ursache kann sein, daß Sie erwarten, einen Angstanfall zu erleben, weil Sie vorher schon einmal einen Angstanfall erfahren haben (Bsp.: Sie haben gelernt, daß Sie in Kaufhäusern oder beim Autofahren Angstanfälle haben können. Sobald Sie in eine solche Situation kommen, erhöht sich Ihre Angst, weil Sie nun befürchten, einen Angstanfall zu bekommen). Die erhöhte Angst kann aber auch durch Probleme oder Sorgen über andere Dinge ausgelöst worden sein (Bsp.: Prüfung, Besuch des Chefs, Vortrag, finanzielle Probleme, Krankheiten, familiäre Sorgen). In beiden Fällen macht die erhöhte Angst das Auftreten eines vollen Angstanfalls wahrscheinlicher, da Sie näher an die Schwelle für Angstanfälle herankommen (vgl. Streßmodell erste Sitzung S. 76ff). *Darüber hatten wir ja schon in der letzten Stunde gesprochen. So werden z.B. durch Hormonausschüttungen (Adrenalin) infolge von Streß körperliche Empfindungen hervorgerufen, die den Teufelskreis auslösen können. Gleichzeitig neigt man unter Angst dazu, die Umwelt oder den eigenen Körper nach Anzeichen von Gefahr abzusuchen. Man nimmt körperliche Veränderungen noch eher wahr und kommt daher umso leichter in den Teufelskreis hinein.*

Der zweite Typ von Angstanfällen betrifft Angstanfälle, die nicht auf eine Phase erhöhter Angst folgen. Viele Patientinnen erleben diese Anfälle als besonders bedrohlich, da sie hier noch weniger eine Ursache für ihre Empfindungen sehen. Auch hier müssen wir wieder zwei Unterarten unterscheiden, nämlich solche Angstanfälle, die tagsüber auftreten, und solche, die Sie aus dem Schlaf reißen. Haben Sie Anfälle, die Sie aus dem Schlaf reißen? (Wenn nein, dann müssen wir hierauf nicht weiter eingehen.)

Die Ursache für unerwartete Angstanfälle, also solche Anfälle, die nicht durch vorherige Ängste ausgelöst werden, liegt in dem Teufelskreis zwischen inneren Reizen, ihrer Wahrnehmung und ihrer Bewertung bzw. Verknüpfung mit Gefahr. Die inneren Reize sind meist körperliche Empfindungen, können aber auch Gedanken oder Vorstellungen sein (z.B. Herzklopfen, Atemnot, "ich bin krank, werde verrückt"). Es gibt eine Vielzahl von Ursachen für solche inneren Reize. (Sofern körperliche Auslöser vorwiegen, sollte am besten nur noch von diesen gesprochen werden.) *Zum einen handelt es sich oft um ganz normale körperliche Vorgänge, die die meisten Menschen üblicherweise gar nicht bemerken. Wir wissen aus unserer Forschung, daß viele Patientinnen mit Angstanfällen solche Vorgänge besser wahrnehmen können als andere Menschen. Es ist also oft so, daß gar nicht mehr oder besondere Veränderungen auftreten, sondern daß sie nur besser wahrgenommen werden. Weiterhin gibt es viele harmlose Dinge, die solche Symptome wie Herzklopfen, Atemnot etc. auslösen können. Dazu gehören z.B. körperliche Belastung, falsches Atmen oder falsche Ernährung, aber auch Gefühle wie Ärger, Wut oder Freude. So gibt es etwa Patientinnen, die ihre Anfälle immer dann bekommen, wenn sie sich besonders gefreut oder geärgert haben, da diese Gefühle starkes Herzklopfen hervorrufen können. Das Herzklopfen wird während der ursprünglichen Situation (z.B. Streit) noch nicht so gut wahrgenommen, da man zu sehr abgelenkt ist. Wenn die Ablenkung weg ist, wird es aber eher bemerkt und kann dann den Teufelskreis auslösen, zumal die Betroffenen ja nun nicht mehr in der Situation sind, die das Herzklopfen erklären könnte.*

Für Angstanfälle im Schlaf gilt genau das gleiche Prinzip. Auch hier wirkt der Teufelskreis, da das Gehirn auch während des Schlafs arbeitet (z.B. 1. Mutter wacht auf, wenn ihr Kind schreit, nicht von anderen Geräuschen 2. Soldaten wachen von feindlichen Gewehren auf, nicht von eigenen*). Gerade während des Schlafs gibt es besondere Phasen, in denen starke körperliche Veränderungen auftreten. Diese körperlichen Veränderungen werden auch während des Schlafs von Ihnen interpretiert, in diesem Fall als gefährlich. Im weiteren Verlauf der Therapie werden wir mögliche Auslöser für den Teufelskreis bei Ihnen noch genauer überprüfen. Haben Sie Fragen zu den vier Typen von Angstanfällen?*

6. Überblick und Beschreibung des Therapieprogrammes

Nach den bisherigen Ausführungen zur kognitiven Angsttheorie muß für die Patientin klargestellt sein, daß die Bewertung von ungewöhnlichen körperlichen Empfindungen als gefährlich die Basis für die Entstehung von Angstanfällen ist. Restliche Fragen sollen behandelt werden, um eventuell vorhandene Zweifel auszuräumen. Wie immer sollten die Patientinnen ermutigt werden, evtl. vorhandene Zweifel auszudrücken. Der folgende Text gibt ein Beispiel, wie der Patientin das Therapieprogramm erklärt und beschrieben werden kann:

6.1 Die individuelle Lebensgeschichte wird in Bezug zur Angstentwicklung gesetzt

Dieser Punkt ist wichtig, da er die Grundlage für die Wirksamkeit und Akzeptanz der therapeutischen Maßnahmen legt. Auf dieser Grundlage aufbauend lassen sich im weiteren Verlauf der Therapie die Interventionen logisch ableiten.

Ich möchte nun auf die Besonderheiten des Therapieprogrammes zu sprechen kommen. Die Symptome, die Sie empfinden (hier kann ein Überblick über die Symptome gegeben werden)*, haben alle eine Beziehung zu Ihrem Denken. Jeder Mensch ist verschieden und reagiert unterschiedlich auf verschiedene Ereignisse. Aber sich ängstlich fühlende Menschen reagieren auf viele ihrer Probleme in ähnlicher Weise. Als Ergebnis ihrer früheren Erfahrungen mit Menschen und mit Situationen haben sie gelernt, auf eine besondere Art zu reagieren. Auf die Entwicklung Ihres Verhaltens, in bestimmten Situationen bzw. auf bestimmte körperliche Veränderungen mit Angst zu reagieren, möchte ich in der nächsten Sitzung näher eingehen. Dabei wollen wir gemeinsam versuchen, Ihre Angst besser zu verstehen, und damit die Basis für eine bessere Bewältigung legen.*

6.2 Techniken zur besseren Bewältigung von Angst sollen gelernt werden

Das weitere Therapieprogramm besteht aus Techniken und Strategien, die Ihnen ermöglichen, Ihre Reaktionen auf angstauslösende Reize und auf allgemeinen Streß zu verändern. Grob unterteilt sich das Therapieprogramm in drei Phasen:

- *eine Phase, in der die Probleme systematisch beobachtet werden (Beobachtungsphase),*
- *eine Phase, in der Sie lernen, Techniken zur Veränderung Ihrer angstverstärkenden Gedanken anzuwenden (Veränderungsphase),*
- *eine Phase, in der Sie das Gelernte verfestigen sollen und lernen, mit Rückschlägen umzugehen (Stabilisierungsphase).*

Ich erläutere Ihnen jetzt genauer, was in diesen drei Phasen jeweils geschehen soll. Wie wir besprochen haben, hängt Angst von Ihren Gedanken, Interpretationen oder dem, was Sie sich in der Angstsituation sagen, ab.

In der ***Beobachtungsphase*** *sollen Sie zunächst lernen, Ihre "Gedankenblitze", d.h. z.B. Bewertungen von Situationen oder "Selbstgespräche", aufzuspüren und bewußt zu machen. Wichtig ist hierbei, möglichst frühzeitig Ihre meist automatisch ablaufenden Gedankengänge wahrzunehmen. Zu diesem Zweck sollen Sie Ihre "Gedankenblitze", Bewertungen und Interpretationen von Situationen in Ihrem Tagebuch eintragen.*

Daran anschließend, in der ***Veränderungsphase****, lernen Sie Techniken und Übungen zur Veränderung Ihrer Angstreaktion kennen. Zunächst werden Sie lernen, Ihre negativen Selbstgespräche, Ihre Interpretationen und Ihre Annahmen während eines Angstanfalls zu hinterfragen und kritisch zu beurteilen. Sie werden einschätzen lernen, inwieweit Ihre Gedanken und Befürchtungen realistisch oder eher unrealistisch sind, z.B. ob Sie wirklich Grund zu der Annahme haben, "verrückt zu wer-*

den" oder "gleich zu sterben". Ich werde Ihnen dieses Vorgehen anhand von Beispielen aus Ihren Eintragungen in den Angst-Tagebüchern zeigen. Die Überprüfung Ihrer Gedanken und Bewertungen wird durch Verhaltensexperimente unterstützt werden. Verhaltensexperimente sind kleine Übungen wie z.B. fünf Minuten auf der Stelle laufen. Während und nach dem Experiment beobachten Sie, was in Ihrem Körper geschieht. Sie überprüfen im Experiment, ob Ihre Erwartungen, die Sie vor der Übung hatten, eintreten werden oder nicht. Wir werden gemeinsam nach alternativen Erklärungen für Ihre körperlichen Empfindungen forschen, die realistische Bewertungen und keine Katastrophen-Gedanken darstellen. Neben der Veränderung Ihrer Katastrophen-Gedanken ist es auch wichtig, Ihre automatisch ablaufende "Überreaktion" auf körperliche Symptome abzubauen. Diesen Abbau können Sie erreichen, indem Sie durch bestimmte Übungen die angsterzeugenden Symptome häufig erfahren. Je häufiger Sie diese Symptome erfahren, desto mehr werden Sie sich an die Symptome gewöhnen und Ihre Angst davor immer schwächer werden. Wenn Sie diese Techniken beherrschen und die Übungen häufig wiederholen, werden Sie auch außerhalb der Therapie in angstauslösenden Situationen in der Lage sein, Ihre Angst zu bewältigen.

*In der **Stabilisierungsphase** werden Sie die hier gelernten Strategien und Techniken weiter anwenden. Wir werden dann vor allem auf Rückschläge und Schwierigkeiten bei der Anwendung der gelernten Techniken achten und vorsorgende Maßnahmen entwickeln, die Ihnen später helfen, nach der Therapie mit neu auftretenden Problemen umzugehen. Sie sollen anschließend in der Lage sein, allein mit Rückschlägen und Schwierigkeiten umzugehen.*

Die erfolgreiche Kontrolle Ihrer Angst ist eine gelernte Fertigkeit, ähnlich, wie das Erlernen einer Fremdsprache. Um sie wirklich gut zu können, muß man regelmäßig üben. Auch in diesem Programm zur Bewältigung Ihrer Angst ist ein intensives Arbeiten und Üben unbedingt erforderlich. Die regelmäßige Mitarbeit und das regelmäßige Üben der hier gelernten Techniken und Strategien sind entscheidend dafür, wie erfolgreich Sie nach dem Programm Ihre Angst bewältigen können. Am erfolgreichsten werden Sie sein, wenn Sie sich jeden Tag Zeit nehmen, das hier Gelernte umzusetzen und zu üben. Wir werden in jeder Sitzung genau besprechen, was Sie zu Hause üben müssen.

7. Rückblick und Planung

1) Die Therapeutin faßt kurz die wichtigsten Punkte der Sitzung zusammen.
2) Die Therapeutin fordert die Patientin auf, Rückmeldung zu geben (vgl. Sitzung 1, S. 79).
3) Informationsblatt und Kassette mitgeben

   Die Therapeutin gibt der Patientin die "Informationen zu den Ursachen von Angst und Angstanfällen" (Anhang 11) mit und weist die Patientin darauf hin, das Blatt mehrmals sorgfältig zu lesen, bis sie mit dem Inhalt vertraut ist. Außerdem bekommt die Patientin die Kassette mit der Aufnahme der Sitzung und die Instruktion, diese Kassette noch einmal anzuhören. Falls ihr dabei Fragen kommen, soll sie diese notieren und bei der nächsten Sitzung stellen.

4) Austeilen neuer Angst- und Aktivitätstagebücher.

8. Kurzbericht

1) Die Therapeutin beschreibt kurz den momentanen Zustand und die Erwartungen der Patientin für den Therapieerfolg.
2) Kurze Beschreibung, wie die Patientin auf das dargebotene Material reagierte, und eine Einschätzung der Therapeutin, wie gut die Patientin die Informationen verstanden hat.

Dritte Sitzung

I. Sitzungsablauf

1. Besprechen des Tagebuches
2. Tagesordnung
3. Wiederholung des psychophysiologischen Modells der Angst
4. Erarbeitung eines Genesemodells
   - Erster Schritt: Befragung über Situation und Symptomatik des ersten Angstanfalls
   - Zweiter Schritt: Auslöse-Faktoren explorieren
   - Dritter Schritt: Prädispositionen explorieren
   - Vierter Schritt: Aufrechterhaltende Faktoren explorieren
5. Angstverlauf und Einsatz von Bewältigungsstrategien
   - Erster Schritt: Die Patientin schildert den Verlauf eines typischen Angstanfalls
   - Zweiter Schritt: Herausarbeiten des Angstanstiegs und der Reihenfolge der Ereignisse
   - Dritter Schritt: In der Phase des Angstanstiegs sollen Bewältigungsstrategien eingesetzt werden
6. Rückblick und Planung
7. Kurzbericht

II. Therapeutisches Vorgehen

1. Besprechen des Tagebuches

Bei dem Besprechen des Tagebuches stehen die Probleme/Schwierigkeiten, die während der Tagebuchführung aufgetreten sind, im Vordergrund. Es sollen Lösungsmöglichkeiten für die aufgetretenen Probleme gemeinsam erarbeitet werden.

2. Tagesordnung

(vgl. Sitzung 1, S. 67f)

3. Wiederholung des psychophysiologischen Modells der Angst

Anhand der seit der letzten Sitzung aufgetretenen Angstanfälle kann das vorliegende Wissen der Patientin über das psychophysiologische Modell der Angst nochmals überprüft und gefestigt werden. Der Erfolg der Therapie hängt ganz entscheidend davon ab, inwieweit die Patientin das Erklärungsschema plausibel findet und auf ihre eigenen Ängste anwenden kann. Deshalb ist darauf zu achten, daβ das Erklärungsmodell immer wieder an Angstbeispielen der Patientin veranschaulicht wird und evtl. auftretende Zweifel angesprochen und ausgeräumt werden.

Ich möchte gerne noch einmal mit Ihnen auf die letzte Sitzung zu sprechen kommen. Wir hatten über die drei Komponenten der Angst gesprochen. Wie war das bei Ihrem letzten Angstanfall, wie haben sich da die von uns besprochenen Komponenten der Angst geäußert? Konnten Sie auch einen Aufschaukelungsprozeß, wie wir ihn hier besprochen haben, feststellen?

4. Erarbeitung des Genesemodells

Ziel dieses therapeutischen Schrittes ist es, gemeinsam mit der Patientin ein individuelles und plausibles Erklärungsmodell der Angstentwicklung zu erarbeiten. Das Erklärungsmodell trägt entscheidend zur Akzeptanz und Wirksamkeit der therapeutischen Interventionen bei. Die späteren Behandlungsmaβnahmen sollten sich aus dem Modell ableiten lassen. Anhand zweier prototypischer Beispiele soll an dieser Stelle für die Therapeutinnen das Zusammenspiel verschiedener Risikofaktoren veranschaulicht werden.

Beispiel 1: Eine ca. 40 Jahre alte Kassiererin hatte bei dem Besuch eines Restaurants einen ersten Angstanfall. Ihr Mann, mit dem sie gemeinsam das Restaurant aufgesucht hatte, verständigte einen Krankenwagen. Die Patientin wurde im Krankenhaus diagnostisch untersucht und als gesund befunden. In der nachfolgenden Zeit entwickelte die Patientin sehr starke, plötzlich auftretende Ängste. Bei einer genaueren Befragung der Patientin ergab sich, daß sie an dem Tag ihres ersten Angstanfalles sehr viel gearbeitet hatte und zusätzlich auch erkältet gewesen war. Die Patientin war also in einem geschwächten Zustand. Weiterhin zeigte sich, daß die Patientin eine eher sozial ängstliche Person war, die große Menschenmengen scheute und ungern im Mittelpunkt stand. Bei der Exploration über die Kindheit berichtete die Patientin von einer ihr nahestehenden Tante, die an Herzbeschwerden litt, welche nicht genauer spezifiziert werden konnten. Die Tante suchte häufig den Arzt auf, beachtete jede körperliche Veränderung, vor allem jedes Herzstolpern, und war ständig darum besorgt, sich nicht zu überanstrengen und sich zu schonen.

Der Angstanfall und der anschließende Transport in das Krankenhaus, der sehr viel Aufsehen erregte, verunsicherten die Patientin sehr. Die Diagnose "ohne Befund" verstärkte noch zusätzlich ihre Unsicherheit, da ihr somit keine Erklärung für den Angstanfall gegeben werden konnte. Ihr Vertrauen in die eigene Fähigkeit, weitere ähnliche Situationen zu bewältigen, war gesunken und hinterließ eine bleibende Erinnnerung. Sie war jetzt in der ständigen Erwartung, daß das Gleiche in Zukunft wieder passieren könnte. Sie entwickelte eine sehr lebendige, visuelle Vorstellung über einen weiteren Angstanfall. Diese Vorstellung war so stark, daß sie sie physiologisch und emotional wie eine reale Situation erlebte. Die Furcht vor der Konfrontation mit der angstauslösenden Situation führte zu einem ständig erhöhten Erregungsniveau der Patientin.

Aus den in der Exploration erhaltenen Informationen lassen sich mehrere "begünstigende" Faktoren identifizieren, die die Auslösung des ersten Angstanfalls erklären können.
Prädisponierende Faktoren:
- die allgemein höhere Ängstlichkeit der Patientin (evtl. genetische Disposition und Modellernen)
- die durch die Tante vermittelte Einstellung, daß man seinen Körper immer unter Kontrolle haben muß und auf jede körperliche Veränderung achten muß (Modellernen)

Streßfaktoren: die Erschöpfung und Erkältung der Patientin
Situationsfaktor: das Restaurant, das ihre soziale Ängstlichkeit erhöhte

Beispiel 2: Eine ca. 30 Jahre alte Sekretärin hatte ihren ersten Angstanfall nach einem dreiwöchigen Krankenhausaufenthalt. Sie war gerade aus dem Krankenhaus entlassen worden und wartete am Bahnhof auf den Zug, der sie nach Hause bringen sollte. Während sie auf den Zug wartete, trank sie nach drei Wochen Krankenhausaufenthalt ihre erste Tasse Kaffee und rauchte ihre erste Zigarette. Die Patientin bekam darauf starkes Herzrasen und Schweißausbrüche. Sie hatte das Gefühl, gleich zu sterben. Nach ungefähr zwanzig Minuten waren die Symptome vorbei. Bei einem Arztbesuch am nächsten Tag konnte keine Ursache für die plötzlich aufgetretenen Symptome gefunden werden. Die Patientin erwähnte bei diesem Arztbesuch nicht, daß sie am Tag ihrer Entlassung das erste Mal nach Wochen wieder Kaffee getrunken und eine Zigarette geraucht hatte. Nach ein paar Wochen hatte die Patientin einen weiteren Angstanfall beim Einkaufen. Sie entwickelte daraufhin so starke Ängste, daß sie ihre Wohnung nicht mehr verließ und ihrer Arbeit nicht mehr nachgehen konnte.

In diesem Beispiel wird deutlich, wie die Patientin durch die falsche Interpretation von Symptomen, die eine Folge der Tabak- und Koffeineinnahme waren, den Teufelskreis der Angst in Gang setzte. Infolge dieser einschneidenden Erfahrung generalisierte die Patientin sofort das Erlebnis und entwickelte eine starke "Angst vor der Angst".
Für das Herausarbeiten der Genese der Angstsymptomatik ist wichtig zu betonen,

1. daß Angst multikausal bedingt ist.
   Es sollen individuelle Prädispositionen, "Life-events" und Situationsfaktoren als wichtige Einflüsse besprochen werden.
2. daß es nie eine absolute Sicherheit über die Entstehungsgeschichte der Angst, daß es aber naheliegende und plausible Entwicklungsmodelle gibt.

Die Ursache der Angst und ihre Entwicklung kann man nie ganz sicher erklären, aber das, worüber wir eben gesprochen haben, gibt eine gute Erklärung für die Entwicklung Ihrer Angst. ... Was denken Sie darüber?

Die Therapeutin ermuntert auch hier die Patientin, Zweifel und Fragen über die dargestellten Informationen zu äußern, um so sicherzustellen, daß die Patientin das Erklärungsmodell plausibel findet.

• Hinweis: Die Therapeutin sollte sich zwar darum bemühen, Auslöser für die Angstanfälle der Patientin zu finden, sie sollte sich aber nicht in die Rolle drängen lassen, für jeden Angstanfall immer einen Auslöser finden zu müssen. Dies ist retrospektiv nicht immer möglich.

Für die individuelle Erarbeitung eines Genesemodells wird folgende Vorgehensweise vorgeschlagen (die Reihenfolge kann dabei variiert werden, aber es sollen alle im folgenden aufgeführten Bereiche besprochen werden):

• Hinweis: Informationen zum ersten Angstanfall kann die Therapeutin dem "Diagnostischen Interview für Psychische Störungen" (DIPS, Margraf et al. in Vorbereitung; deutsche Übersetzung des ADIS-R, DiNardo und Barlow 1988) entnehmen.

Erster Schitt:
Befragung über Situation und Symptomatik des ersten Angstanfalls

Wann, wo, wie trat die erste Angstreaktion auf?

Zweiter Schritt:
Auslöse-Faktoren explorieren

Gab es in dem Zeitraum, in dem die erste Angstreaktion auftrat, noch irgendwelche andere für Sie belastende Ereignisse?

Mögliche Auslösefaktoren können sein:
- Verlustereignisse, z.B. Trennung vom Partner, Umzug, Arbeitsplatzwechsel;
- Tod eines Angehörigen oder Freundes;
- Unsicherheit über Zukunft;
- psychische Störungen in der Familie, verbunden mit dem Glauben der Vererbung und unausweichlichen Übermittlung solcher Krankheiten;
- stellvertretende Erfahrungen, z.B. das Lesen von Presse-Artikeln, die medizinische Symptome oder Krankheiten beschreiben;
- Koffein, Kater, Sportübungen, Müdigkeit, Krankheit, prämenstruelle Angespanntheit;
- Erwartung von Ärger/Streit, Erregtheit.

Wenn einer der hier genannten Auslöser von der Patientin wiedererkannt wird, sollten nicht mehr alle Punkte aufgezählt werden. Es sollte erst dieser Punkt bearbeitet werden. (Die hier genannten Auslöser können auch zur Erklärung weiterer späterer Angstanfälle herangezogen werden.)

Dritter Schritt: Prädispositionen explorieren

Beispiele möglicher physiologischer Prädispositionen:
1) Genetische Faktoren: Wichtig ist hier, daß nicht die Angstsymptomatik an sich vererbt wird, sondern z.B.
- allgemein höhere Angstbereitschaft;
- physiologische Labilität, etwa eine stärkere Adrenalinausschüttung;
- höhere Wahrscheinlichkeit, bestimmte Symptome zu bekommen;
- höhere Sensibilität gegenüber körperlichen Veränderungen;
- spezifische organische Dysfunktionen, z.B. ungefährliche Herzarrhythmien oder subklinische vestibuläre Abnormalitäten, die Schwindel verursachen können.
2) Erworbene Faktoren: Damit ist das Auftreten von subklinischen Abnormalitäten nach Erkrankungen oder Unfällen gemeint.
- Spezifische organische Dysfunktionen: Zum Beispiel nach einer starken Mittelohrentzündung bleibt eine erhöhte Schwindelbereitschaft bestehen, die aber nicht neurologisch diagnostiziert werden kann.

Bei den biologischen Prädispositionen muß die Therapeutin darauf achten, daß ihre Einflüsse nicht als unveränderbar betrachtet werden. Sie sollen statt dessen positiv umformuliert werden: z.B. *Durch Ihre Fähigkeit, körperliche Veränderung sehr schnell wahrzunehmen, können Sie schon frühzeitig Bewältigungsstrategien einsetzen.* (Die hier genannten Prädispositionen können auch zur Erklärung weiterer späterer Angstanfälle wieder aufgegriffen werden.)

Beispiele möglicher psychologischer Prädispositionen:
- Selektive Aufmerksamkeit: Es wird z.B. von Eltern gelernt, besonders auf Veränderungen von körperlichen Prozessen zu achten.
- Gelernte Assoziationen: z.B. weit von zu Hause weg sein und Gefahr, Schwindel und Hirntumor.
- Modellernen: Wie ging man in der Familie mit Krankheiten um? Wurden körperliche Symptome besonders beachtet?
- Besondere Familien-Einstellungen und Redewendungen: z.B. man muß immer sorgfältig auf seine Gesundheit achten.
- Tendenz zur ständigen Sorge: z.B. über ungewöhnliche Ereignisse oder auch schon über Kleinigkeiten.

Vierter Schritt: Aufrechterhaltende Faktoren explorieren

- Wie reagierten Familie/Bezugspersonen auf Angst?
- Wie ging die Patientin mit ihrer Angstsymptomatik um? (Vermeidung, Flucht, hilfesuchendes Verhalten, Grübeln und Sorgen)

Bei der Entwicklung der individuellen Angstgeschichte muß für die Patientin deutlich werden, daß es sich hierbei um die Verknüpfung verschiedener Faktoren handelt. Die gemeinsame Endstrecke dieser Faktoren sind die Kognitionen. Erst die irrationalen Interpretationen oder Schlußfolgerungen bewirken die

Angst. Das Entscheidende ist also nicht das Vorliegen von z.B. subklinischen Abnormalitäten, sondern deren Interpretation als gefährlich. Dieser Zusammenhang muβ für die Patientin nachvollziehbar werden. Anhand des ersten Beispiels (s.o.) soll exemplarisch gezeigt werden, wie der Patientin ein Entwicklungsmodell der Angst vermittelt werden kann.

Die Entwicklungsgeschichte Ihrer Angst erscheint auf dem Hintergrund der gewonnenen Informationen recht deutlich und paßt auch zu unseren wissenschaftlichen Erkenntnissen über die Entstehung von Angst: An dem Tag Ihres ersten Angstanfalles hatten Sie ja berichtet, daß Sie sehr viel gearbeitet hatten und Ihre Erkältung gerade am Ausklingen war. Sie waren also erschöpft und Ihr Körper somit empfindlicher für Streßfaktoren. Wir hatten weiterhin darüber gesprochen, daß Sie schon immer etwas ängstlicher waren als andere und eigentlich ungern im Mittelpunkt stehen. Manche Menschen reagieren ja stärker mit Ängsten, während andere weniger ängstlich reagieren. Ihre Ängstlichkeit wurde durch den Besuch des Restaurants natürlich erhöht, da hier viele Menschen waren, die sie alle beobachten konnten, während Sie hereinkamen. Normalerweise können Sie solche Situationen gut überstehen, ohne starke Angst zu entwickeln. Aber an diesem Tag waren Sie erschöpft, so daß Ihr Herzklopfen diesmal stärker war und Sie es deutlich spürten. Diese körperliche Veränderung verunsicherte Sie sehr. Dies hängt vermutlich mit den Beobachtungen zusammen, die Sie bei Ihrer Tante gemacht haben. Sie berichteten mir über die ständige Sorge Ihrer Tante, an einer schlimmen Herzerkrankung zu leiden. Ihre Tante beobachtete deswegen jedes Herzstolpern genau. Sie haben durch das Verhalten Ihrer Tante gelernt, daß es sehr bedrohlich ist, wenn das Herz anders schlägt als sonst. Sie bekamen also Angst und achteten noch mehr auf Ihren Herzschlag, der sich infolgedessen verstärkte. Mit Ihrer Reaktion, noch mehr auf Ihren Herzschlag zu achten, setzten Sie den Teufelskreis der Angst in Gang. Die Diagnose des Arztes beruhigte Sie nicht, da Sie nun nicht wußten, woher Ihre Angst kam. Diese Unsicherheit verstärkte natürlich Ihre Sorgen, Ihr allgemeines Anspannungsniveau erhöhte sich, und im weiteren beobachteten Sie Ihren Körper sorgfältig. Dadurch nahmen Sie noch leichter körperliche Prozesse wahr, die Sie dann als Bestätigung Ihres Verdachtes empfanden, Sie seien krank.

5. Angstverlauf und Einsatz von Bewältigungsstrategien

Dieser Teil des Programmes dient dazu, der Patientin deutlich zu machen, daβ bei dem Verlauf eines Angstanfalls zu Beginn immer eine Phase stattfindet, in der die Angst erst langsam ansteigt. Diese Phase soll im späteren Verlauf der Therapie, wenn die Patientin mit den kognitiven Techniken vertraut ist, von ihr dazu genutzt werden, die gelernten Bewältigungsstrategien einzusetzten. Die Therapeutin geht bei der Erarbeitung des Angstverlaufs folgendermaβen vor:

Erster Schritt:
Die Patientin schildert den Verlauf eines typischen Angstanfalls

Wir haben bisher darüber gesprochen, was Angst ist und wie Angst entsteht. Ich möchte jetzt mit Ihnen über den Verlauf eines Angstanfalls reden. Vielleicht schildern Sie mir hierzu den Verlauf eines Ihrer typischen Angstanfälle.

Zweiter Schritt:
Herausarbeiten des Angstanstiegs und der Reihenfolge der Ereignisse

Die Therapeutin greift das Beispiel der Patientin auf und arbeitet nun heraus, daß der Angstanstieg eine gewisse Zeit in Anspruch nimmt. Die Therapeutin benutzt hierzu die vorbereitete Graphik (Abb.17; Anhang 9).

Falls die Patientin berichtet, ihre Angst steige sofort, von einer Sekunde auf die nächste, von einem niedrigen Niveau auf ein sehr hohes Niveau an, fragt die Therapeutin noch einmal genau nach den ersten Anzeichen der Angst. Oft ist hier der Verweis auf die drei Komponenten der Angst nützlich, da diese nicht immer gleichzeitig auftreten müssen. Es ist sehr wichtig, die Patientin die Phase des Angstanstiegs zu Beginn eines Angstanfalls an eigenen Beispielen nachvollziehen zu lassen. Die Therapeutin kann hierzu noch einmal die Reihenfolge der Ereignisse während des Angstanstiegs im Sinne des Teufelskreises herausarbeiten (vgl. Sitzung 1).

Dritter Schritt:
In der Phase des Angstanstiegs sollen Bewältigungsstrategien eingesetzt werden

Sie haben gesehen, daß es bei jedem Angstanfall zu Beginn eine kurze Phase gibt, in der die Angst erst ansteigt. Diese Phase ist für unsere weitere Therapie sehr wichtig. In dieser Zeitspanne, wenn Ihre Angst also noch nicht auf dem Höhepunkt

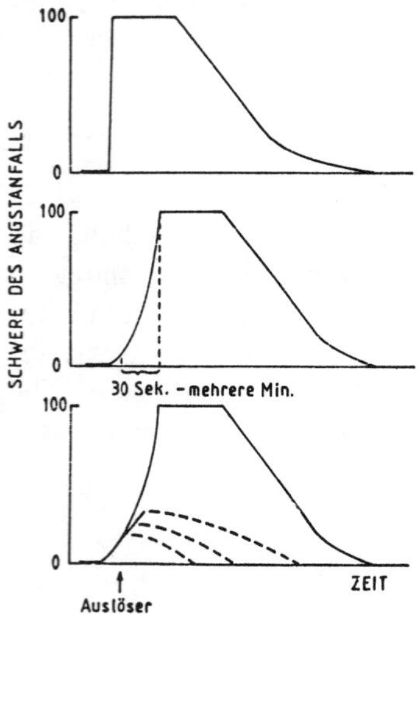

Abb. 17. Allgemeines Schema zum Verlauf von Angstanfällen.

ist, haben Sie nämlich die Möglichkeit, Strategien zur Bewältigung Ihrer Angst einzusetzen. Deswegen müssen Sie zunächst in der Therapie lernen, die ersten Anzeichen der Angst, d.h. Ihre körperlichen Symptome und Ihre Gedanken, so früh wie möglich wahrzunehmen. Wenn Sie dies gut beherrschen, können Sie kognitive Strategien zur Bewältigung Ihrer Angst einsetzten.

6. Rückblick und Planung

1) Die Therapeutin faßt kurz die wichtigsten Punkte der Sitzung zusammen.
2) Die Therapeutin fordert die Patientin auf, Rückmeldung zu geben (vgl. Sitzung 1, S. 79).
3) Hausaufgabe
   - Die Patientin soll im Angst-Tagebuch verstärkt auf die ersten Anzeichen der Angst achten und die Zeitspanne zwischen den ersten Anzeichen bis zum Höhepunkt jeweils notieren.
   - Die Therapeutin gibt der Patientin die "Informationen zu Angstverlauf und Bewältigungsstrategien" (Anhang 12) mit, die die Patientin gründlich lesen soll, bis sie mit dem Inhalt gut vertraut ist.
   - Die Patientin soll die Sitzungs-Kassette hören.
4) Austeilen neuer Angst- und Aktivitäts-Tagebücher

7. Kurzbericht

1) Die Therapeutin beschreibt kurz den momentanen Zustand (Fortschritte/ Rückschritte) der Patientin.
2) Die Therapeutin gibt eine Einschätzung, wie gut die Patientin die Informationen verstanden hat und wie plausibel sie das individuelle Erklärungsmodell fand.

Vierte Sitzung

I. Sitzungsablauf

1. Besprechen des Tagebuches
2. Tagesordnung
3. Experimente zur Provokation von Angstsymptomen
   3.1. Hyperventilationstest

Erster Schritt:	Exploration der Symptome während eines typischen Angstanfalls
Zweiter Schritt:	Einführung des Hyperventilationstests
Dritter Schritt:	Durchführung des Hyperventilationstests
Vierter Schritt:	Auswertung des Hyperventilationstests
Fünfter Schritt:	Die Symptome des Hyperventilationstests werden mit denen während eines Angstanfalls verglichen
Sechster Schritt:	Erarbeiten von Implikationen, die sich aus der Ähnlichkeit der Symptome während des Tests und der Angstanfälle ergeben
Siebter Schritt:	Erweiterung des Teufelskreises um die Hyperventilations-Komponente
Achter Schritt:	Bearbeiten der Fragen und Zweifel der Patientin

   3.2. Weitere Experimente
4. Identifizieren dysfunktionaler Kognitionen

Erster Schritt:	Kurze Einführung
Zweiter Schritt:	Bestimmung einer oder zweier Situationen, die analysiert werden
Dritter Schritt:	Identifizieren dysfunktionaler Gedanken
Vierter Schritt:	Einschätzung auf den Überzeugungsratings

5. Rückblick und Planung
6. Kurzbericht

II. Therapeutisches Vorgehen

1. Besprechen des Tagebuches

Hier stehen die Probleme/Schwierigkeiten, die während der Tagebuchführung aufgetreten sind, im Vordergrund. Gemeinsam sollen Lösungsmöglichkeiten für die aufgetretenen Probleme erarbeitet werden. Die Therapeutin achtet auf Genauigkeit und Fortschritte in der Beobachtung von Angst und automatischen Gedanken. Sie betont, daß es für die Therapie sehr wichtig ist, genaue Tagebücher zu führen, da diese Notizen das Material für die weiteren Therapiesitzungen darstellen. Die Patientinnen sollen für eine genaue und konsistente Tagebuchführung immer wieder verstärkt werden.

Es werden kurz besondere Ereignisse (Streßsituationen; ging es der Patientin besonders gut/schlecht?) der letzten Woche besprochen. Die Therapeutin soll dabei einen Eindruck über den momentanen Zustand der Patientin gewinnen. Das Besprechen aller vergangenen Ereignisse oder ein intensives Einsteigen auf einzelne Ereignisse soll vermieden werden.

2. Tagesordnung

(vgl. Sitzung 1, S. 67f)

3. Experimente zur Provokation von Angstsymptomen

An dieser Stelle sollen verschiedene Experimente durchgeführt werden, die geeignet sind, Symptome, die die Patientin in Verbindung mit Angst erlebt, hervorzurufen. Die einzelnen Tests werden dabei jeweils als diagnostische Maßnahme eingeführt, die dazu dienen soll, mehr über die Ursachen der Angst zu erfahren. Der Hyperventilationstest sollte auf jeden Fall zuerst (und bei jeder Patientin) durchgeführt werden. Weitere Experimente nach dem Hyperventilationstest werden immer in Abhängigkeit von der Symptomatik der Patientin gewählt. Nachfolgend werden vier mögliche Experimente kurz dargestellt. Es wird beschrieben, welche Symptome durch die Übung hervorgerufen werden und wie sie durchgeführt wird. Zusätzlich kann die Therapeutin weitere Übungen entwickeln, die noch spezifischer auf die Patientin zugeschnitten sind.

1) Hyperventilationstest
   Der Hyperventilationstest ruft eine Vielzahl von Symptomen wie Schwindel, Herzklopfen, Benommenheit, Hitzegefühle etc. hervor, die bei den meisten Patientinnen Angst hervorrufen. Dieser Test sollte von der Therapeutin zuerst durchgeführt werden.
2) Körperliche Belastung
   Hier werden körperlich anstrengende Übungen, wie eine Minute auf der Stelle laufen, Kniebeugen machen, Treppen steigen etc., durchgeführt. Die

Therapeutin kann die Art der Übung individuell bestimmen. Körperliche Belastung führt in erster Linie zu stärkerem Herzklopfen, Hitzegefühlen, Schwitzen - Symptome, die von der Patientin als bedrohlich erlebt werden können.

3) Drehen bzw. schnelles Bewegen des Kopfes
Hierzu können folgende Übungen durchgeführt werden:
   - die Patientin soll für 30 Sekunden den Kopf hin und her drehen;
   - die Patientin legt den Kopf für 30 Sekunden zwischen die Beine und bewegt dann den Kopf ganz schnell wieder nach oben;
   - die Patientin sitzt auf einem Drehstuhl und wird mehrere Male gedreht und plötzlich angehalten.

   Diese Übungen sind dazu geeignet, Schwindel und Benommenheit bei der Patientin hervorzurufen.
4) Visuelle Effekte
Manche Patientinnen erfahren während eines Angstanfalls ungewöhnliche visuelle Phänomene wie Farbensehen, Schattensehen etc., die sie häufig als Hinweis einer ernsthaften Erkrankung (z.B. Hirntumor) interpretieren. Ursache dieses Symptoms kann eine extreme Sensitivität der Patientin gegenüber optisch-räumlichen Täuschungen sein. Die Therapeutin gibt deswegen der Patientin eine Graphik vor (Anhang 22; von den im Anhang beigefügten Graphiken kann die Therapeutin eine auswählen oder auch beide mit der Patientin ausprobieren, um zu sehen, welche Graphik die besten Effekte hat), die visuelle Effekte hervorruft. Sowohl Therapeutin als auch Patientin betrachten den Kreis für eine Weile und vergleichen ihre Eindrücke. Da die Therapeutin die gleichen visuellen Effekte wahrnehmen wird wie die Patientin, aber dabei nicht ängstlich wird, kann sie dieses Experiment als erneuten Beweis einer Fehlinterpretation der Patientin darstellen.

3.1 Hyperventilationstest

Die Hyperventilation stellt eine Erweiterung des kognitiven Erklärungsmodells dar. Viele der Angstpatientinnen hyperventilieren während eines Angstanfalls, ohne dies bewußt wahrzunehmen. Der Hyperventilationstest soll dazu dienen, Gemeinsamkeiten zwischen den Effekten von Hyperventilation und den Effekten von natürlich auftretenden Angstanfällen nachzuweisen. Dadurch wird die Identifizierung alternativer Interpretationen von körperlichen Empfindungen während eines Angstanfalls ermöglicht.

Erster Schritt:
Exploration der Symptome während eines typischen Angstanfalls

Bevor der Hyperventilationstest durchgeführt wird, müssen zunächst die typischen Symptome während eines typischen Angstanfalls exploriert werden. Dazu gibt die Therapeutin der Patientin den Bogen "Typischer Angstanfall" (Anhang 16). Sie fordert die Patientin auf, den Bogen zu bearbeiten.

Zweiter Schritt: Einführung des Hyperventilationstests

Der Test wird als diagnostische Maßnahme eingeführt, die helfen soll, mehr über die Ursachen der Angstanfälle zu erfahren. Die Therapeutin klärt die Patientin darüber auf, daß manche Menschen unangenehme Empfindungen wahrnehmen, während sie hyperventilieren. Diese Empfindungen würden aber schnell vorübergehen, wenn die Patientin wieder normal atmet. Die Therapeutin berichtet der Patientin nicht genau, welche Empfindungen die Patientin während des Tests haben kann. Auch über die Ähnlichkeit von Symptomen, die durch Hyperventilation provoziert werden, und Symptomen während eines natürlichen Angstanfalls klärt die Therapeutin die Patientin noch nicht auf. Falls die Patientin mehr Details über den Zweck dieser Maßnahme wissen möchte, erklärt ihr die Therapeutin, daß sie sofort im Anschluß an den Test mehr Erläuterungen dazu geben wird. Der Informationsgewinn wäre größer, wenn die Patientin erst anschließend über das Rational der Maßnahme aufgeklärt werden würde.

Dritter Schritt: Durchführung des Hyperventilationstests

Die Therapeutin fordert die Patientin auf, sich in eine aufrechte Sitzposition zu begeben und für zwei Minuten so tief wie möglich über die Brust zu atmen. Damit die Patientin die Brustatmung von der Bauchatmung besser unterscheiden kann, legt sie ihre Hände auf Brustkasten und unteren Bauch. Zu Beginn demonstriert die Therapeutin, was die Patientin zu tun hat und macht die ersten Atemzüge mit. Anschließend gibt die Therapeutin der Patientin Zeichen, wenn sie ausatmen soll. Die Patientin soll etwa 60 Atemzügen pro Minute machen. Wenn die Patientin begonnen hat zu hyperventilieren, verstärkt die Therapeutin sie (*gut!, das ist richtig so*) oder fordert sie auf, die Atmung zu verstärken (*das ist gut so, können Sie noch etwas schneller/tiefer atmen?*).

Der Test kann vorzeitig abgebrochen werden, wenn die Patientin zu starke Angst erlebt. Es ist hier sinnvoll, die Zeit bis zum Abbruch des Tests im Fortschrittsbericht (Anhang 18) festzuhalten. Im Fortschrittsbericht werden fortlaufend Dauer und erlebte Angststärke bei der Durchführung der Konfrontationsübungen dokumentiert. Die durchgeführten Tests können so miteinander verglichen und als Maß für den Therapiefortschritt benutzt werden.

Nachdem der Hyperventilationstest beendet wurde, wird die Patientin aufgefordert, ihre Aufmerksamkeit für ca. eine Minute nach innen zu lenken und wahrzunehmen, was in ihrem Körper geschieht. Falls unterschiedliche Körperpositionen einen Einfluß auf die Symptomatik des Angstanfalls haben, fordert die Therapeutin die Patientin auf, ihre Position entsprechend zu verändern. Wenn die Patientin beispielsweise Angstanfälle auch im Stehen wahrnimmt, wird sie gebeten, aufzustehen (entsprechendes gilt für Liegen).

Während der Introspektionsphase beobachtet die Therapeutin die Reaktionen der Patientin. Personen ohne Angstanfälle atmen hier meistens langsamer oder hören unmittelbar auf zu atmen. Viele der Angstpatientinnen haben Schwierigkeiten, wieder normal zu atmen, und schnappen weiterhin nach Luft. Das bedeutet, daβ durch die Hyperventilation Atemlosigkeit induzierte wurde. Diese Information kann für die weitere Therapie genutzt werden.

Wenn die Symptome noch nach der Introspektionsphase anhalten, gibt die Therapeutin der Patientin die Instruktion, langsam ein- und auszuatmen (etwa 8-12 Zyklen pro Minute). Die Therapeutin gibt ihr hierzu folgende Anweisung: *Sie atmen jetzt e i n . . . und a u s . . . !*

Vierter Schritt: Auswertung des Hyperventilationstests

Nachdem die Symptome wieder deutlich abgenommen haben (normalerweise nach 2-3 Minuten), bittet die Therapeutin die Patientin, das Ausmaβ der wahrgenommenen Angst, die Art der Symptome und die Ähnlichkeit der Effekte des Hyperventilationstests mit denen eines Angstanfalls auf dem Bogen "Hyperventilation" einzutragen (Anhang 16). Die beruhigende Anwesenheit der Therapeutin, die Erklärung, die die Patientin soweit von der Therapeutin erfahren hat, und die ungewöhnliche Verhaltensweise einer freiwilligen Hyperventilation tragen dazu bei, daβ die Patientin häufig keine markante affektive Reaktion auf den Test zeigt. Falls aber Hyperventilation eine Rolle bei der Entwicklung von Angstanfällen spielt, werden körperliche Symptome auftreten, die denen eines Angstanfalls ähnlich sind.

An dieser Stelle muβ die Therapeutin entscheiden, ob die Symptome während eines Angstanfalls zumindest teilweise durch Hyperventilation hervorgerufen werden. Als Entscheidungshilfe zieht sie hierzu die Ähnlichkeitsskala auf dem Bogen "Hyperventilation" heran. Wenn die Patientin eine hinreichende Ähnlichkeit und mehr feststellt, kann die Therapeutin annehmen, daβ Hyperventilation eine Rolle bei den Angstanfällen der Patientin spielt. Eine geringere Ähnlichkeitseinschätzung weist darauf hin, daβ Hyperventilation nur eine von mehreren Ursachen der Angstanfälle ist, oder daβ Hyperventilation keine bedeutende Rolle während der Angstanfälle zukommt (immer vorausgesetzt, die Patientin hat den Hyperventilationstest richtig durchgeführt).

Fünfter Schritt: Die Symptome des Hyperventilationstests werden mit denen während eines Angstanfalls verglichen

Die durch den Hyperventilationstest gewonnenen Daten werden nun dazu genutzt, die Angstsymptome in streβinduzierte Symptome zu reattribuieren. Dieser Schritt ist entscheidend für den weiteren Verlauf der Therapie. Dabei darf sich die Therapeutin aber nicht dazu verleiten lassen, die Patientin zu unterrichten. Stattdessen bemüht Sie sich darum, einen sokratischen Dialog zu führen, der der Patientin erlaubt, alle evtl. vorhandenen Zweifel zu äuβern.

Die Patientin wird aufgefordert, ihre Erfahrungen während des Hyperventilationstests mit denen während natürlicher Angstanfälle zu vergleichen: *Was war ähnlich? Was waren Unterschiede? Was bedeutet es für Sie, daβ Ähnlichkeiten zwischen Hyperventilationstest und Angstanfällen bestehen?* Es ist wichtig, sich sowohl auf die Ähnlichkeiten als auch auf die Unterschiede zu konzentrieren. Manche Unterschiede mögen unplausibel für die Therapeutin sein, aber für die Angstpatientin können kleine Unterschiede entscheidend sein, besonders wenn die Therapeutin sie ignoriert. Wenn ein wichtiger Unterschied identifiziert wurde, exploriert die Therapeutin, ob dieser Unterschied im Widerspruch zur Hyperventilation als Erklärungsfaktor für die Angstanfälle steht. Im folgenden werden die häufigsten Unterschiede, die von den Patientinnen genannt werden, dargestellt. Mögliche Fragen der Therapeutin, die die Rolle der Hyperventilation abklären helfen, werden ebenfalls aufgezeigt.

- "Die Empfindungen sind gleich, aber weniger bzw. nicht so intensiv."
  Wie ähnlich wären die Empfindungen gewesen, wenn Sie länger/kürzer hyperventiliert hätten? Falls die Patientin unsicher ist, kann sie aufgefordert werden, noch einmal länger/kürzer zu hyperventilieren.
- "Ich habe keine Symptome wahrgenommen, die ich normalerweise während eines Angstanfalls habe."
  Was wäre geschehen, wenn Sie länger hyperventiliert hätten? Kann es sein, daß Sie keine Symptome wahrgenommen haben, weil Sie sich zu sehr auf Ihre Atmung konzentriert haben? Gibt es irgendwelche wichtigen Unterschiede in den äußeren Bedingungen zwischen Ihren normalen Angstanfällen und dem Hyperventilationstest, die wir nicht beachtet haben? Haben Sie z.B. die Angstanfälle meistens, wenn Sie liegen, vor einer Mahlzeit, kurz vor Ihrer Menstruation? (Blutzucker und Hormonspiegel haben einen Einfluß auf den Effekt der Hyperventilation.)
- "Ich habe alle Symptome bis auf die Herzsymptome wahrgenommen."
  Wenn alle Symptome, die Sie gerade wahrgenommen haben, wie aus heiterem Himmel kommen würden, wie würden Sie sich fühlen, und was würden Sie denken? Falls die Patientin hier berichtet, daß sie dann ängstlicher werden würde, fragt die Therapeutin weiter: *Was denken Sie, welchen Effekt Ihre anwachsende Angst auf Ihr Herz haben könnte, würde es schneller schlagen?*
- "Die körperlichen Symptome waren die gleichen, aber ich war weniger ängstlich."
  Wäre das auch so gewesen, wenn ich (die Therapeutin) *nicht dabei gewesen wäre? Wenn Sie alleine bzw. in einer gefürchteten Situation* (näher ausführen) *gewesen wären und die Symptome wären aufgetreten, was wäre passiert?* Um eine Annäherung an die gefürchtete Situation zu erreichen, kann der Test wiederholt werden, während die Therapeutin außerhalb des Raumes ist. Eine andere Möglichkeit ist, die Patientin die gefürchtete Situation vorstellen zu lassen und dann den Test durchzuführen.
- "Die körperlichen Symptome waren gleich, aber die Katastrophen-Gedanken traten nicht auf."
  Wenn Sie diese Symptome gehabt hätten und Sie hätten nicht bemerkt, daß Sie anders atmen, was wären Ihre Gedanken gewesen? Wenn diese Symptome aus heiterem Himmel gekommen wären, welche Gedanken hätten Sie gehabt, und wie ängstlich hätten Sie sich gefühlt?

- "Die Empfindungen waren die gleichen, aber ich glaube nicht, daß ich während eines Angstanfalls hyperventiliere."
Wie atmen Sie während eines Angstanfalls? (demonstrieren lassen) *Kann es sein, daß Ihre Atmung erst langsam über eine Phase von 5-30 Minuten stärker wird* (z.B. durch exzessives Seufzen)? Die Therapeutin fordert die Patientin auf, über einen längeren Zeitraum unregelmäßig einzelne tiefe Atemzüge zu nehmen. Das weitere Gespräch soll dadurch nicht unterbrochen werden. Die Angst bzw. Körpersymptome werden während dieser Zeit immer wieder eingeschätzt. *Was glauben Sie, wie andere Ihre Atmung wahrnehmen?* (Hierzu kann die Patientin Partner oder nähere Bekannte befragen.) *Ist es möglich, daß Sie Ihre Atmung während eines Angstanfalls gar nicht wahrnehmen, da Sie sich zu sehr um andere Dingen sorgen? Zum Beispiel Sie machen sich Sorgen darüber, einen Herzinfarkt zu bekommen? Falls dies so ist, können Sie das nächste Mal Ihre Atmung beobachten?*
- "Die Empfindungen sind die gleichen, aber ich habe das Gefühl von Kurzatmigkeit während eines Angstanfalls. Ich kann also nicht hyperventilieren. Ich habe das Gefühl, auf meine Atmung achten zu müssen, weil ich ansonsten aufhören würde zu atmen."
Was geschieht, wenn Sie die Kurzatmigkeit wahrnehmen? Atmen Sie dann mehr? Wie fühlten Sie sich direkt im Anschluß an den Test, empfanden Sie Kurzatmigkeit? Waren Sie nach dem Test schnell in der Lage, wieder normal zu atmen, oder schnappten Sie weiter nach Luft?
An diesem Punkt ist es günstig, der Patientin zu erklären, daß manche Menschen während bzw. direkt nachdem sie hyperventiliert haben das paradoxe Gefühl von Atemnot wahrnehmen. Dies ist eine natürliche Anpassung des Körpers und weist nicht auf eine körperliche Abnormalität hin. Daneben kann die Therapeutin die Beobachtungen über das Verhalten der Patientin, das sie nach der Durchführung des Hyperventilationstests zeigte, berichten.
- "Der Hyperventilationstest produziert Symptome, die ich normalerweise nicht während eines Angstanfalls wahrnehme."
Waren die Symptome, die Sie während des Tests wahrgenommen haben, intensiver? (Dies tritt auf, wenn Patientinnen während des Tests mehr hyperventilieren als während eines Angstanfalls.) *Kann es sein, daß Sie sich während eines Angstanfalls auf bestimmte Symptome stark konzentrieren, die für Ihre Interpretation* (z.B. Palpitationen und Gedanken an einen Herzinfarkt) *wichtig sind, und dabei andere, vielleicht schwächere Symptome, nicht wahrnehmen, die Sie aber jetzt in einer sicheren Umgebung wahrnehmen? Überprüfen Sie diese Überlegung bei Ihrem nächsten Angstanfall.*
- "Während eines Angstanfalls bekomme ich Schmerzen in der Brust, die der Test nicht produzierte."
Dieser Unterschied ist wichtig und kommt häufig vor. Brustschmerzen sind häufig das Resultat von einer <u>aufgesetzten</u> Hyperventilation. Damit ist gemeint, daß die Patientin bei fast vollständig gefüllter Lunge hyperventiliert. Dadurch kommt es zu einer Überdehnung der Muskeln zwischen den Rippen, die Schmerzen bzw. Ziehen in der Brust hervorruft. Unter normalen Umständen führt dies dazu, daß die Atmung langsamer wird, da es schwierig

ist, tief einzuatmen. Manche Patientinnen versuchen stattdessen, solche Empfindungen zu bekämpfen, indem sie beginnen, tiefer zu atmen. Dies führt zu einer Ermüdung bzw. Schmerzen in den Muskeln, weiterem Ziehen usw. Die Änderung des Atemmusters wird ausgelöst, wenn die Patientin angespannt und ängstlich ist.
Diesen Erklärungsansatz bespricht die Therapeutin mit der Patientin. Außerdem führt sie eine Übung durch, die diese Symptome reproduziert. Dazu fordert sie die Patientin auf, ihre Lungen vollständig mit Luft zu füllen und darauf normal ein- und auszuatmen: also mit vollen Lungen einzuatmen und beim Ausatmen die Lungen nur etwas zu leeren. Dies führt zu einer ständigen Dehnung der interkostalen Muskeln. Es kommt jetzt normalerweise schnell zu einem unangenehmen Gefühl in der Brust, das häufig mit einem Gefühl der Atemlosigkeit verbunden ist. Nachdem die Therapeutin den Verhaltenstest durchgeführt hat, weist sie die Patientin darauf hin, daß die Empfindungen noch eine gewisse Zeit anhalten werden. Der Brustschmerz und die Atemlosigkeit hören nicht sofort auf, wenn die Patientin wieder normal atmet. Die Symptome neigen eher zur Persistenz. Dies kann die Therapeutin anhand eines Beispiels allgemeiner Ermüdung erläutern. Zum Beispiel hält die Ermüdung nach einer Sportübung noch eine ganze Weile über die Beendigung der Sportübung an. Sie sinkt zunächst zwar leicht, aber bleibt häufig noch für eine Weile bestehen. Die Therapeutin fordert die Patientin auf, bei ihrem nächsten Angstanfall ihre Atmung zu beobachten und zu überprüfen, ob sie die besprochene Veränderung der Atmung feststellen kann.

Sechster Schritt: Erarbeiten von Implikationen, die sich aus der Ähnlichkeit der Symptome während des Tests und der Angstanfälle ergeben

Nachdem die wichtigsten Unterschiede identifiziert und besprochen wurden, erarbeitet die Therapeutin Implikationen der Ähnlichkeit von Hyperventilation und Angstanfällen. Die Therapeutin beginnt damit, die bisher gewonnenen Informationen zusammenzufassen. Dies kann folgendermaßen aussehen:

Lassen Sie mich die bisher gewonnenen Informationen wiederholen und überprüfen, ob ich alles richtig verstanden habe. Die Empfindungen, die Sie während des Überatmens (Hyperventilierens) wahrgenommen haben, sind den Empfindungen während eines Angstanfalls sehr ähnlich. Aber Sie haben auch Unterschiede wahrgenommen. Sie wurden z.B. während des Tests nicht so ängstlich, wie Sie es während eines Angstanfalls werden. Das liegt wahrscheinlich daran, daß Sie dachten, die Symptome könnten durch die Hyperventilation produziert worden sein. Wenn Sie normalerweise diese Symptome wahrnehmen, denken Sie, Sie bekommen gleich einen Herzinfarkt. Dieser Gedanke macht Sie dann noch ängstlicher. Dies stimmt mit unseren Beobachtungen überein. Menschen, die sich Sorgen machen, fangen an stärker zu atmen. Normalerweise nehmen sie dies nicht wahr. Was denken Sie, was dann weiter geschieht?

Die Therapeutin arbeitet nun heraus, daβ durch Hyperventilation die Symptome produziert werden, die die Patientin als gefährlich interpretiert. Sie erläutert dazu kurz die dabei stattfindenden physiologischen Vorgänge.

Durch das schnelle und tiefe Atmen werden in Ihrem Körper körperliche Veränderungen in Gang gesetzt. Und zwar bewirkt das falsche Atmen, daß es zu einer Übersäuerung Ihres Blutes kommt: Sie atmen viel Sauerstoff ein und viel CO_2 *aus. Das Gleichgewicht zwischen Sauerstoff und* CO_2 *in Ihrem Blut wird gestört: in Ihrem Blut ist nun zuviel Sauerstoff und zuwenig* CO_2 *angereichert, Ihr Blut ist übersäuert. Die Störung des Gleichgewichts von Sauerstoff und* CO_2 *ruft leichter Symptome wie Schwindel, Benommenheit, Schwitzen, Kribbeln in Händen und Füßen etc. hervor, die während eines Angstanfalls auftreten. Diese Symptome sind aber harmlos und nicht lebensbedrohlich. Sie sind eine natürliche Reaktion des Körpers.*

Siebter Schritt:
Erweiterung des Teufelskreises um die Hyperventilations-Komponente

Nachdem die Bedeutung der Hyperventilation herausgearbeitet wurde, ist es sinnvoll, noch einmal die Reihenfolge der Ereignisse während eines Angstanfalls aufzuzeigen. Die Therapeutin stellt dies graphisch wieder anhand des Teufelskreises dar. Sie erweitert jetzt den Teufelskreis um die Hyperventilations-Komponente und zeichnet diese mit ein. Der Teufelskreis sollte individuell gestaltet werden und die für die Patientin relevanten Informationen und Entwicklungsschritte während eines Angstanfalls enthalten.

Achter Schritt:
Bearbeiten der Fragen und Zweifel der Patientin

Zum Schluβ bittet die Therapeutin die Patientin, noch einmal die gewonnenen Informationen zu wiederholen. *Würden Sie noch einmal das, was wir eben besprochen haben, kurz zusammenfassen, um zu sehen, ob wir beide das Gleiche meinen?* Wenn Therapeutin und Patientin in den wichtigsten Punkten übereinstimmen, spricht die Therapeutin Zweifel und Fragen bezüglich des gelieferten Materials an. *Wie deckt sich das eben Besprochene mit Ihren Erfahrungen? Gibt das, worüber wir eben gerade gesprochen haben, eine Erklärung für Ihre typischen Erfahrungen während eines Angstanfalls?* Es ist hier wichtig, eine offene Diskussion über die Fragen und Zweifel der Patientin zu führen. Zweifel und Fragen gegenüber dem Modell sind gut und zeigen, daβ die Patientin sich aktiv mit dem Modell auseinandersetzt.

3.2 Weitere Experimente

Falls Hyperventilation keine Rolle oder nur eine geringe Rolle bei der Entwicklung eines Angstanfalls spielt, führt die Therapeutin einen weiteren der oben dargestellten Tests durch. Die Auswahl des Tests orientiert sich dabei an der Symptomatik der Patientin. Stehen bei der Patientin während eines Angstanfalls z.B. starkes Herzklopfen und Schwitzen im Vordergrund, führt die Therapeutin als nächstes eine Übung zur körperlichen Belastung der Patientin durch. Falls Schwindelgefühle und Benommenheit während eines Angstanfalls im Vordergrund stehen, führt sie entsprechend einen Test durch, der diese Symptome produziert. Die Therapeutin sollte keine zusätzlichen Experimente mehr durchführen, wenn der durchgeführte Test die wichtigsten Symptome hervorgerufen hat und die Symptome von der Patientin als hinreichend ähnlich zu den Symptomen eines Angstanfalls eingeschätzt wurden. In den weiteren Sitzungen wird die Therapeutin den betreffenden Test wiederholt durchführen, um einen Gewöhnungseffekt und damit eine Reduktion der Angst zu erreichen.

Allgemeines Schema zur Durchführung von Konfrontationsübungen:

Die Durchführung der weiteren Tests orientiert sich bis auf Schritt sieben an der Vorgehensweise des Hyperventilationstests, d.h. die Therapeutin

1. führt den ausgewählten Test als diagnostische Maßnahme ein;
2. führt den Test durch (die Therapeutin notiert hier im Fortschrittsbericht (Anhang 18) die Dauer und den Ausprägungsgrad der Angst);
3. überprüft, welche Symptome der Test produzierte;
4. vergleicht die Symptome des Tests mit denen während eines Angstanfalls (dabei kann sie auf die Symptomliste "Typischer Angstanfall" aus Schritt 1 zurückgreifen);
5. erarbeitet Implikationen, die sich aus der Ähnlichkeit ergeben;
6. bearbeitet Fragen und Zweifel der Patientin.

Implikationen, die sich aus den weiteren Tests ergeben:
Die Therapeutin arbeitet unter Punkt 5 heraus, daß die Patientin gelernt hat, die durch den Test hervorgerufenen Symptome als gefährlich bzw. als Hinweis auf eine drohende Gefahr zu interpretieren. Dies kann die Therapeutin erläutern, indem sie der Patientin veranschaulicht, daß sie Angst entwickelt, obwohl die Symptome durch den Test hervorgerufen wurden und somit erklärt werden können. Durch ihre Anwesenheit wäre die Angst natürlich nicht so stark wie bei einem richtigen Angstanfall geworden. Sie weist auf die Bewertung der Symptome als gefährlich hin, die die Patientin mittlerweile ganz automatisch, ohne nochmalige Überprüfung, vornimmt. Die Therapeutin erklärt der Patientin, daß sie nun umlernen und diesen automatischen Bewertungsprozeß abbauen muß. Dies werde in der weiteren Therapie geschehen, indem sie ihre Befürchtungen analysiert und überprüft, a) ob ihre Gedanken einer drohenden Gefahr angemessen sind oder ob es alternative, nicht-katastrophisierende Interpretationen der Symptome gibt und b) ob bei mehrmaligem Provozieren der Symptome und bei längerer Dauer der Symptome ihre Katastrophen-Gedanken auch wirklich eintreten werden.

Die Patientin soll bis zur nächsten Sitzung täglich Konfrontationsübungen durchführen. Die Art der Konfrontationsübung bestimmt die Therapeutin in Abhängigkeit von den unter Punkt 4 durchgeführten Übungen. Die Hausaufgabe wird so konkret wie möglich formuliert, z.B. die Patientin soll sich jeden Abend fünf Minuten Zeit nehmen und sich an einen ruhigen Ort alleine zurückziehen.

Sie soll sich aufrecht auf einen Stuhl setzen und für zwei Minuten hyperventilieren. Anschließend soll sie auf dem Fortschrittsbericht die Schwere ihrer Angst, welche Symptome sie wahrgenommen hat und welche Gedanken ihr dabei durch den Kopf gingen notieren. Die Hausaufgabe in dieser und auch in den weiteren Sitzungen sollten nicht notwendigerweise in einer hierarchischen Ordnung stehen. Das heißt, daß die Konfrontationsübungen nicht mit jeder Sitzung stärker angstauslösend sein sollten. Stattdessen formuliert die Therapeutin Hausaufgaben, die zwar stark angstauslösend sind, aber von der Patientin noch alleine ausgeführt werden können. Sie gibt ihr zur Dokumentation der Übungen den Fortschrittsbericht mit. Die Therapeutin kann die Hausaufgabe folgendermaßen einführen:

Ich hatte Ihnen ja erklärt, daß es wichtig ist, neben der Veränderung Ihrer Katastrophen-Gedanken auch Ihre automatisch ablaufende "Überreaktion" auf körperliche Symptome abzubauen. Diesen Abbau können wir erreichen, indem Sie auf kontrollierte Weise wiederholt diese Symptome erfahren, bis Ihre Angst schwächer wird. Sie müssen diese Symptome häufig erfahren, um so eine Gewöhnung zu erreichen. Dieser Gewöhnungsprozeß ist ähnlich der Angstreduktion, die stattfindet, wenn Sie etwas neues lernen wie z.B. Skifahren. Beim ersten Mal werden Sie zunächst noch etwas ängstlich sein, aber mit jeder neuen Abfahrt fühlen Sie sich weniger ängstlich. Wenn Sie sehr selten skifahren, wird Ihr Angstniveau nur wenig sinken. Deswegen ist es wichtig, diese Erfahrung häufig hintereinander zu machen. Das Gleiche gilt für Ihre Angstsymptome: Je häufiger Sie die Angstsymptome erfahren, um so weniger beängstigend werden sie für Sie sein. Ich möchte Sie deswegen bitten, bis zur nächsten Sitzung folgende Übungen täglich durchzuführen: ...

4. Identifizieren dysfunktionaler Kognitionen

• Hinweis: Aus didaktischen Gründen führen wir hier das Identifizieren dysfunktionaler Gedanken gesondert auf. Es bietet sich natürlich an, diesen Punkt mit den Verhaltensexperimenten und Punkt 3 zu verbinden. Insbesondere dann, wenn die Patientin während der Experimente starke Angst entwickelt, sollte das Identifizieren dysfunktionaler Gedanken mit einbezogen werden. Hier kann die Therapeutin die Patientin auffordern zu berichten, was ihr im Moment durch den Kopf gehe. Die Therapeutin notiert sich diese Gedanken für eine weitere Bearbeitung in den späteren Sitzungen.

Erster Schritt:
Kurze Einführung

Die Therapeutin erklärt zunächst, daß der erste Schritt für die Bewältigung von Angst das Bewußtmachen der Gedanken ist, die Angst hervorrufen. Sie betont noch einmal die Rolle der Gedanken, die zu Beginn und während eines Angstanfalls auftreten.

Wir hatten besprochen, daß es ganz wichtig ist, erste Anzeichen der Angst frühzeitig zu erkennen. Wir wollen deswegen jetzt damit beginnen, das Beobachten unangemessener Gedanken zu üben. Das Beobachten unangemessener Gedanken ist eigentlich die Voraussetzung für alle weiteren Techniken zur Bewältigung von Angst. Unangemessene Gedanken zeichnen sich dadurch aus, daß sie a) automatisch und b) abgrenzbare, sehr spezifische Vorhersagen oder Interpretationen einer Situation sind. Automatisch meint hier, daß die Gedanken oft blitzartig auftauchen und außerhalb des Bewußtseins sind. Ich möchte Ihnen ein Beispiel für einen automatischen Gedanken geben:

- *Sie empfinden plötzlich Schwindelgefühle und Benommenheit. Sie denken sofort: "Du meine Güte, wenn das nur kein Hirntumor ist!"*
- *Da Ihr Chef gestern unfreundlich zu Ihnen war, denken Sie sofort, er ist mit Ihrer Arbeit unzufrieden, und Sie haben wieder einmal versagt. Obwohl es noch viele andere Gründe dafür geben könnte, weshalb Ihr Chef unfreundlich war, ziehen Sie automatisch diese Schlußfolgerung aus der Begegnung mit Ihrem Chef.*

Lassen Sie uns nun nach einigen Situationen in Ihrem Leben schauen, die Ihnen Angst bereiten. Wir wollen versuchen, die Gedanken aufzudecken, die Sie während dieser Situationen haben. Wie wir bereits gesagt haben, ist der erste Schritt für die Bewältigung Ihrer Angst, das Bewußtmachen erster Anzeichen Ihrer Angst. Ihre Gedanken spielen dabei eine ganz wichtige Rolle. Wie der Teufelskreis zeigt, tragen sie ganz entscheidend zu dem Aufschaukelungsprozeß Ihrer Angst bei. Wenn wir jetzt in diesem Programm fortfahren, werde ich Sie über Ihre spezifischen Prophezeiungen und Gedanken, die Sie in Angstsituationen haben, befragen.

Zweiter Schritt: Bestimmung einer oder zweier Situationen, die analysiert werden

Danach entscheiden sich Patientin und Therapeutin für eine oder zwei Problem-Situationen, die zur Aufdeckung dysfunktionaler Gedanken geeignet sind. Am besten eignen sich erst kurz zurückliegende Ereignisse. Mindestens eines dieser Ereignisse sollte ein typischer Angstanfall sein. An dieser Stelle muß die Therapeutin ungefähr abschätzen können, welche Situationen für die Patientin problematisch und typisch sind, und wie gut diese Situationen für eine Analyse geeignet sind. Wenn die Patientin hier eine eher untypische Situation nennt, sollte nach einer neuen, typischeren Situation gesucht werden.

Dritter Schritt: Identifizieren dysfunktionaler Gedanken

Während dieser Phase fungiert die Therapeutin als Modell und trainiert die Patientin in Selbstbeobachtung und der kritischen Analyse von angstprovozierenden Gedanken. Dabei sollte zunächst bezüglich jeder Situation aus Schritt zwei die folgende Frage gestellt werden: *Was ging Ihnen während des Angstanfalls durch den Kopf?* Die Fragen der Therapeutin sollten hierbei a) genügend unbestimmt formuliert sind, um sowohl verbale Gedanken als auch Vorstellungsbilder zu erfassen, und b) sich auf den Zeitpunkt während des Angstanfalls beziehen und nicht auf die Zeit davor oder gar jetzt.

Oft machen die Patientinnen unspezifische Aussagen wie die folgenden: "Ich mache mir Sorgen, daß ich wieder einen Angstanfall bekommen werde." "Ich dachte nur, bloß raus hier!" "Mein Gott, was geschieht mit mir?" "Ich habe Angst davor, den Vortrag nächste Woche zu halten."

In diesen Fällen muß sorgfältig nach den spezifischen katastrophisierenden Gedanken und Vorstellungsbildern der Patientin gefragt werden. Bei Angstanfällen werden diese Gedanken in der Regel durch die Fehlinterpretation innerer Reize ausgelöst und beziehen sich auf eine unmittelbar bevorstehende körperliche oder psychische Katastrophe. Die Therapeutin sollte also folgendermaßen nachfragen:

- *Was dachten Sie (stellten Sie sich vor), was passieren könnte?*
- *Was sagten Sie zu sich über die Situation?*
- *Was befürchteten Sie, hätte schlimmstenfalls passieren können, wenn Sie nicht aus der Situation hätten fliehen können?*
- *Was befürchteten Sie, hätte schlimmstenfalls passieren können, wenn Ihre Angst noch weiter angehalten hätte?*
- *Als diese Symptome am schlimmsten waren, was dachten Sie, könnten diese bedeuten?*

Als Antwort auf diese Fragen wird die Patientin spezifischere Aussagen machen wie z.B.: "Ich habe Angst, daß meine Stimme versagt und ich dastehen werde wie eine Idiotin." Falls die Patientin sehr allgemeine Aussagen macht, kann die Therapeutin spezifischere Inhalte explorieren, indem sie einfach nachfragt: *Was dann?*. Die aufgedeckten Gedanken, Prophezeiungen und Vorstellungsbilder der Patientin stellen das Material dar, an dem in den weiteren Sitzungen gearbeitet wird. Die folgende Liste enthält typische Fehlinterpretationen von Angstpatientinnen.

Körperliche Symptome	*Gedanken/Interpretationen*
Palpitationen Herzrasen Brustschmerzen Schwitzen Atembeschwerden	Ich bekomme einen Herzinfarkt.
Schwindel Schwächegefühle Benommenheit Visuelle Symptome Zittern, Blässe	Ich werde in Ohnmacht fallen. Ich habe einen Hirntumor. Ich bekomme einen Schlaganfall.
Atemnot Würgegefühl Kloß im Hals	Ich ersticke. Ich höre auf zu atmen und sterbe.

Körperliche Symptome	*Gedanken/Interpretationen*
Kribbeln in Extremitäten	Ich werde gelähmt, bin schwer krank.
Derealisations- und Depersonalisations-Gefühle	Ich verliere die Kontrolle über mich.
Rasende Gedanken	Ich werde verrückt. Ich muß ins Irrenhaus.
Konzentrationsstörungen	
Alle intensiven Angstsymptome	Diese Angst bringt mich um.

Weitere Hilfsmittel für die Identifizierung von dysfunktionalen Gedanken:
a) Angstprovozierende Aktivitäten ausführen lassen:
Viele Angstpatientinnen können schwer Gedanken während eines Angstanfalls erinnern. Durch die Provokation von Angstsymptomen kann die Patientin häufig leichter Gedanken, die während eines Angstanfalls auftreten, identifizieren. Aktivitäten, die die Patientin durchführen kann, können den Übungsvorschlägen unter Punkt 3 entnommen werden.

b) "Als-ob-Methode" (Cognitive Rehearsal):
Wenn die Patientin beim Bericht über die Vergangenheit nicht in der Lage ist, eindeutige Kognitionen zu identifizieren, kann die Therapeutin sie auffordern, das Ereignis noch einmal in der Therapie zu erleben, "als ob" es gerade jetzt geschehen würde. Viele Patientinnen können so leichter ihre automatischen Gedanken bestimmen. Die Wirkung ist am ausgeprägtesten, wenn die Patientin auch eine visuelle Vorstellung des Ereignisses hat. Die "Als-ob"-Methode kann verstärkt werden, indem die Therapeutin die Rolle einer anderen Person bei einer bestimmten Interaktion übernimmt.

c) "Instant-replay"-Technik:
Wenn die Patientin sich ihrer negativen Gefühle bewußt ist, sich aber nicht über ihre vorangegangenen automatischen Gedanken im klaren ist, kann die Therapeutin gemeinsam mit der Patientin die Reiz-Reaktions-Sequenz zurückverfolgen und der Patientin so behilflich sein, ihre automatischen Gedanken zu erinnern.

d) Remote recall:
Wenn die Patientin das vergangene Ereignis gut erinnert, sich aber nicht der automatischen Gedanken sicher ist, kann die Therapeutin gemeinsam mit der Patientin das Ereignis im Zeitlupentempo noch einmal nachvollziehen. Hierbei erinnert sie sich wahrscheinlich ihrer automatischen Gedanken. Häufig kann die Patientin aber nicht mit absoluter Sicherheit sagen, ob dies tatsächlich automatische Gedanken waren.

e) Feststellen der Bedeutung eines bestimmten Ereignisses:
Falls die Patientin ihre automatischen Gedanken nicht sicher identifizieren kann, soll die Therapeutin fragen, was das Ereignis für die Patientin bedeutet.

f) Ansteigen der Angst während der Therapiesitzung:
Da das Identifizieren von dysfunktionalen Gedanken auch während späterer Sitzungen erfolgen kann, sollte die Therapeutin ein Ansteigen der Angst während der Sitzung dazu nutzen, Fehlinterpretationen zu identifizieren.

Vierter Schritt:
Einschätzung auf den Überzeugungsratings

Sobald die dysfunktionalen Gedanken identifiziert sind, soll die Patientin auf einer Ratingskala von 0 bis 100 Prozent einschätzen, wie überzeugt sie von diesen Gedanken und Vorhersagen ist (Anhang 17).

Sie sehen hier eine Skala, die von 0% bis 100% geht. Sie sollen auf dieser Skala einschätzen, wie sehr Sie von dem tatsächlichen Eintreten Ihrer Prophezeiungen und negativen Vorstellungsbildern überzeugt sind. 0% bedeutet, Sie davon überzeugt sind, daß Ihre Befürchtungen ganz sicher nicht eintreten werden. 100% bedeutet, Ihre Befürchtungen werden ganz sicher eintreten. 50% bedeutet, Sie sind davon überzeugt, daß Ihre Befürchtungen sowohl eintreten können als auch nicht eintreten können.

Es sollen zwei Einschätzungen gemacht werden:
a) *Bitte schätzen Sie auf der Skala ein, wie sehr Sie während eines Angstanfalls davon überzeugt sind, daß Ihre Prophezeiungen und negativen Vorstellungsbilder tatsächlich eintreten werden.*
b) *Bitte schätzen Sie jetzt auf der Skala ein, wie sehr Sie außerhalb eines Angstanfalls davon überzeugt sind, daß Ihre Prophezeiungen und negativen Vorstellungsbilder bezüglich des Angstanfalls tatsächlich eintreten werden.*

Die beiden Einschätzungen vermitteln der Therapeutin folgende Informationen:
a) die aktuelle Einschätzung der Bedrohung während eines Angstanfalls;
b) die überdauernde Einschätzung der Bedrohung während eines Angstanfalls.
Falls eine Diskrepanz zwischen den beiden Einschätzungen auftritt, sollte dies im Sinne des Therapierationals genutzt werden:

Ihre beiden Einschätzungen zeigen, daß Sie während eines Angstanfalls mehr von dem Eintreten Ihrer Prophezeiungen und negativen Vorstellungsbilder überzeugt sind als außerhalb eines Angstanfalls. Dies steht im Einklang mit unseren Erkenntnissen, daß Gedanken und Erwartungen während eines Angstanfalls sehr stark von der Angst geprägt und somit unrealistisch und verzerrt sind. Wenn Sie dagegen etwas Abstand zu Ihrer Angst haben, also sich außerhalb eines Angstanfalls befinden, sind Ihre Gedanken weniger verzerrt und realistischer.

Weiterhin erlaubt die Einschätzung auf der Ratingskala Aussagen über den Verlauf der Therapie: Aus der Zu- oder Abnahme der Einschätzungen auf den Ratingskalen kann die Therapeutin ersehen, inwieweit die Therapie erfolgreich ist oder nicht. Wenn die Überzeugungsratings nicht abnehmen, funktioniert die Therapie nicht. Die Therapeutin muß dann noch stärker versuchen, die irrationalen Befürchtungen zu diskutieren.

5. Rückblick und Planung

1) Die Therapeutin faßt kurz die wichtigsten Punkte der Sitzung zusammen.
2) Die Therapeutin fordert die Patientin auf, Rückmeldung zu geben (vgl. Sitzung 1, S. 79).
3) Hausaufgabe:
- Die Patientin soll weiterhin im Angst-Tagebuch auf die ersten Anzeichen der Angst achten und die Zeitspanne zwischen den ersten Anzeichen bis zum Höhepunkt der Angst jeweils notieren.
- Die Patientin soll die während der Sitzung besprochenen Konfrontationsaufgaben täglich durchführen.
- Die Patientin soll während der nächsten Woche alle dysfunktionalen Gedanken aufschreiben, die sie im Laufe des Tages wahrnimmt. Sie soll diese Gedanken auf einem zusätzlichen Blatt (Anhang 19) neben ihren Tagebucheintragungen notieren. Die Patientin wird gebeten, möglichst rasch, nachdem sie ängstlich wurde, ihre automatischen Gedanken niederzuschreiben. Wenn sie dazu nicht in der Lage ist, soll sie sie bei der nächstbesten Gelegenheit aufschreiben. Die Patientin soll jeweils notieren:
  a) die Situation, die zur Angst führte;
  b) automatische Gedanken und Überzeugung von diesen Gedanken;
  c) die dabei empfundene Angststärke.
  Die Aufzeichnungen sollen in die nächste Sitzung mitgebracht werden.
- Die Patientin soll die Sitzungs-Kassette anhören.

6. Kurzbericht

1) Die Therapeutin beschreibt kurz den momentanen Zustand (Fortschritte/Rückschritte) der Patientin.
2) Kurze Beschreibung, wie die Patientin auf das dargebotene Material, den Hyperventilationstest und eventuelle weitere Tests reagierte.

Fünfte Sitzung

I. Sitzungsablauf

1. Besprechen des Tagebuches
2. Tagesordnung
3. Besprechen der Hausaufgabe
4. Konfrontationsübung
5. Korrigieren der Fehlinterpretationen während eines Angstanfalls

Erster Schritt:	Bestimmen einer Fehlinterpretation, die bearbeitet werden soll
Zweiter Schritt:	Einschätzen der Fehlinterpretation auf den Überzeugungsratings
Dritter Schritt:	Exploration der Beweise für die Fehlinterpretationen
Vierter Schritt:	Identifizieren von Beobachtungen, die den Fehlinterpretationen widersprechen
Fünfter Schritt:	Darstellung alternativer Erklärungen
Sechster Schritt:	Identifizieren weiterer Beobachtungen, die die alternativen Erklärungen unterstützen
Siebter Schritt:	Erneutes Einschätzen der Fehlinterpretationen auf den Überzeugungsratings
Achter Schritt:	Einschätzen der alternativen Erklärung auf den Überzeugungsratings

6. Analyse fehlerhafter Logik
   a) Schlüsse aufgrund ungenügender Beweise
   b) Übergeneralisierung
   c) Sicher versus Möglich
7. Rückblick und Planung
8. Kurzbericht

II. Therapeutisches Vorgehen

1. Besprechen des Tagebuches

Die Therapeutin achtet auf Genauigkeit und Fortschritte in der Beobachtung von Angst und automatischen Gedanken. Sie bemerkt eventuelle Zunahmen oder Abnahmen von Angstanfällen, erfaßt die Erklärungen der Patientin für solche Veränderungen und verstärkt Fortschritte der Patientin. Falls nötig, betont sie noch einmal, daß es für die Therapie sehr wichtig ist, genaue Tagebücher zu führen, da diese Notizen das Material für die weiteren Therapiesitzungen darstellen. Die Patientinnen sollen für eine genaue und konsistente Tagebuchführung immer wieder verstärkt werden.

2. Tagesordnung

(vgl. Sitzung 1, S. 67f)

3. Besprechen der Hausaufgabe

Die Therapeutin bespricht die Erfahrungen mit den Konfrontationsübungen. Sie spricht Probleme und Schwierigkeiten an, die möglicherweise aufgetreten sind. *Was ist während oder auch nach der Übung geschehen? Was ging Ihnen während der Übung durch den Kopf? Was machte die Übung für Sie so schwer/leicht?* Sie sollte die Patientin in jedem Fall - egal, ob die Übung erfolgreich oder weniger erfolgreich abgelaufen ist - loben.

Bei nicht erfolgreich verlaufenen Übungen verstärkt die Therapeutin die Patientin für den Versuch, die Übung durchzuführen. Sie weist die Patientin darauf hin, daß sie sich schließlich bisher nicht zugetraut hätte, eine solche Übung freiwillig zu machen, somit wäre schon der Versuch ein erster Erfolg. Sie bespricht mit der Patientin konkret, was sie das nächste Mal anders machen kann, um die Übung erfolgreicher zu beenden.

Falls die Übung erfolgreich verlaufen ist, spricht die Therapeutin die erzielten Fortschritte an und lobt die Patientin. Sie achtet auf eine ausreichende Selbstverstärkung der Patientin. Wenn die Patientin dazu neigt, sich für Mißerfolge zu beschuldigen, aber Erfolge nicht angemessen anzuerkennen, spricht die Therapeutin dies an. Sie erläutert ihr, Erfolge und Mißerfolge nicht mit unterschiedlichen Maßstäben zu messen, sondern Erfolge anzuerkennen und sich dafür zu loben.

Außerdem bepricht sie mit der Patientin die notierten dysfunktionalen Gedanken, die die Patientin seit der letzten Stunde gesammelt hat. Häufig haben die Patientinnen zu Beginn Schwierigkeiten, dysfunktionale Gedanken zu identifizieren. In diesem Fall erarbeitet die Therapeutin anhand eines erst kurz zurückliegenden Ereignisses die Gedanken, die die Patientin in dieser Situation hatte.

4. Konfrontationsübung

Die Therapeutin greift hier noch einmal die Übung aus der vierten Sitzung auf, die die Patientin als beängstigend erlebt hatte. Sie wiederholt diese Übung mit der Patientin 2-3 Mal und notiert dabei jeweils im Fortschrittsbericht (Anhang 18) die Dauer der Übung und den Ausprägungsgrad der Angst. Die Therapeutin versucht, die Übungen mit jedem Mal etwas länger ausführen zu lassen, wenn dies der Natur der Aufgabe entsprechend möglich ist (z.B. man kann nicht unbegrenzt hyperventilieren). Eine längere Durchführung der Übung und eine geringere Angstausprägung dokumentieren Fortschritte der Patientin in der Bewältigung ihrer Angst, die die Therapeutin mit der Patientin bespricht. Außerdem versucht sie, die Übungen in den weiteren Sitzungen immer schwieriger zu gestalten. Dazu versucht sie, die Übungen realistischer an die Situation während eines natürlichen Angstanfalls anzupassen. Zum Beispiel kann sie die Patientin die Übung alleine im Therapieraum ausführen lassen, während sie vor die Tür geht, oder sie bittet die Patientin, die Übung außerhalb des Gebäudes im Freien auszuführen, während sie im Therapieraum bleibt. Die Therapeutin wiederholt in den weiteren Sitzungen die Übungen so oft, bis die Patientin eine Angstausprägung von 2-3 erreicht hat.

5. Korrigieren der Fehlinterpretationen während eines Angstanfalls

- Hinweis: Das Korrigieren von Fehlinterpretationen kann gut mit den Konfrontationsübungen kombiniert werden. Hier im Manual wird aus didaktischen Gründen das allgemeine Korrekturschema für Fehlinterpretationen gesondert dargestellt.

Es geht nun darum, Fehlinterpretationen der Patientin, die in Zusammenhang mit Angstanfällen auftreten, zu überprüfen und zu verändern. Für den Erfolg der Therapie ist es ganz wichtig, diese Intervention sehr sorgfältig und ausführlich durchzuführen. Deshalb sollten alle wichtigen Fehlinterpretationen mit dem weiter unten dargestellten Schema bearbeitet werden. Die Therapeutin greift die in der letzten Sitzung identifizierten dysfunktionalen Gedanken auf und bearbeitet sie anhand des folgenden Schemas. Die Fehlinterpretationen können auch den Angst-Tagebüchern entnommen werden oder der in der vierten Sitzung formulierten Hausaufgabe. Außerdem kann die Therapeutin auf die in den bisherigen Sitzungen identifizierten Fehlinterpretationen zurückgreifen. Die Therapeutin führt die Korrektur von Fehlinterpretationen folgendermaßen ein:

Wir haben in den vorangegangenen Sitzungen verschiedene unangemessene Interpretationen in Zusammenhang mit Ihren Angstanfällen aufgedeckt. Ich möchte in dieser Sitzung beginnen, mit Ihnen diese Fehlinterpretationen zu überprüfen und gegebenenfalls anschließend zu verändern. Ich würde vorschlagen, daß wir mit der folgenden beginnen: ...

Die Therapeutin bearbeitet nie mehrere Fehlinterpretationen gleichzeitig, sondern immer nur eine. Wenn nötig (und dies ist fast immer der Fall), setzt sie das hier vorgestellte allgemeine Korrekturschema auch in späteren Sitzungen erneut ein, um weitere Fehlinterpretationen zu bearbeiten. Die Fehlinterpretationen werden mit den folgenden Schritten analysiert und verändert:

Erster Schritt:
Bestimmen einer Fehlinterpretation, die bearbeitet werden soll

Zunächst sollte die Fehlinterpretation ausgewählt werden, die bei der Patientin am stärksten Angst auslöst.

Beispiel: "Wenn mein Herz ganz stark schlägt, habe ich eine Herzkrankheit."

Zweiter Schritt:
Einschätzen der Fehlinterpretation auf den Überzeugungsratings

(vgl. Sitzung 4, S. 112)

Dritter Schritt:
Exploration der Beweise für die Fehlinterpretationen

Die Therapeutin fragt die Patientin nach ihren Erklärungen und Beweisen für die Fehlinterpretation. Es ist wichtig, die Patientin zu ermuntern, alle Erklärungen, die sie hat, zu nennen, auch wenn sie sie jetzt während der Therapiesitzung selbst nicht überzeugend oder sogar lächerlich findet. Es sollten alle Erklärungen und Beweise der Patientin erfaßt werden, um eine sorgfältige Reattribuierung der Fehlinterpretation der Patientin zu gewährleisten.

Beispiel: "Ich habe keine andere Erklärung für mein Herzklopfen. Ich habe in einer Zeitschrift gelesen, daß Herzerkrankungen eine häufige Todesursache sind und starkes Herzklopfen ein Symptom von Herzkrankheiten ist."

Vierter Schritt:
Identifizieren von Beobachtungen, die den Fehlinterpretationen widersprechen

Hier sollen Beweise exploriert werden, die die Fehlinterpretationen der Patientin widerlegen. Die Therapeutin ermuntert hierbei die Patientin im Sinne des "geleiteten Entdeckens", selbst nach Beobachtungen oder Beweisen, die gegen ihre Fehlinterpretation sprechen, zu suchen.

Beispiel: Das EKG ist ohne auffälligen Befund. Die Brustschmerzen werden bei körperlicher Belastung nicht schlimmer. Ablenkung hilft manchmal, das Herzklopfen zu reduzieren.

Falls die Patientin Angst vor einer Ohnmacht hat, sollte die Therapeutin folgendes Frage-Antwort-Schema für Ohnmachten durchgehen: *Sind Sie schon einmal ohnmächtig geworden?*

Falls ja: 1. Genaue Exploration der Ohnmacht
Die Therapeutin führt in diesem Fall eine genaue Exploration der Ohnmacht durch. Sie läßt sich detailliert die Situation und die Symptome, die die Patientin dabei erlebte, beschreiben. Wichtig ist dabei zu explorieren, ob die Patientin bei der Ohnmacht ängstlich wurde. Falls die Patientin ängstlich wurde, arbeitet die Therapeutin heraus, ob die Patientin schon vor der Ohnmacht oder erst nach der Ohnmacht ängstlich wurde. Die meisten Patientinnen werden erst nach der Ohnmacht ängstlich, doch rückblickend erinnern sie manchmal die Angst als Auslöser, was sich jedoch bei genauer Betrachtung der Situation als falsch erweist.

2. Unterschiede von Angstanfall und Ohnmacht herausarbeiten
Die Therapeutin kann hier anhand von Angstanfallsbeispielen der Patientin und der zuvor explorierten Ohnmacht die Unterschiede aufzeigen. Sie faßt die Symptome der Patientin während eines Angstanfalls und während der Ohnmacht zusammen und betont die Unterschiede (bei einem Angstanfall steigt der Blutdruck an, während er bei Ohnmacht abfällt; das Herz schlägt bei einem Angstanfall schneller, während es bei Ohnmacht langsamer schlägt; Angst ist das zentrale Symptom bei einem Angstanfall, während sie bei der Ohnmacht erst im Anschluß kommt). Die Therapeutin betont, daß die Angst eine Folge der Ohnmacht sein kann, aber auf keinen Fall die Ursache für Ohnmacht sein kann. Angst kann nicht unbegrenzt ansteigen, und gerade bei starker Angst sind die physiologischen Effekte genau das Gegenteil von dem was während einer Ohnmacht geschieht.

Falls nein: 1. Unterschiede von Angstanfall und Ohnmacht herausarbeiten
Die Therapeutin fragt zunächst die Patientin, ob sie über die typischen Symptome während einer Ohnmacht Bescheid weiß und läßt sich diese von der Patientin beschreiben. Je nach Notwendigkeit korrigiert sie die Erläuterung der Patientin. Sie faßt dann die typischen Symptome der Patientin während eines Angstanfalls zusammen und betont dabei die Unterschiede zu den typischen Symptomen während einer Ohnmacht. Sie erklärt auch hier der Patientin, daß Angst nie die Ursache für eine Ohnmacht sein kann, also die Angst nicht so stark werden kann, daß man davon ohnmächtig wird. Sie betont den qualitativen Unterschied von Angstanfall und Ohnmacht.

• Hinweis: Falls die Beweise der Patientin logische Fehler enthalten, kann die Therapeutin bei diesem Schritt auch eine Analyse logischer Fehler durchführen (vgl. S. 121ff, 130f).

Fünfter Schritt:
Darstellung alternativer Erklärungen

Die Therapeutin gibt hier der Patientin alternative Erklärungen für die Fehlinterpretationen. Können z.B. die Symptome der Patientin durch Hyperventilation erklärt werden? Gibt es andere Ursachen für die Palpitationen der Patientin, wie beispielsweise vorherige körperliche Belastung der Patientin, Streit mit dem Partner? Auch der Teufelskreis der Angst kann als alternative Erklärung für die Symptome herangezogen werden. Wichtig ist hierbei, die Patientin immer wieder aufzufordern, Zweifel und Fragen zu äußern.

Sechster Schritt:
Identifizieren weiterer Beobachtungen, die die alternativen Erklärungen unterstützen

Bei diesem Schritt erläutert die Therapeutin Beobachtungen, die die alternative Erklärung unterstützen. Falls z.B. die Symptome der Patientin durch Hyperventilation erklärt wurden, kann die Therapeutin auf den durchgeführten Hyperventilationstest in der dritten Sitzung hinweisen. Zur Unterstützung der alternativen Erklärungen führt die Patientin an dieser Stelle Verhaltensexperimente durch. Im folgenden werden verschiedene Verhaltensexperimente aufgeführt, die die Therapeutin entsprechend der Symptomatik und der dazugehörenden Fehlinterpretation auswählt.

Verhaltensexperimente:
1) Angst, ohnmächtig zu werden
Falls die Patientin in Sitzung 4 positiv auf den Hyperventilationstest angesprochen hatte, erklärt ihr die Therapeutin, die Unangemessenheit ihrer Angst, ohnmächtig zu werden. Die Therapeutin erläutert bezugnehmend auf den Hyperventilationstest:

Wir hatten in der letzten Sitzung festgestellt, daß Sie während eines Angstanfalls hyperventilieren. Wir hatten auch besprochen, wie Hyperventilation eine Reihe von körperlichen Veränderungen hervorrufen kann. Unter anderem bewirkt Hyperventilation auch einen Blutdruckanstieg. Ihre Befürchtung, während eines Angstanfalls, bei dem Sie ja wie gesagt hyperventilieren, ohmächtig zu werden, steht nun im Widerspruch zu den körperlichen Veränderungen. Denn bei einer Ohnmacht fällt der Blutdruck ab, während er bei der Hyperventilation ansteigt. Um Ihnen jetzt neben der Erklärung eine Möglichkeit zur Überprüfung Ihrer Befürchtung zu geben, möchte ich gerne mit Ihnen ein Experiment durchführen. Wenn Sie glauben, daß Sie während eines Angstanfalls ohnmächtig werden können, müßten Sie ja nach längerem hyperventilieren einer Ohnmacht nahe sein. Ich möchte Sie deshalb bitten, statt der bisherigen zwei Minuten nun einmal für drei Minuten zu hyperventilieren. Falls Ihre Befürchtung stimmt, müßten Sie nach drei Minuten ohnmächtig werden oder kurz davor sein.

2) Angst zu ersticken
Falls die Patientin in Sitzung 4 positiv auf den Hyperventilationstest angesprochen hatte, erklärt ihr die Therapeutin, daß Atemnot bzw. die Angst zu ersticken, ein Symptom von Hyperventilation ist. Die Furcht der Patientin zu ersticken, kann die Therapeutin darüberhinaus abschwächen, indem sie erklärt, daß der Körper automatisch darauf achtet, genügend Luft zu bekommen. Selbst bei Menschen, bei denen nach einem Unfall das Großhirn zerstört worden ist, funktioniert weiterhin das Atemzentrum und versorgt sie mit genügend Luft, obwohl sie ohne Bewußtsein und "klinisch tot" sind.

Um der Patientin zu demonstrieren, daß man nicht einfach aufhört zu atmen, führt die Therapeutin ein Verhaltensexperiment durch. Sie bittet die Patientin, die Luft aus ihren Lungen auszuatmen und so lange wie möglich die Luft anzuhalten. Danach wird die Patientin bemerken, daß sie wieder viel normaler atmen kann. Die Therapeutin sollte in Zusammenhang mit der Angst zu ersticken auch die Angst vor einer Ohnmacht besprechen (vgl. oben).

3) "Die Brustschmerzen bedeuten eine Herzkrankheit."
Hier erklärt die Therapeutin, daß bei einer Herzkrankheit die Brustschmerzen während körperlicher Belastung schlimmer werden. Sie exploriert daher, ob dies der Fall ist, und fordert gegebenenfalls die Patientin auf, eine Sportübung durchzuführen, um zu überprüfen, ob der Brustschmerz schlimmer wird. Daneben kann die Therapeutin der Patientin auch demonstrieren, wie durch die Veränderung des Atemmusters Brustschmerzen produziert werden können (vgl. Übung zur aufgesetzten Hyperventilation S. 104f).

4) "Wenn ich meine Gedanken nicht kontrolliere, werde ich verrückt."
Der Versuch, die Gedanken zu kontrollieren, produziert oft gerade die befürchteten Gedanken. Dies kann die Therapeutin demonstrieren, indem sie die Patientin auffordert, einen bestimmten Gedanken (am besten eignet sich hier ein typischer, kurzer Gedanke der Patientin) für eine begrenzte Zeit nicht zu denken. Falls sich kein geeigneter Gedanke der Patientin identifizieren läßt, fordert die Therapeutin die Patientin auf, für fünf Minuten nicht an die Zahl 5 zu denken.

Ein weiteres Experiment, das die Therapeutin zur Überprüfung der Befürchtung durchführen kann, ist folgendes: Sie fordert die Patientin auf, für eine Weile ihre Gedanken nicht zu kontrollieren. Stattdessen soll sie die schlimmsten Gedanken denken, die sie kennt.

Neben den dargestellten Verhaltensexperimenten kann die Therapeutin selbst kreativ werden und andere Übungen entwickeln. Die Verhaltensexperimente sollen dabei immer auf die Patientin zugeschnitten und nicht schematisiert an den Symptomen vorbei angewendet werden.

Siebter Schritt:
Erneutes Einschätzen der Fehlinterpretationen auf den Überzeugungsratings

(vgl. Sitzung 4, S. 112)

Achter Schritt:
Einschätzen der alternativen Erklärung auf den Überzeugungsratings

(vgl. Sitzung 4, S. 112)

Anhand der Einschätzungen in Schritt sieben und acht kann die Therapeutin überprüfen, ob die Korrektur der Fehlinterpretationen erfolgreich war. Bei erfolgreicher Korrektur muß das Überzeugungsrating in Schritt sieben niedriger ausfallen als in Schritt zwei. Das Überzeugungsrating in Schritt acht müßte entsprechend hoch ausfallen. Falls dies nicht der Fall ist, fragt die Therapeutin die Patientin nach noch bestehenden Zweifeln und Fragen und bearbeitet diese. Daran anschließend führt sie noch einmal Schritt sieben und acht durch.

6. Analyse fehlerhafter Logik

● Hinweis: Die Analyse soll nur dann in aller Ausführlichkeit durchgeführt werden, wenn die Patientin dazu neigt, viele logische Fehler zu machen. Also auch hier gilt es, den Schritt maßgeschneidert auf die Patientin anzuwenden. Falls die Patientin hier keine größeren Auffälligkeiten zeigt, reicht es, einen allgemeinen Überblick zu den logischen Fehlern zu geben und das entsprechende Informationsblatt auszuhändigen.

Die Analyse fehlerhafter Logik ist ebenfalls ein Verfahren zur Korrektur dysfunktionaler Gedanken. Dieses Verfahren soll für allgemeine dysfunktionale Gedanken angewendet werden, die sowohl in Verbindung mit Angstsituationen als auch mit allgemeinen Streßsituationen auftreten können. Folgende Vorgehensweise wird vorgeschlagen:

Erster Schritt: Beschreibung des logischen Fehlers
Zweiter Schritt: Analyse eines Beispiels der Patientin
Dritter Schritt: Einschätzung der Glaubwürdigkeit der irrationalen Gedanken
Vierter Schritt: Explorieren von Alternativen

Die Therapeutin beginnt mit der Analyse fehlerhafter Logik, indem sie die verschiedenen Fehlertypen der Patientin darstellt. Daran anschließend werden Beispiele aus dem Repertoire der Patientin analysiert. Nach jeder Analyse eines logischen Fehlers der Patientin erarbeiten Therapeutin und Patientin gemeinsam alternative Gedanken, die die Patientin statt ihrer irrationalen Gedanken einsetzen kann. Eine allgemeine Einführung in die Analyse fehlerhafter Logik kann folgendermaßen aussehen:

Wir haben festgestellt, daß viele Menschen mit Ängsten bestimmte Fehler machen in der Art, wie sie Situationen betrachten und bewerten. Diese Fehler führen zu unangemessenen Vorhersagen und Schlußfolgerungen, die dann Angst auslösen. Ich werde Ihnen kurz die wichtigsten Fehlertypen nennen, Ihnen ein Beispiel dazu geben, und Sie bitten, mir ein Beispiel von Ihnen zu nennen. Falls Sie mir nicht sofort ein Beispiel nennen können, werden wir uns Ihre Tagebuchaufzeichnungen ansehen und schauen, ob wir hier Beispiele für logische Fehler finden können.

Nachdem die Therapeutin spezifische Vorhersagen oder Interpretationen der Patientin aufgedeckt hat, sollen diese als Arbeitsmaterial für die Analyse logischer Fehler benutzt werden. Dabei geht die Therapeutin folgendermaßen vor: Sie erläutert der Patientin, nun ihre Gedanken oder Interpretationen als unbestätigte Annahmen und nicht als gegebene Tatsachen zu behandeln und die Beweise für ihre Annahmen zu untersuchen. Die Therapeutin achtet darauf, daß die Patientin den Inhalt ihrer Aussage selbst untersucht und sich ein eigenes Urteil darüber macht, ob ihre Annahmen/Schlußfolgerungen durch Fakten gestützt werden. Die Therapeutin sollte möglichst vermeiden, der Patientin zu viele und zu genaue Vorgaben über die Art der Fehler zu geben, die die Patientin macht.

Bei diesem Vorgehen bringen die Patientinnen oft weitere Vorhersagen oder Interpretationen, die Material für die Analyse logischer Fehler sein können. Die Therapeutin kann entscheiden, dieses Material sofort mit in die Analyse logischer Fehler einzubeziehen oder es zu notieren und in späteren Sitzungen zu diskutieren. Die beste Strategie ist, auf die ursprünglichen irrationalen Vorhersagen oder Interpretationen während der Diskussion immer wieder zurückzukommen und die Patientin zu fragen, ob sie nun in der Lage sei, ihre Annahmen zu modifizieren. Nach ausreichender Diskussion verändert sich bei den meisten Patientinnen das Ausmaß, in dem sie von ihren Vorhersagen oder Interpretationen überzeugt sind. (Dies wird mit Hilfe der Überzeugungsratings immer wieder überprüft.)

Bei der Analyse logischer Fehler wird als didaktisches Hilfsmittel die Spaltentechnik verwendet. Die Patientin stellt hier ihre Denkfehler dar, indem sie in einer Spalte notiert, was tatsächlich passiert, in einer anderen Spalte ihre Interpretationen bzw. automatischen Gedanken aufschreibt und dann in einer dritten Spalte die gefundenen Fehlerarten zusammenstellt. Im folgenden sind zwei Beispiele der Spaltentechnik dargestellt.

DATEN	INTERPETATION	FEHLER
Mir wird schwindlig, und ich bekomme schlecht Luft.	Ich werde bestimmt gleich in Ohnmacht fallen.	Schlußfolgerung aufgrund ungenügender Beweise.

Eine andere mögliche Anwendung dieses Verfahrens besteht darin, die Patientin die dritte Spalte so ausfüllen zu lassen, wie es ein "objektiver Beobachter" der Situation tun würde.

DATEN	INTERPRETATION	INTERPRETATION DES BEOBACHTERS
Mein Chef grüßte mich heute morgen nicht.	Er ist bestimmt mit meiner Arbeit unzufrieden. Ich habe 'mal wieder versagt.	Der Chef ist heute' mal wieder schlecht gelaunt. Wahrscheinlich hat er Krach mit einem Kunden.

a) Schlüsse aufgrund ungenügender Beweise

Erster Schritt: Beschreibung des logischen Fehlers

Der häufigste Fehler, den Menschen mit Ängsten machen, ist, sofort Schlußfolgerungen aus einer Situation zu ziehen, ohne vorher andere Möglichkeiten ausreichend betrachtet zu haben. Zum Beispiel nehmen Sie wahr, wie Ihnen schwindlig wird. Sie bekommen sofort Angst, in Ohnmacht zu fallen. Sie übersehen dabei vielleicht, daß Sie Ihre Atmung verändert haben und leicht hyperventilieren. Sie treffen hier also eine Annahme aufgrund nur eines Hinweises, dem Schwindel. Daß der Schwindel auch anders erklärt werden kann, erwägen Sie dabei erst gar nicht.

Ein anderes Beispiel: Ein Freund, Ihr Partner oder Ihr Chef verhält sich kalt und abweisend Ihnen gegenüber, und Sie schließen sofort daraus, daß er ärgerlich auf Sie ist. Auch hier übersehen Sie andere Möglichkeiten, die zu der Unfreundlichkeit Ihres Gesprächspartners geführt haben könnten. Beispielsweise könnte er aus einem anderen Grund ärgerlich sein oder einfach nur schlecht gelaunt sein. Häufig fehlen Ihnen für Ihre negativen Annahmen und Prophezeiungen die Beweise. Oder es existieren sogar Hinweise, die gegen Ihre Prophezeiungen sprechen.

Zweiter Schritt: Analyse eines Beispiels der Patientin

Fällt Ihnen hierzu ein Beispiel aus Ihren eigenen Erfahrungen ein? Einfache Aussagen der Patientin können häufig bereits verändert werden, indem die Patientin befragt wird, woher sie weiß, daß ihre Vermutung eintreffen wird oder wo der Beweis dafür ist: "*Was spricht dafür?*" Die beiden folgenden Beispiele sollen noch einmal den zweiten Schritt veranschaulichen.:

Beispiel 1:

Patientin:	"Gestern abend habe ich wieder deutlich gespürt, wie mein Herz klopfte, obwohl ich entspannt in einem Sessel saß."
Therapeutin:	"Woher wissen Sie, daß Ihr Herzklopfen ein Hinweis auf eine Herzerkrankung ist? oder "Haben Sie sich vielleicht kurz vorher körperlich angestrengt, so daß Ihr Herzschlag davon noch erhöht war?"

Beispiel 2:

Patientin:	"Ich habe mich bei dem letzten Personaltreffen wirklich selbst zum Narren gemacht."
Therapeutin:	"Woher wissen Sie das?"
Patientin:	"Ich war wirklich ängstlich."
Therapeutin:	"Gut, Sie waren vielleicht ängstlich, aber warum denken Sie, daß Sie sich blamiert haben? Warum glauben Sie, daß irgendjemand es bemerkt hat?"

Dritter Schritt: Einschätzung der Glaubwürdigkeit der irrationalen Gedanken (vgl. 4. Sitzung, S. 112)

Vierter Schritt: Explorieren von Alternativen
Die Idee der Exploration von Alternativen kann folgendermaßen vermittelt werden:

Wir haben gesehen, daß Sie oft eine enge oder auch fehlerhafte Sichtweise von angstprovozierenden Situationen haben. Diese Sichtweise ist dadurch gekennzeichnet, daß Sie meistens zuerst nur die schlimmstmöglichen Interpretationen und Konsequenzen einer Situation annehmen. Ein weiterer Schritt, Ihre Gedanken zu verändern, ist, sich zu fragen, ob es nicht andere Möglichkeiten gibt, diese Situation zu betrachten. Wir wollen nun die eben besprochenen Situationen noch einmal betrachten und die Situation gezielt nach anderen/alternativen Interpretationsmöglichkeiten untersuchen. Ich möchte Ihnen hierzu zunächst ein Beispiel geben, damit Sie sehen können, wie so etwas aussehen kann.

Sie bemerken z.B., daß Ihr Herz stärker schlägt. Sie denken wahrscheinlich: "Mit meinem Herz ist etwas nicht in Ordnung. Das sind die ersten Anzeichen eines Herzinfarkts." Bevor Sie solche Schlußfolgerungen ziehen, sollten Sie sich fragen, ob es nicht auch andere Gründe für das Herzklopfen gibt. Vielleicht haben Sie vorher etwas Schweres gehoben, oder Sie sind eine Treppe hochgelaufen und haben dies schon wieder vergessen.

In anderen Situationen sagen Sie vielleicht zu sich selbst: "Ich weiß, daß ich ohnmächtig werde" oder "Ich weiß, daß ich in dieser Situation ängstlich werde". Wenn Sie bemerken, daß Sie solche Vorhersagen oder Interpretationen treffen, behandeln Sie diese Aussagen als Annahmen oder Hypothesen und nicht als Fakten. Fragen Sie sich: "Woher kann ich wissen, daß meine Befürchtungen eintreffen werden?", "Welche Beweise habe ich dafür, daß dies passieren wird?" oder "Gibt es andere wahrscheinliche Möglichkeiten, die Situation zu betrachten?".

Therapeutin und Patientin erarbeiten die alternativen Gedanken konkret für die Beispiele der Patientin. Sie läßt die Patientin jede Alternative auf dem Überzeugungsrating einschätzen.

b) Übergeneralisierung

Erster Schritt: Beschreibung des logischen Fehlers
Wir machen häufig negative Vorhersagen oder ziehen voreilige Schlußfolgerungen, die darauf gründen, daß wir schon einmal eine ähnliche Situation erlebt haben. Zum Beispiel Sie lesen in der Zeitung, Herzinfarkt ist eine der häufigsten Todesursachen. Sie bekommen daraufhin Angst, selber daran zu sterben. Oder Sie sagen sich vor einer Prüfung, daß Sie durch diese Prüfung fallen werden oder in einer bestimmten Situation ängstlich werden, weil Sie eine ähnliche Erfahrung vorher schon einmal gemacht haben. Sie haben beispielsweise in einer ähnlichen Prüfung eine schlechte Note bekommen, oder Sie sind in einer ähnlichen Situation ängstlich geworden. Sie übersehen dabei oft andere Situationen, in denen Sie Prüfungen erfolgreich beendeten oder in denen Sie nicht ängstlich wurden.

Zweiter Schritt: Analyse eines Beispiels der Patientin
Falls die Patientin Übergeneralisierungen, wie "Ich bin eine Versagerin", "Ich bin eine schlechte Mutter" oder "Ich kann meine Angst nicht bewältigen" berichtet, kann die Therapeutin folgendermaßen auf diese Aussagen reagieren: *Es gibt manchmal Zeiten, in denen Sie nicht so handeln, wie Sie eigentlich möchten, aber gibt es nicht auch Zeiten, in denen Sie zu Ihrer Zufriedenheit handeln?* Nach einiger Diskussion erinnern die meisten Patientinnen ein paar Situationen, in denen Sie mit ihrem Verhalten zufrieden waren. Die Therapeutin kann dann fragen: *Ist es dann nicht eine Art von Übergeneralisierung, wenn Sie sich selber eine Versagerin (schlechte Mutter, inkompetent, etc.) nennen? Wann immer Sie bemerken, daß Sie negative Vorhersagen darüber treffen, wie Sie eine bestimmte Situation bewältigen können, sollten Sie sich fragen: Habe ich in der Vergangenheit immer nur schlechte Erfahrungen in solchen Situationen gemacht, oder habe ich auch gute Erfahrungen gesammelt?*

Dritter Schritt: Einschätzung der Glaubwürdigkeit der irrationalen Gedanken
(vgl. 4. Sitzung, S. 112)

Vierter Schritt: Explorieren von Alternativen
(konkret für das eigene Beispiel der Patientin)

c) Sicher versus Möglich

Erster Schritt: Beschreibung des logischen Fehlers
In vielen Situationen, speziell in Situationen, die Angst hervorrufen, neigen wir dazu, eher das Eintreten von unwahrscheinlichen, negativen Folgen als das Eintreten von wahrscheinlichen, positiven Folgen anzunehmen. Oder wir handeln und fühlen so, als würden negative Folgen mit Sicherheit, statt als eine von mehreren Möglichkeiten eintreten. Wir treffen in angsthervorrufenden Situationen also unrealistische Einschätzungen, die mögliche negative Folgen als sichere negative Folgen erscheinen lassen. Die folgenden Aussagen sind Beispiele solcher unrealistischer Einschätzungen: "Ich weiß, daß ich beim nächsten Mal, wenn ich einen Vortrag halten soll, einen Angstanfall bekommen werde" oder "Angstanfälle sind lebensgefährlich" oder "Wenn mein Herz klopft, bedeutet das, daß ich einen Herzinfarkt bekomme". Realistische Einschätzungen dagegen betrachten den negativen Ausgang einer Situation als eine Möglichkeit unter mehreren: "Ich könnte schlecht in dem Examen abschneiden." "Wenn mein Herz klopft, kann das ein Hinweis auf einen Herzinfarkt sein."

Zweiter Schritt: Analyse eines Beispiels der Patientin
Kennen Sie solche sicheren, negativen Prophezeiungen aus Ihrem Erfahrungsbereich?

Dritter Schritt: Einschätzung der Glaubwürdigkeit der irrationalen Gedanken
(vgl. 4. Sitzung, S. 112)

Vierter Schritt: Explorieren von Alternativen
Sie sollen im Laufe der Therapie lernen, Ihre negativen, unrealistischen Einschätzungen in realistische Einschätzungen umzuwandeln. Wenn Sie sich dabei ertappen, daß Sie unrealistische Aussagen treffen, sollten Sie sich fragen:
- *Was sind die realen Chancen für diese Situation?*
- *Unterscheide ich zwischen sicheren und möglichen Folgen?*
- *Verwechsle ich niedrige Wahrscheinlichkeiten mit hohen Wahrscheinlichkeiten?*

Auch hier erarbeiten Therapeutin und Patientin konkrete alternative Gedanken für die Beispiele der Patientin. Die Therapeutin läßt die alternativen Gedanken auf dem Überzeugungsrating einschätzen.

Probleme und Schwierigkeiten während der Analyse logischer Fehler:
Manche Patientinnen reagieren auf die Analyse logischer Fehler skeptisch oder mißtrauisch und fragen: "Wollen Sie mir etwa sagen, daß ich Situationen immer falsch auffasse?" oder "Wollen Sie mir sagen, daß ich einfach immer nur auf die Sonnenseite der Dinge schauen soll?". Eine mögliche Antwort der Therapeutin darauf kann sein: *Nein, manche Situationen und manche Menschen sind objektiv schwierig, und es ist anstrengend, mit ihnen umzugehen. Was wir hier sagen wollen ist, daß Sie sich wahrscheinlich zu sehr auf die negativen Aspekte der Situation konzentrieren und deswegen (falsche) angstprovozierende Schlußfolgerungen ziehen. Was ich vorschlagen möchte ist, daß Sie beginnen, andere mögliche Betrachtungsweisen angstprovozierender Situationen heranzuziehen.*

Sehr häufig sind Fragen und Kommentare der Patientin gegenüber der Therapie oder der Therapeutin eine Quelle weiteren Materials für die Analyse logischer Fehler. Die generelle Strategie der Therapeutin soll hierbei sein, die Patientin zu fragen, welche Gedanken ihre Fragen oder Kommentare ausgelöst haben. Kommentare wie beispielsweise: "Sie denken wahrscheinlich, daß ich ein besonders schwerer Fall bin." oder "Denken Sie, daß die Therapie bei mir erfolgreich sein wird?" können auf folgende Weise beantwortet werden: *Wir können sehen, ob wir einige Gedanken, die Sie darüber haben, aufdecken können. Was sagen Sie jetzt zu sich selbst?* Eine solche Befragung bringt normalerweise eine Anzahl von übergeneralisierten Katastrophen-Erwartungen, die einer kritischen Analyse unterzogen werden sollten.

7. Rückblick und Planung

1) Die Therapeutin faßt kurz die wichtigsten Punkte der Sitzung zusammen.
2) Die Therapeutin fordert die Patientin auf, Rückmeldung zu geben (vgl. Sitzung 1, S. 79).
3) Hausaufgabe
 - Die Therapeutin bespricht mit der Patientin neue Konfrontationsübungen, die sie zu Hause täglich durchführen soll (vgl. auch Konfrontationsübungen Sitzung 4, S. 99f).

- Gegebenenfalls soll die Patientin (d.h. nur, wenn die Therapeutin eine ausführlichere Analyse logischer Fehler durchgeführt hat) mittels der Spaltentechnik bis zur nächsten Sitzung ihre irrationalen Gedanken auf logische Fehler hin analysieren und gleichzeitig alternative, angstbewältigende Gedanken entwickeln. Falls sich während der Sitzung eine spezifische Problemkonstellation herausgestellt hat, kann die Hausaufgabe spezifischer formuliert werden. Zum Beispiel die Patientin soll für alle Situationen, in denen sie mit ihrem Chef zusammentrifft, ihre Gedanken notieren und analysieren.
- Die Patientin soll die Sitzungs-Kassette anhören.

4) Die Therapeutin gibt der Patientin ein neues Angst-Tagebuch- und Aktivitäts-Tagebuch für die kommende Woche mit.

8. Kurzbericht

1) Die Therapeutin beschreibt kurz den momentanen Zustand (Fortschritte/Rückschritte) der Patientin.
2) Kurze Beschreibung, wie die Patientin auf das Korrigieren der Fehlinterpretationen reagierte, und eine Einschätzung der Therapeutin, wie gut die Patientin die Informationen und das Rational der kognitiven Techniken verstanden hat.

Sechste Sitzung

I. Sitzungsablauf

1. Besprechen des Tagebuches
2. Tagesordnung
3. Besprechen der Hausaufgabe
4. Konfrontationsübung
5. Verhaltensexperiment: Fokussierung der Aufmerksamkeit
6. Korrigieren der Fehlinterpretationen
7. Analyse fehlerhafter Logik
   d) Alles-oder-Nichts Denken
   e) Absolutistisches Denken
8. Rückblick und Planung
9. Kurzbericht

II. Therapeutisches Vorgehen

1. Besprechen des Tagebuches

(vgl. Sitzung 5, S. 115)

2. Tagesordnung

(vgl. Sitzung 1, S. 67f)

3. Besprechen der Hausaufgabe

Die Therapeutin bespricht mit der Patientin die Erfahrungen mit den Konfrontationsübungen (vgl. auch Sitzung 5). Falls die Therapeutin in der letzten Sitzung eine genauere Analyse logischer Fehler durchgeführt hat, wiederholt und überprüft sie noch einmal, inwieweit die Patientin mit diesem Vorgehen vertraut ist. Wenn hier Schwierigkeiten auftauchen, sollte dieser Teil erneut erklärt und geübt werden.

4. Konfrontationsübung

Die Therapeutin führt in dieser Sitzung weitere angstauslösende Konfrontationsübungen durch. Sie bespricht anhand des Fortschrittsberichtes die Lernerfolge mit der Patientin und verstärkt sie entsprechend dafür. Außerdem achtet sie auf eine genügende Selbstverstärkung der Patientin.

5. Verhaltensexperiment: Fokussierung der Aufmerksamkeit

Da im Zentrum eines Angstanfalls die Aufmerksamkeitslenkung hin zu internalen Reizen steht, soll in dieser Sitzung demonstriert werden, daß allein durch die verstärkte Zuwendung auf befürchtete körperliche Vorgänge das Angstniveau erhöht werden kann.

Die Therapeutin führt auch dieses Experiment als diagnostische Maßnahme ein. Sie wählt ein typisches, als gefährlich interpretiertes Symptom aus (z.B. Herzklopfen). Sie läßt zunächst die Patientin auf einer Skala von 0-10 ihre momentane Angst einschätzen. Sie fordert nun die Patientin auf, sich für fünf Minuten auf ihren Herzschlag zu konzentrieren. Sie soll darauf achten, ob sie Veränderungen in ihrem Herzschlag feststellen kann oder ihr sonst etwas Besonderes auffällt. Danach schätzt die Patientin erneut ihre momentane Angst ein.

- Hinweis: Den meisten Menschen fällt es leichter, ihre Herztätigkeit zu spüren, wenn sie liegen.

Falls die Angst angestiegen ist, fragt die Therapeutin zunächst die Patientin nach ihrer Erklärung für den Angstanstieg. Sie erläutert anschließend, daß dieses Experiment noch einmal einen wichtigen Vorgang demonstriert, der auch bei einem Angstanfall stattfindet. Sie erklärt der Patientin, daß allein durch die verstärkte Aufmerksamkeitslenkung hin zum Herzen das Angstniveau erhöht werden kann, ohne daß etwas Bedrohliches stattgefunden hat. Genau dieser Prozeß würde auch bei jedem Angstanfall stattfinden. Die Therapeutin kann hieraus eine weitere Konfrontationsübung entwickeln, die sie der Patientin als Hausaufgabe aufgibt. (Die Therapeutin kann auch nach den Gedanken der Patientin während des Experiments fragen und diese gegebenenfalls anhand des allgemeinen Korrekturschemas überprüfen.)

Falls die Patientin nicht ängstlich wurde, überprüft die Therapeutin, ob die Patientin das Experiment richtig durchgeführt hat oder ob sie sich vielleicht abgelenkt hat. Wenn sich die Patientin abgelenkt hat, erklärt die Therapeutin, daß dies den Einfluß der Gedanken demonstriert. Ohne die ablenkenden Gedanken wäre sie wahrscheinlich ängstlich geworden, da ihr die Wahrnehmung ihres Herzschlages normalerweise Angst bereite. Hat die Patientin die Anweisungen richtig befolgt, bespricht sie das Experiment als weiteren Fortschritt der Patientin in der Bewältigung ihrer Angst. Sie fragt hierzu die Patientin nach ihrer Einschätzung, warum sie diese Übung als nicht beängstigend empfunden hat.

6. Korrigieren der Fehlinterpretationen

Die Therapeutin diskutiert in dieser Sitzung weitere Fehlinterpretationen körperlicher Symptome der Patientin. Sie geht hier nach dem in Sitzung 5 beschriebenen Korrekturschema vor. Sie wendet auch in den weiteren Sitzungen diese Technik immer wieder an, bis alle wichtigen Fehlinterpretationen reattribuiert sind. Die erfolgreiche Korrektur von Fehlinterpretationen läßt sich für die Therapeutin direkt an der Schwere und Häufigkeit weiterer Angstanfälle der Patientin beobachten.

7. Analyse fehlerhafter Logik

- Hinweis: Die Therapeutin entscheidet, ob die Durchführung der Analyse fehlerhafter Logik notwendig ist. Sie sollte auf jeden Fall erst zusätzlich zu den bisherigen therapeutischen Techniken eingesetzt werden. Falls die Inhalte aus den ersten fünf Sitzungen für die Patientin noch nicht nachvollziehbar sind, muß daran weiter gearbeitet werden. In diesem Sinne ist die Analyse fehlerhafter Logik als zusätzliches therapeutisches Angebot hier aufgeführt, das nur bei Bedarf in der Therapie verwendet wird.

Bezugnehmend auf die letzte Sitzung fährt die Therapeutin mit der Analyse fehlerhafter Logik fort. Sie stellt der Patientin die restlichen Fehlertypen, die Teil der Analyse fehlerhafter Logik sind, dar. Daran anschließend werden Beispiele aus dem Repertoire der Patientin analysiert. Nach jeder Analyse eines logischen Fehlers der Patientin erarbeiten Therapeutin und Patientin gemeinsam alternative Gedanken, die die Patientin statt ihrer irrationalen Gedanken einsetzen kann.

d) Alles-oder-Nichts Denken

Erster Schritt: Beschreibung des logischen Fehlers
Wir denken oft in Schwarz-Weiß oder Alles-oder-Nichts Beziehungen, anstatt zu erkennen, daß fast nichts ausschließlich entweder/oder ist und es Unterschiede oder Abstufungen von Angst, Fähigkeiten und guten oder schlechten Leistungen gibt. Viele perfektionistische Leute zeigen dieses Schwarz-Weiß-Denken sehr ausgeprägt. Sie glauben, ihren Beruf perfekt ausüben zu müssen, sonst hätten sie vollkommen versagt. Sie verwechseln einen Fehler mit völligem Versagen. Sie sollen in den weiteren Sitzungen erkennen lernen, daß es viele Abstufungen zwischen entweder/oder gibt, die einen Fehler nicht sofort mit völligem Versagen gleichsetzen.

Zweiter Schritt: Analyse eines Beispiels der Patientin
Mögliche Fragen, die die Therapeutin hier stellen kann (später kann sich die Patientin diese Fragen selbst stellen): *Ist ein Angstanfall ein Alles-oder-Nichts-Phänomen, oder gibt es Abstufungen? Denken Sie in Alles-oder-nichts-Kategorien anstelle von Stufen oder Abstufungen? Geht es Ihnen immer nur sehr gut oder sehr schlecht?*

Dritter Schritt: Einschätzung der Glaubwürdigkeit der irrationalen Gedanken (vgl. 4. Sitzung, S. 112)

Vierter Schritt: Explorieren von Alternativen
(konkret für das eigene Beispiel der Patientin)

e) Absolutistisches Denken

Erster Schritt: Beschreibung des logischen Fehlers
Die Patientin soll gegenüber Aussagen sensibilisiert werden, die absolute Begriffe oder Verallgemeinerungen von Etiketten enthalten.

In angstprovozierenden Situationen denken wir oft in absoluten Begriffen oder stellen an uns selbst überhöhte Anforderungen. Beispiele solcher absoluten und überhöhten Anforderungen sind Aussagen, die Begriffe wie "immer", "niemals", "ich muß", "ich kann nicht" enthalten. Daneben neigen wir in Angstsituationen zu Verallgemeinerungen von Etiketten, wie beispielsweise "Ich bin eine Versagerin" oder "Ich bin unfähig" oder "Ich bin eine schlechte Mutter (Vater, Ehefrau/mann, Frau etc.)".

Sie sollen lernen, absolute Begriffe durch relative Begriffe zu ersetzen. Zum Beispiel kann der Begriff "immer" mit "oft" ersetzt werden. "Niemals" kann durch "selten" ersetzt werden. Die Aussagen "Ich brauche, ich muß" können durch Aussagen wie "ich möchte, ich ziehe vor" etc. ersetzt werden. Die Aussage "ich kann nicht" kann durch "ich finde es schwierig" ersetzt werden.

Zweiter Schritt: Analyse eines Beispiels der Patientin

Dritter Schritt: Einschätzung der Glaubwürdigkeit der irrationalen Gedanken (vgl. 4. Sitzung, S. 112)

Vierter Schritt: Explorieren von Alternativen
(konkret für das eigene Beispiel der Patientin)

8. Rückblick und Planung

1) Die Therapeutin wiederholt noch einmal die wichtigsten Punkte der Sitzung.
2) Die Therapeutin fordert die Patientin auf, Rückmeldung zu geben (vgl. Sitzung 1, S. 79).
3) Hausaufgabe
- Die Therapeutin formuliert eine neue Konfrontationsübung, die die Patientin täglich durchführen soll.
- Falls die Therapeutin eine Analyse fehlerhafter Logik ausführlicher durchgeführt hat, soll die Patientin mittels der Spaltentechnik weiterhin ihre irrationalen Gedanken auf logische Fehler hin analysieren und gleichzeitig alternative, angstbewältigende Gedanken entwickeln.

- Die Therapeutin gibt der Patientin die "Informationen zu logischen Fehlern" (Anhang 13) mit und weist die Patientin darauf hin, das Blatt mehrmals sorgfältig zu lesen, bis sie mit dem Inhalt vertraut ist. Falls sie irgendwelche Fragen dazu hat, soll sie sich diese kurz notieren und in der nächsten Sitzung stellen.
- Die Patientin soll die Sitzungs-Kassette anhören.

4) Austeilen neuer Angst- und Aktivitäts-Tagebücher

9. Kurzbericht

1) Die Terapeutin beschreibt kurz den momentanen Zustand der Patientin (Fortschritte/Rückschritte).
2) Kurze Beschreibung, wie die Patientin auf das dargebotene Material reagierte, und eine Einschätzung der Therapeutin, wie gut die Patientin die gegebenen Informationen verstanden hat.

Siebte Sitzung

I. Sitzungsablauf

1. Besprechen des Tagebuches
2. Tagesordnung
3. Besprechen der Hausaufgabe
4. Konfrontationsübung
5. Verhaltensexperiment: Assoziationspaare lesen
6. Korrigieren der Fehlinterpretationen
7. Selbstinstruktionstraining
   Erster Schritt: Beschreibung des Selbstinstruktionstrainings
   Zweiter Schritt: Entwicklung der Selbstinstruktionen
   Dritter Schritt: Üben, die Selbstinstruktionen anzuwenden
8. Rückblick und Planung
9. Kurzbericht

II. Therapeutisches Vorgehen

1. Besprechen des Tagesbuches

Anhand der Angaben im Tagebuch befragt die Therapeutin die Patientin über die Schwere der Angstanfälle: *Sind die Angstanfälle schwächer geworden, sind sie vielleicht gar nicht mehr aufgetreten, oder haben sich die Angstanfälle in irgendeiner Art verändert?*

Falls die Angstanfälle schwächer geworden sind, fragt die Therapeutin die Patientin, weshalb ihrer Meinung nach die Angstanfälle schwächer geworden sind. An dieser Stelle arbeitet die Therapeutin heraus, daß die Veränderung der Angstanfälle in Zusammenhang mit den veränderten Interpretationen körperlicher Symptome und den Konfrontationsübungen gesehen werden muß.

Ist keine Verbesserung der Angstanfälle eingetreten, befragt die Therapeutin ebenfalls die Patientin nach ihrer Einschätzung: *Wir dachten doch letzte Woche, daß Sie nun Ihre Angstanfälle besser bewältigen können. Haben Sie eine Idee, weshalb es schwieriger ist, als wir dachten?*

Es ist für die Therapeutin wichtig herauszufinden, inwieweit die Patientin das Rational der therapeutischen Techniken (vor allem Teufelskreis und Korrektur von Fehlinterpretationen körperlicher Symptome) richtig verstanden und verinnerlicht hat. Nach Abklärung dieses Punktes wiederholt die Therapeutin gegebenenfalls noch einmal den Teufelskreis oder fragt nach Zweifeln und Fragen der Patientin bezüglich der korrigierten Interpretationen körperlicher Symptome.

2. Tagesordnung

(vgl. Sitzung 1, S. 67f)

3. Besprechen der Hausaufgabe

(vgl. Sitzung 6, S. 128)

4. Konfrontationsübung

Die Therapeutin führt weitere, stärker angstauslösende Konfrontationsübungen durch. Falls sie den Eindruck hat, daß die Übungen noch als sehr angstauslösend von der Patientin wahrgenommen werden, plant sie weitere Übungen für die nächsten Sitzungen. Erst nachdem die Angst während der Übungen auf ein niedriges Niveau gesunken ist, führt die Therapeutin keine weiteren Konfrontationen mit internalen Reizen während der Sitzung durch.

5. Verhaltensexperiment: Assoziationspaare lesen

Dieses Experiment dient dazu, noch einmal die Rolle der Kognitionen während eines Angstanfalls zu demonstrieren. Es veranschaulicht, daß durch rein kognitive Manipulation Angst oder gar ein Angstanfall ausgelöst werden kann. Die Therapeutin gibt hierzu eine Liste (Anhang 21) mit Assoziationspaaren vor, die von der Patientin als bedrohlich empfunden werden können. Die Assoziationspaare bestehen jeweils aus einer körperlichen Empfindung und einer Katastrophen-Interpretation (z.B. Atemnot - Ersticken).

Die Therapeutin läßt zunächst die Patientin auf der Skala von 0-10 ihre momentane Angst einschätzen. Sie fordert dann die Patientin auf, die Liste mit den Assoziationspaaren laut vorzulesen. Wenn die Patientin ängstlich wird, beendet die Therapeutin das Experiment. Die Patientin soll für ca. eine Minute weiter ruhig sitzen bleiben und das Experiment auf sich wirken lassen. Sie beobachtet, was in ihr vorgeht, welche Körperveränderungen sie vielleicht spürt und welche Gedanken ihr durch den Kopf gehen. Die Patientin schätzt dann erneut ihr momentanes Angstniveau ein. Nachdem die Angst wieder schwächer geworden ist, bespricht die Therapeutin die Erfahrungen der Patientin. *Was machen Sie aus der Tatsache, daß bloßes Lesen von Wortpaaren Ihre Angst anwachsen läßt? Glauben Sie, daß diese Erfahrung eine Erklärung dafür gibt, was während der Angstanfälle passiert?* Die Therapeutin arbeitet die Erfahrungen in das Rational der Therapie ein. Sie greift hierzu den Teufelskreis auf und betont noch einmal die Rolle der kognitiven Komponente.

6. Korrigieren der Fehlinterpretationen

Durch das Verhaltensexperiment können weitere Fehlinterpretationen aufgetreten sein, die die Therapeutin anhand des Korrekturschemas aus Sitzung 5 modifiziert. Daneben kann sie aber auch andere, noch nicht korrigierte Fehlinterpretationen aus den vorherigen Sitzungen an dieser Stelle bearbeiten.

7. Selbstinstruktionstraining

• Hinweis: Das Selbstinstruktionstraining wird hier aus didaktischen Gründen noch einmal gesondert aufgeführt. Es bietet sich aber an, es mit der Korrektur von Fehlinterpretationen körperlicher Symptome oder auch der Analyse logischer Fehler zu verbinden. Zum Beispiel kann die Therapeutin im Anschluß an die erfolgreiche Korrektur von Fehlinterpretationen gemeinsam mit der Patientin angemessene Interpretationen der körperlichen Symptome entwickeln.

Das Selbstinstruktionstraining stellt keine Alternative zu den konfrontativen Techniken dar und soll lediglich als Ergänzung dazu nach mehrmaliger Konfrontation mit der Angst eingeführt werden. Es soll der Patientin damit eine Möglichkeit an die Hand gegeben werden, bei neu auftretenden Symptomen dem Einsetzen des Teufelskreises entgegenzuwirken.

Erster Schritt:
Beschreibung des Selbstinstruktionstrainings

Eine Methode, die Sie nutzen können, um innerhalb einer Angstsituation Ihre Furcht und Ihre negativen Prophezeiungen besser zu bewältigen, ist das Üben von Selbstinstruktionen. Selbstinstruktionen sind Aussagen, die Sie sich innerlich oder laut sagen und die Sie auffordern sollen, die Angstsituation durchzuhalten. Selbstinstruktionen können beispielsweise folgendermaßen lauten: "Das Herzklopfen bedeutet nichts Schlimmes. Ich weiß ja, daß mein Herz gesund ist." "Was kann schon schlimmstenfalls passieren?" "Kritisiere Dich nicht immer so hart!" Auch einfache vernünftige Alternativen zu unangemessenen Gedanken, die Sie bereits früher entwickelt haben, können Selbstinstruktionen sein. Sie können Ihrem Kopf gewissermaßen befehlen, anders zu denken. Am wirkungsvollsten sind die Selbstinstruktionen, wenn Sie sie laut zu sich sagen. Die Selbstinstruktionen können auch auf kleine Karteikärtchen geschrieben und dann in der Angstsituation als Erinnerungshilfe verwendet werden.

Die Therapeutin hebt die Kontrollmöglichkeiten der Patientin hervor. Sie weist darauf hin, daβ die Kontrolle über die Gedanken nicht einfach ist, aber die Patientin durch aktive Selbstgespräche die Angstsituation bewältigen kann.

Zweiter Schritt:
Entwicklung der Selbstinstruktionen

Die Selbstinstruktionen werden anhand exemplarischer Angstsituationen der Patientin entwickelt und gegebenenfalls auf Karteikärtchen notiert. Die Selbstinstruktionen sollen sowohl angemessene Interpretationen von körperlichen Symptomen als auch allgemeine Alternativaussagen zu logischen Fehlern enthalten. Falls Schwierigkeiten bei der Entwicklung von Selbstinstruktionen entstehen, fordert die Therapeutin die Patientin auf, sich ein Modell (Bekannte/Freundin oder eine berühmte Persönlichkeit) vorzustellen, das diese Situation gut bewältigen würde. Anhand des Modells können nun die Selbstinstruktionen entwickelt werden.

Kennen Sie eine Person z.B. eine Freundin oder vielleicht auch eine berühmte Persönlichkeit, die solche Situationen gut meistert? Was stellen Sie sich vor, würde Ihr Modell in dieser Situation zu sich sagen? Was könnten Sie statt Ihrer üblichen Gedanken in solchen Situationen denken? Welche alternativen Erklärungen könnten Sie sich in der Angstsituation für Ihre körperlichen Symptome geben?

Dritter Schritt:
Üben, die Selbstinstruktionen anzuwenden

Die Therapeutin erwähnt hier ausdrücklich, daβ die Patientin sofort, wenn sie die ersten Angstsymptome spürt, die Selbstinstruktionen anwenden soll. Um den Gebrauch von Selbstinstruktionen zu demonstrieren, kann die Therapeutin das Verfahren in einem Rollenspiel erst einmal vormachen. Für das Rollenspiel greift die Therapeutin eine Situation der Patientin auf, die in der kommenden Woche auf sie zukommen wird. Gerät die Patientin in die wirkliche Situation, kann sie dieses Rollenspiel zum Modell nehmen. Auβerdem gibt die Therapeutin der Patientin eine befürchtete Situation der kommenden Woche vor und fragt die Patientin, welche Selbstinstruktionen sie sich in der betreffenden Situation geben könnte. Eine weitere Möglichkeit, das Anwenden der Selbstinstruktionen zu üben, ist die Durchführung einer Vorstellungsübung (vgl. Sitzung 8). Die Therapeutin läβt die Patientin hierzu eine angstauslösende Situation vorstellen und fordert die Patientin nach Auftreten der Angst auf, die Selbstinstruktionen anzuwenden.

8. Rückblick und Planung

1) Die Therapeutin wiederholt noch einmal die wichtigsten Punkte aus der Sitzung.
2) Die Therapeutin fordert die Patientin auf, Rückmeldung zu geben (vgl. Sitzung 1, S.79).
3) Hausaufgabe
- Die Therapeutin formuliert weitere Konfrontationsübungen.
- Die Patientin hat in dieser Woche die Aufgabe, in angstauslösenden Situationen die Selbstinstruktionen anzuwenden.
- Die Patientin soll die Sitzungs-Kassette anhören.
4) Austeilen neuer Angst- und Aktivitäts-Tagebücher

9. Kurzbericht

1) Die Therapeutin beschreibt kurz den momentanen Zustand der Patientin (Fortschritte/Rückschritte).
2) Kurze Beschreibung, wie die Patientin auf das dargebotene Material reagierte.

Achte Sitzung

I. Sitzungsablauf

1. Besprechen des Tagebuches
2. Tagesordnung
3. Besprechen der Hausaufgabe
4. Wiederholung und Festigung der bisher gelernten Techniken
5. Entkatastrophisieren
   Erster Schritt: Einführen des Entkatastrophisierens
   Zweiter Schritt: Explorieren der befürchteten Vorstellung
   Dritter Schritt: Explorieren der konkreten Situation
   Vierter Schritt: Probelauf
   Fünfter Schritt: Durchführung der Vorstellungsübung
   Sechster Schritt: Besprechen der Vorstellungsübung
6. Rückblick und Planung
7. Kurzbericht

II. Therapeutisches Vorgehen

1. Besprechen des Tagebuches

(vgl. Sitzung 7, S. 133f)

2. Tagesordnung

(vgl. Sitzung 1, S. 67f)

3. Besprechen der Hausaufgabe

Es werden die Erfahrungen bei der Anwendung der Selbstinstruktionen besprochen: *Konnten Sie die hier besprochenen und notierten Selbstinstruktionen in Angstsituationen anwenden, oder hatten Sie dabei Schwierigkeiten? Falls Sie Schwierigkeiten hatten, wie sahen diese aus?*

Für die aufgetretenen Schwierigkeiten bespricht die Therapeutin mit der Patientin Lösungsmöglichkeiten, die ihr bei der nächsten Angstsituation helfen, die Selbstinstruktionen besser anzuwenden. Die auftretenden Schwierigkeiten können sowohl rein praktischer Natur (z.B. wie kann ich die Selbstinstruktionskärtchen handhabbarer bzw. übersichtlicher gestalten) als auch mehr inhaltlicher Natur sein (z.B. zu welchem Zeitpunkt sollen die Selbstinstruktionen eingesetzt werden). Falls die Patientin sagt, daß sie die Selbstinstruktionen nicht anwenden kann, weil sie zu ängstlich ist, bespricht die Therapeutin noch einmal mit der Patientin die ersten Anzeichen der Angst, die die Patientin als Hinweis für die Anwendung der Selbstinstruktionen nutzen soll.

4. Wiederholung und Festigung der bisher gelernten Techniken

Mit Hilfe von Rollenspielen überprüft die Therapeutin, inwieweit die Patientin die bisherigen Korrekturen von Fehlinterpretationen verstanden hat und auf neu auftretende körperliche Symptome anwenden kann. Die Rollenspiele werden so inszeniert, daß die Patientin die Rolle der Therapeutin und die Therapeutin die der Patientin übernimmt. Typische Fehlinterpretationen von körperlichen Symptomen, die im Rollenspiel bearbeitet werden können, entnimmt die Therapeutin entweder aus Beispielen, die die Patientin während der vorangegangenen Sitzungen genannt hat, oder sie verwendet Beispiele aus dem Tagebuch der Patientin. Die Patientin hat nun in der Rolle der Therapeutin die Aufgabe, die körperlichen Symptome und deren Fehlinterpretation anhand der bisher gelernten Techniken mit der Therapeutin in der Rolle der Patientin zu diskutieren.

Ich denke, wir haben jetzt einen Überblick über die Art Ihrer Fehlinterpretationen von körperlichen Symptomen. Außerdem haben Sie nun auch einige Erfahrungen gemacht, anhand derer Sie Ihre Fehlinterpretationen überprüfen und daran anschließend verändern konnten. Ich möchte Ihnen vorschlagen, daß wir nun ein Rollenspiel machen, um noch einmal zu schauen, ob diese Erfahrungen für Sie überzeugend waren oder ob Sie Zweifel an den alternativen Erklärungen Ihrer körperlichen Symptome haben. Das Rollenspiel soll so aussehen, daß ich Ihre Rolle übernehme und Ihre Fehlinterpretationen darstelle. Sie sollen versuchen, mir die Fehler, die in meinen Interpretationen enthalten sind, deutlich zu machen und stattdessen alternative, angstbewältigende Gedanken aufzuzeigen. Lassen Sie uns an Ihren Gedanken während eines Angstanfalls arbeiten. Was wäre ein typisches Beispiel für eine Fehlinterpretation, die Sie haben könnten?

Kurzbeispiele von Rollenspielen:

Beispiel 1:

Therapeutin:	"Wenn ich schwindlig werde und ein Engegefühl in der Brust fühle, ist das ganz schrecklich. Ich weiß, daß ich dann schnell aus dem Raum rennen muß, weil ich sonst ohnmächtig werden würde."
Patientin:	"Woher nehmen Sie die Gewißheit, daß Sie ohnmächtig werden, wenn Sie diese Symptome spüren? Sind Sie denn wirklich schon einmal ohnmächtig geworden?"
Therapeutin:	"Nein, ich habe ja immer rechtzeitig den Raum verlassen. Aber ich weiß ganz genau, wenn ich länger bleiben würde, würde ich bestimmt in Ohnmacht fallen."
Patientin:	"Sie sind also noch nie in einer solchen Situation in Ohnmacht gefallen und sind aber fest davon überzeugt, daß es beim nächsten Mal passieren könnte. Was glauben Sie denn, was typische Symptome einer Ohnmacht sind? Spüren Sie z.B., daß Ihr Herz langsamer oder schneller schlägt als sonst?" etc.

Beispiel 2:

Therapeutin:	"Wenn meine Brust schmerzt, ist dies ein Hinweis auf eine Herzkrankheit."
Patientin:	"Woher wissen Sie das so sicher? Wird Ihr Brustschmerz z.B. bei körperlicher Belastung schlimmer?"
Therapeutin:	"Das weiß ich nicht, weil ich Sport aus Angst vor einem Herzinfarkt immer vermeide."
Patientin:	"Wenn das so ist, möchte ich Ihnen vorschlagen, daß wir ein kleines Experiment durchführen. Laufen Sie einmal für drei Minuten auf der Stelle. Falls Ihr Brustschmerz daraufhin stärker werden sollte, wäre dies ein Hinweis auf eine Herzkrankheit. Falls der Brustschmerz nicht stärker wird, muß die Ursache etwas anderes sein."

Die Therapeutin sollte die Patientin möglichst realistisch spielen und nicht einen zu schweren Fall darstellen. Falls die Patientin Schwierigkeiten hat, Fehlinterpretationen zu widerlegen, hilft die Therapeutin der Patientin und wiederholt, wenn nötig, noch einmal das Rational der spezifischen Technik. Die Therapeutin achtet darauf, möglichst viele Informationen über die Techniken und über das Wesen der Angst hier zu wiederholen bzw. abzufragen und einzuüben.

5. Entkatastrophisieren

• Hinweis: Die Technik des Entkatastrophisierens soll nicht eingesetzt werden, wenn die befürchtete Konsequenz "ich sterbe" ist. Dann sollte die Therapeutin gemeinsam mit der Patientin überprüfen, ob dies realistisch ist. Das Entkatastrophisieren ist wohl möglich bei der Überzeugung "ich werde verrückt". Aber auch hier sollte zunächst geschaut werden, ob diese Überzeugung realistisch ist.

Das Entkatastrophisieren ist charakterisiert durch die "Was wäre wenn..."-Fragestellung. Für gewöhnlich stellen sich Angst-Patientinnen das Eintreten des gefürchteten Ereignisses vor, und an diesem Punkt hört ihre Phantasie auf. Diese Vorstellung sagt aber nichts darüber aus, welche natürlichen Konsequenzen das Ereignis hätte, wenn es tatsächlich eintreten würde. Stattdessen beinhaltet das Bild in der Regel eine Übertreibung des Leidens der Patientin und die implizite

Annahme, daß die Patientin dies für immer ertragen müsse. Ein Beispiel einer Katastrophen-Erwartung wäre "Ich werde ohnmächtig". Anstatt die Befürchtung als bare Münze anzunehmen, fragt die Therapeutin, "Was wäre wenn" die **allerschlimmste** Befürchtung eintreffen würde und die Patientin tatsächlich ohnmächtig werden sollte. Würden Sie daran sterben? Was würde konkret passieren? Würden Andere darüber reden? Würde Sie sich schlecht fühlen und wenn, wie lange?

Wichtig und zu beachten ist, daß das Entkatastrophisieren nicht darauf abzielt, die Patientin von ihrer Vorhersage abzubringen, z.B. ohnmächtig zu werden. Dadurch könnte die Glaubwürdigkeit der Therapie aufs Spiel gesetzt werden. Es geht vielmehr darum, daß die Therapeutin durch diesen Fragestil zur Erkenntnis führt, daß z.B. die Ohnmacht zeitlich begrenzt und daher keine Katastrophe ist. Die Patientin soll außerdem für sich die letztendlichen Konsequenzen herausfinden, mit denen sie sich auseinandersetzen kann. Dieses Verfahren führt häufig sogar zu einer Lösung des Problems, da es der Patientin gestattet, daran zu denken, was sie zu einer Besserung der Situation beitragen könnte.

"Magisches Denken"

Eine häufige Überzeugung, die die Patientin hindert, sich dem Schlimmsten in Gedanken zu stellen, ist die Auffassung, daß Reden über das gefürchtete Ereignis es herbeiführt. Diese Annahme verschwindet rasch, wenn über das Thema gesprochen wird. Ein weiterer Punkt, der für die Vermeidung des Themas zentral sein kann, ist der Gedanke: "Wenn ich das gefürchtete Ereignis nicht mehr katastrophisiere, wird es eintreten." Hier kann erklärt werden, daß die Angst wahrscheinlich niedriger sein wird, wenn sich die Patientin die schlimmsten Konsequenzen vorgestellt hat, und daß sie dann sogar mehr Mittel zur Verfügung hat, das gefürchtete Ereignis zu verhindern.

Die allgemeine Strategie des Entkatastrophisierens ist, die Patientin zu ermutigen, die besonderen Konsequenzen des befürchteten Ereignisses aufzudecken. Bisher wurden die Vorhersagen der Patientin immer einer Analyse im Hinblick auf ihre Angemessenheit unterzogen. An manchen Punkten sollte die Therapeutin jedoch den Fokus mehr auf ein Weiterdenken der Vorhersagen richten und die Patientin bitten, ihre Gedanken darüber, was passieren würde, wenn ihre schlimmsten Befürchtungen eintreten würden, zu präzisieren.

Wenn die Patientin einige der erwarteten Konsequenzen des befürchteten Ereignisses berichtet hat, führt die Therapeutin eine Vorstellungsübung durch, in der sie die Patientin die befürchteten Konsequenzen imaginieren läßt. Für die therapeutische Wirksamkeit der Vorstellungsübung sind zwei Aspekte entscheidend: Die Patientin muß während der Imagination einen Angstanstieg <u>und</u> ein Absinken der Angst feststellen können. Danach bespricht die Therapeutin die irrationalen Anteile in den Befürchtungen der Patientin. Das heißt die Patientin wird aufgefordert zu überprüfen, inwieweit die Konsequenzen wirklich so unertragbar wären, wie sie annimmt, oder ob die Angst oder Verlegenheit z.B. zeitbegrenzt sein würde. Das Entkatastrophisieren oder die "Was wäre wenn...?"-Technik kann folgendermaßen eingeführt werden:

Erster Schritt:
Einführen des Entkatastrophisierens

Nachdem wir uns in der Therapie verschiedene Möglichkeiten angeschaut haben, wie Sie realistischere Aussagen, Interpretationen und Vorhersagen treffen können, wollen wir uns auch einmal anschauen, was passieren würde, wenn wirklich Ihre schlimmste Befürchtung eintreten sollte.

Wir werden an dem Punkt, an dem Ihre Befürchtungen den Höhepunkt erreicht haben, einen Schritt weitergehen und Ihre vielleicht ungenauen Katastrophen-Erwartungen näher bestimmen. Wir werden Ihre Befürchtungen genauer herausarbeiten und schauen, was tatsächlich passiert, wenn Sie sich beispielsweise schwach und schwindlig fühlen. Sie könnten z.B. automatisch denken, daß Sie ohnmächtig werden. Wir werden uns dann ganz konkret überlegen, wie eine solche Ohnmacht aussehen könnte: in welcher Situation Sie ohnmächtig werden, welche Menschen dabei sind, was vor/während/nach der Ohnmacht passiert usw. Wir werden ein regelrechtes Drehbuch mit detaillierten Regieanweisungen über Ihre Ohnmacht zusammenstellen. Danach werde ich mit Ihnen die Situation, in der Sie ohnmächtig wurden, in der Vorstellung durchgehen. Ich werde Sie anweisen, sich diese Situation so realistisch wie möglich vorzustellen.

Wenn Sie sich auf diese Vorstellung konzentrieren, werden Sie wahrscheinlich ein Anwachsen Ihrer Angst wahrnehmen, da dieses Bild an sich angstauslösend ist. Trotzdem sollten Sie sich dieses Bild weiter vorstellen, da am Ende dieses Prozesses die Vorstellung an sich weniger angstauslösend und leichter veränderbar sein wird. Sie werden feststellen, je mehr Sie sich mit dieser Vorstellung beschäftigen, die Sie normalerweise vermeiden, um so weniger bedrohlich wird sie für Sie sein. Sie werden dabei zunehmend mehr Kontrolle über Ihre Befürchtungen erlangen.

Zweiter Schritt:
Explorieren der befürchteten Vorstellung

In Schritt zwei und drei geht es darum, ein detailliertes Drehbuch über die befürchtete Situation der Patientin zusammenzustellen. Dazu exploriert die Therapeutin zunächst die konkreten Befürchtungen der Patientin: *Was befürchten Sie, könnte schlimmstenfalls geschehen? Wenn die Symptome am schlimmsten sind, was denken Sie, was diese bedeuten könnten?* Falls die Patientin sehr allgemeine Aussagen macht, kann die Therapeutin spezifischere Inhalte explorieren, indem Sie einfach nachfragt: *Was dann?* Es ist wichtig, hier die Patientin sanft zu "drängen", die sonst vermiedenen Katastrophen-Gedanken auszusprechen.

Dritter Schritt:
Explorieren der konkreten Situation

Nachdem die Katastrophen-Gedanken exploriert wurden, geht es nun darum, eine genaue Situationsbeschreibung zu erarbeiten: *Wo würde das befürchtete Ereignis stattfinden? Welche Menschen würden zuschauen, während Sie ...? Wären bekannte Personen dabei? Würden die anwesenden Personen über Sie reden? Wo werden Sie ohnmächtig? Welche körperlichen Veränderungen würden Sie wahrneh-*

men? Die Therapeutin erfragt genaue Informationen über den Ort, die anwesenden Personen, die körperlichen Veränderungen, den Ablauf des Ereignisses.

Vierter Schritt:
Probelauf

Der Probelauf dient dazu, die gewonnen Informationen noch einmal zu präzisieren. Dazu faßt die Therapeutin die bisher explorierten Informationen zusammen und geht im Detail die Situation durch. Sie bittet die Patientin, dabei ihre Beschreibung gegebenenfalls zu korrigieren. Es muß anschließend gewährleistet sein, anhand des nun korrigierten Drehbuchs eine realitätsnahe Vorstellungsübung durchzuführen.

Fünfter Schritt:
Durchführung der Vorstellungsübung

Die Therapeutin bittet jetzt die Patientin, sich auf ihrem Stuhl bequem hinzusetzen und dabei evtl. die Augen zu schließen. Den meisten Patientinnen fällt es leichter, die Vorstellungsübung mit geschlossenen Augen durchzuführen. Die Therapeutin beginnt zunächst damit, die Patientin langsam in die befürchtete Situation hineinzuführen. Sie beschreibt möglichst lebhaft die Situation und die Reaktionen der Patientin in dieser Situation. Besonders wichtig sind hier die körperlichen Reaktionen. Beispiel: *Sie gehen im Supermarkt auf die Kasse zu. Sie sehen die lange Schlange. Sie spüren den Boden unter Ihren Füßen, und Ihre Beine werden schwach. Ihr Herz fängt an zu klopfen, und Sie bemerken, wie Ihre Hände schweißnaß werden. Sie denken, "wenn jetzt bloß nicht wieder ein Anfall kommt"*. Im Zweifelsfall fragt sie die Patientin, ob sie sich das beschriebene Bild vorstellen kann. Sie beobachtet die Reaktionen der Patientin (z.B. Gesichtsausdruck, Atemmuster etc.) und führt sie anhand weiterer Instruktionen immer weiter in die befürchtete Vorstellung hinein. Es ist hierbei ganz wichtig, daß die Patientin einen Angstanstieg und nach einer Phase erhöhter Angst wieder einen Angstabfall erlebt. Erst danach beendet die Therapeutin die Imaginationsübung und führt die Patientin langsam wieder aus der Vorstellung heraus.

Sechster Schritt:
Besprechen der Vorstellungsübung

Im Anschluß an die Vorstellungsübung wird die Patientin aufgefordert, ihre Befürchtungen zu überprüfen: z.B. schauten wirklich alle Menschen auf sie, bemerkten die Menschen in ihrem Vorstellungsbild überhaupt, daß sie einen Angstanfall hatte etc.? Das Überprüfen der Katastrophen-Gedanken dient dazu, festzustellen, ob das Ereignis tatsächlich so unerträglich war, wie die Patientin annahm. Sie erfährt die zeitliche Begrenztheit des Ereignisses. Die Erfahrungen des Angstanstiegs und -abfalls und das Überprüfen der irrationalen Anteile der Katastrophen-Erwartungen tragen dazu bei, daß das Ereignis nicht mehr als so katastrophal vorgestellt wird, sondern realistischer eingeschätzt werden kann.

Die Therapeutin fragt nun die Patientin, welche Schlußfolgerungen sie aus der gemachten Erfahrung ziehe, und wie sie diese Erfahrung für sich bewerte. Sie arbeitet heraus, daβ das Vermeiden der befürchteten Vorstellung dazu führt, daβ die Befürchtungen ins Unermeβliche katastrophisiert werden, ohne noch einen Realitätsbezug zu haben. Indem aber die Patientin sich ihre Befürchtungen genauer anschaut, kann sie feststellen, daβ zwar das Ereignis nicht angenehm ist, aber die sehr starke Angst davor auch unangemessen sein kann.

Die Technik des Entkatastrophisierens ist für viele Patienten sehr entlastend, da durch die Beschäftigung mit der Angstsituation eine realistischere Einschätzung möglich ist. Häufig ist damit auch das Entdecken neuer Bewältigungsmöglichkeiten verbunden.

6. Rückblick und Planung

1) Die Therapeutin wiederholt noch einmal die wichtigsten Punkte aus der Vorstellungsübung.
2) Die Therapeutin fordert die Patientin auf, Rückmeldung zu geben (vgl. Sitzung 1, S. 79).
3) Hausaufgabe
- Die Patientin soll anhand einer befürchteten Situation die Anwendung des Entkatastrophisierens üben und die Situation zu Hause in Gedanken weiterspielen. Die Therapeutin sucht hierzu eine typische Fehlinterpretation der Patientin aus und formuliert anhand derer die Hausaufgabe.
- Die Therapeutin gibt der Patientin das Blatt "Informationen zu häufigen Mythen und Fehlinterpretationen" (Anhang 14) mit. Dieses Blatt enthält Informationen darüber, was z.B. konkret passiert, wenn man "verrückt" wird. Der Patientin soll mit Hilfe des Informationsblattes eine realistischere Sichtweise von typischen Katastrophen-Befürchtungen vermittelt werden.
- Die Therapeutin formuliert eine weitere Konfrontationsübung, die die Patientin täglich durchführen soll.
- Die Patientin soll weiterhin in zukünftigen Angstsituationen die Selbstinstruktionen anwenden.
- Die Patientin soll die Sitzungs-Kassette anhören.
4) Austeilen neuer Angst- und Aktivitäts-Tagebücher

7. Kurzbericht

1) Die Therapeutin beschreibt kurz den momentanen Zustand (Fortschritte/Rückschritte) der Patientin.
2) Kurze Beschreibung, wie die Patientin auf das dargebotene Material reagierte, und eine Einschätzung der Therapeutin, wie gut die Patientin das Rational des Entkastatrophisierens verstanden hat.

Neunte Sitzung

I. Sitzungsablauf

1. Besprechen des Tagebuches
2. Tagesordnung
3. Besprechen der Hausaufgabe
4. Bearbeiten des Vermeidungsverhaltens
   Erster Schritt: Explorieren von Vermeidungsverhalten
   Zweiter Schritt: Einführen des Konfrontationsrationals
   Dritter Schritt: Besprechen von Konfrontationsübungen
5. Hypothesen überprüfen
6. Rückblick und Planung
7. Kurzbericht

II. Therapeutisches Vorgehen

1. Besprechen des Tagebuches

(vgl. Sitzung 7, S. 133f)

2. Tagesordnung

(vgl. Sitzung 1, S. 67f)

3. Besprechen der Hausaufgabe

Die Therapeutin fragt die Patientin nach den Erfahrungen, die sie mit dem Entkatastrophisieren gemacht hat. Sie bespricht aufgetretene Probleme und Fortschritte. Daneben betrachtet sie mit der Patientin die Fortschritte in den Konfrontationsübungen und bei der Anwendung von Selbstinstruktionen. Sie achtet darauf, daß sich die Patientin selbst genügend für ihre Fortschritte lobt.

4. Bearbeiten des Vermeidungsverhaltens

Das Konfrontationsrational wird erst eingeführt, wenn die Patientin auf das Auftreten von körperlichen Symptomen nicht mehr mit starker Angst reagiert. Es geht nun darum, Vermeidungsverhalten der Patientin zu bearbeiten. Das Bearbeiten des situativen Vermeidungsverhaltens trägt zur weiteren Etablierung der bisher erreichten Erfolge bei.

Erster Schritt:
Explorieren von Vermeidungsverhalten

• Hinweis: Falls das "Diagnostische Interview für Psychische Störungen" (DIPS, Margraf et al. in Vorbereitung; deutsche Übersetzung des ADIS-R, DiNardo und Barlow 1988) durchgeführt wurde, können erste Informationen hierzu dem Abschnitt Agoraphobie entnommen werden.

Die Therapeutin exploriert zunächst Situationen und Aktivitäten, die die Patientin vermeidet. Es genügt hier nicht, eine globale Situationsbeschreibung zu erfassen wie etwa Fahrstuhl oder Sport. Vielmehr müssen detailliert angstverschärfende und angsterleichternde Bedingungen wie die Größe und Lokalisation des Fahrstuhls, die Art und Dauer der sportlichen Aktivität, Rettungsfaktoren etc. erfaßt werden. Darüberhinaus sollte auch das Gemeinsame der Angstsituationen der Patientin herausgefunden werden. Dies erleichtert das Finden guter Übungssituationen.

Zweiter Schritt:
Einführen des Konfrontationsrationals

Ausgehend von der Exploration des Vermeidungsverhaltens, stellt die Therapeutin das Konfrontationsrational vor:

Sie haben die Erfahrung gemacht, daß Sie in einer Reihe von Situationen Angst bekommen. Die Angst führte dazu, daß Sie die Situation ganz schnell verließen oder die Situation in Zukunft gar nicht mehr aufsuchten. Sie fingen also an, zu vermeiden. Die Angst konnte dann natürlich in diesen Situationen nicht mehr auftreten, und Sie schienen sie bewältigt zu haben. Im Grunde bedeutet aber dieses Verhalten nur, daß Sie dem Problem aus dem Weg gehen und sich ihm nicht mehr stellen. Bewältigt haben Sie das Problem damit nicht, da Sie sich ja einschränken müssen und bestimmte Dinge nicht mehr tun können (hier nennt die Therapeutin ein Beispiel der Patientin).

Als nächstes erläutert die Therapeutin der Patientin anhand der schematisch dargestellten Angstverlaufskurven (Anhang 10) den hierbei stattgefundenen Lernprozeß (vgl. hierzu auch Bartling, Fiegenbaum und Krause 1980). Sie arbeitet heraus, daß die Patientin durch die aufgetretene starke Angst eine Erwartungsangst entwickelte, die dazu führte, daß die Patientin schon vor Betreten der Situation ängstlich wurde. Die Patientin flüchtete als Konsequenz daraus immer schneller aus der Situation oder suchte sogar Situationen, in denen sie Angst erlebt hatte, nicht mehr auf. Sie erfuhr, daß dann die Angst sank oder sogar gar nicht mehr auftrat. Sie lernte daraus, bestimmte Situationen zu vermeiden. Die Therapeutin erklärt weiterhin, daß dieses Verhalten zunächst sehr verständlich ist und auch zu einer kurzfristigen Erleichterung der Patientin führte. Sie betont aber auch die dadurch langfristig bedingte Stabilisierung der Angst, die darüberhinaus die Patientin in ihrem Lebensraum einschränkt.

Im weiteren Verlauf erklärt die Therapeutin, daß es nun wichtig ist, die Assoziationskette Situation - Angst aufzulösen. Dies kann die Patientin erreichen, indem sie neue Erfahrungen mit der angstbesetzten Situation macht. Die Patientin muß erfahren, daß die Angst auch innerhalb der Situation wieder weggeht, wenn sie nur lange genug in der Situation bleibt. Dabei darf sie allerdings nicht die ganze Zeit verzweifelt versuchen, die Angst zu unterdrücken, sondern muß sich mit der Angst konfrontieren. Wenn sie versucht, die Angst zu unterdrücken, erreicht sie eher eine Verstärkung und ein Andauern der Angst. Wenn sie dagegen die Angst aufkommen läßt und sie nicht als katastrophal bewertet, erreicht sie ein Absinken der Angst. Dies kann die Therapeutin noch einmal anhand des Teufelskreises deutlich machen.

Dritter Schritt:
Besprechen von Konfrontationsübungen

Als weitere Hausaufgabe, aber auch möglicherweise für die weiteren Sitzungen, besprechen Therapeutin und Patientin Situationen oder Aktivitäten, die die Patientin bislang vermieden hat. Falls es Konfrontationsübungen wie beispielsweise vermiedene sportliche Aktivitäten gibt, die ohne großen Aufwand innerhalb der Sitzungen durchgeführt werden können, sollte die Therapeutin diese Übungen durchführen. Die Therapeutin wählt aber auf jeden Fall Konfrontationsübungen aus, die die Patientin alleine durchführen soll. Sie sollte dabei eine ihr angemessen erscheinende angstauslösende Situation aussuchen, die die Patientin alleine aufsuchen kann. Bevor die Patientin die erste Konfrontationsübung durchführt, ist es ganz wichtig, sie sorgfältig darauf vorzubereiten. Dazu bespricht die Therapeutin folgende Punkte:

- Ziel ist es, Angst zu bekommen und zu meistern. Es gilt, die Kette von Antizipation und Vermeidung zu durchbrechen.
- Die Therapeutin erklärt der Patientin, daß die Konfrontationsübung anstrengend wird, aber Erschöpfung nicht gleich Angst ist.
- Falls die Angst stark wird, soll die Patientin auf keinen Fall aus der Situation herausgehen. Falls sie doch aus der Situation herausgeht, soll sie so schnell wie möglich die Situation erneut aufsuchen.
- Die Therapeutin sagt der Patientin vorher, daß es bei längeren Pausen zwischen zwei Konfrontationsübungen zunächst schwerer werden kann, eine bereits geübte Situation wieder aufzusuchen. Dies sei aber nur vorübergehend.
- Die Therapeutin betont die Selbstverstärkung. Sie sagt der Patientin vorher, daß die eigene Leistung meist nicht genügend gewürdigt wird.

Die Therapeutin plant sorgfältig und detailliert mit der Patientin die Konfrontationsübung.
Konfrontationsbeispiel: Die Patientin hat die Aufgabe, Freitag nachmittag ab 16.00 Uhr mehrmals in die zweite Etage des Kaufhauses in Marburg zu gehen. Sie soll das Kaufhaus immer erst dann verlassen, wenn die Angst zumindest etwas abgesunken ist. Sie soll dann nach ca. fünf Minuten das Kaufhaus erneut aufsuchen.

5. Hypothesen überprüfen

● Hinweis: Dieser Punkt sollte mit den Konfrontationsübungen kombiniert werden. Er wird hier nur wieder aus didaktischen Gründen getrennt dargestellt.

Negative Interpretationen und Vorhersagen sollen auf ihren Realitätsgehalt überprüft werden. Hypothesen überprüfen beinhaltet eine Reihe von Verhaltensexperimenten, in denen die Patientin ihre Katastrophen-Phantasien bezüglich mehrerer Situationen aufschreibt, die während der Woche auf sie zukommen werden. In den nachfolgenden Sitzungen überprüfen die Patientin und die Therapeutin die niedergeschriebenen Prophezeiungen im Hinblick darauf, ob sie die Vorhersagen unterstützen oder widerlegen.

Eine weitere Technik, die wir hier anwenden werden, nennen wir "Hypothesen überprüfen". Dabei überprüfen wir anhand von Situationen, die in nächster Zeit auf Sie zukommen werden, ob Ihre negativen Vorhersagen, die Sie für bestimmte Situationen treffen, auch tatsächlich zutreffen werden. Wir werden Ihre Prophezeiungen und Vorhersagen bezüglich angsthervorrufender Situationen, die in der nächsten Woche auf Sie zukommen werden, schriftlich festhalten. Wir werden hierbei besonders auf Ihre Prophezeiungen bezüglich der Konfrontationsübung eingehen. In der nächsten Sitzung werden wir dann Ihre heute gemachten Vorhersagen mit Ihren wirklich erlebten Erfahrungen vergleichen. Wir können damit überprüfen, ob Ihre Einschätzungen der bevorstehenden Situationen angemessen oder unangemessen waren. Wir wollen nun mit der ersten Situation beginnen: Welche Situationen, die Sie fürchten, kommen in der nächsten Woche auf Sie zu?

6. Rückblick und Planung

1) Die Therapeutin wiederholt noch einmal kurz die wichtigsten Punkte des Konfrontationsrationals.
2) Die Therapeutin fordert die Patientin auf, Rückmeldung zu geben (vgl. Sitzung 1, S. 79).
3) Hausaufgabe
- Die Patientin notiert die Erfahrungen, die sie mit den besprochenen Konfrontationsübungen macht.
- Sie übt weiter die Anwendung des Entkatastrophisierens.

- Sie soll die Sitzungs-Kassette anhören.
- Die Therapeutin gibt der Patientin das Informationsblatt "Kognitive Techniken" (Anhang 15) mit und weist die Patientin darauf hin, das Blatt mehrmals sorgfältig zu lesen, bis sie mit dem Inhalt vertraut ist. Falls sie irgendwelche Fragen dazu hat, soll sie sich diese kurz notieren und in der nächsten Sitzung stellen.

4) Austeilen neuer Angst- und Aktivitäts-Tagebücher

7. Kurzbericht

1) Die Therapeutin beschreibt kurz den momentanen Zustand (Fortschritte/Rückschritte) der Patientin.
2) Kurze Beschreibung, wie die Patientin auf das Konfrontationsrational reagierte.

Zehnte Sitzung

I. Sitzungsablauf

1. Besprechen des Tagebuches
2. Tagesordnung
3. Besprechen der Hausaufgabe
4. Hypothesen überprüfen
   Erster Schritt: Schilderung der tatsächlichen Erfahrungen
   Zweiter Schritt: Vergleich der prophezeiten Erfahrungen mit den tatsächlichen Erfahrungen
   Dritter Schritt: Bewertung der Erfahrung
5. Bearbeiten des Vermeidungsverhaltens
6. Rückblick und Planung
7. Kurzbericht

II. Therapeutisches Vorgehen

1. Besprechen des Tagebuches

(vgl. Sitzung 7, S. 133f)

2. Tagesordnung

(vgl. Sitzung 1, S. 67f)

3. Besprechen der Hausaufgabe

(vgl. Sitzung 9, S. 145)

4. Hypothesen überprüfen

Die Therapeutin bespricht mit der Patientin detailliert die Erfahrungen, die die Patientin mit den Konfrontationsaufgaben gemacht hat.

Erster Schritt:
Schilderung der tatsächlichen Erfahrungen

Die Therapeutin fordert die Patientin auf, die Erfahrungen, die sie mit den in der letzten Sitzung besprochenen Situationen gemacht hat, zu schildern.

Zweiter Schritt:
Vergleich der prophezeiten Erfahrungen mit den tatsächlichen Erfahrungen

Therapeutin und Patientin vergleichen gemeinsam die Erfahrungen mit den niedergeschriebenen Prophezeiungen. Die Therapeutin greift hierzu auf die Notizen der letzten Sitzung zurück.

Dritter Schritt:
Bewertung der Erfahrungen

Positive Erfahrung (bzw. Katastrophen-Erwartungen sind nicht eingetroffen):
Falls die Katastrophen-Erwartungen während der Konfrontationsübung wirklich eingetreten sind, wendet die Therapeutin die Technik des Entkatastrophisierens (vgl. Sitzung 8) an. Die Therapeutin achtet auf eine angemessene Einschätzung bzgl. der gemachten Erfahrungen. Sie erklärt darüberhinaus, daß ähnliche Situationen in Zukunft die Möglichkeit bieten, die in der Therapie gelernten Techniken zu üben. Sie schaut nach möglichen Katastrophen-Gedanken der Patientin und an welchem Punkt die Patientin den Teufelskreis der Angst in Gang gesetzt hat. Durch "geleitetes Entdecken" führt sie die Patientin zu einem Verständnis für die nicht erfolgreich absolvierte Übung. Sie verstärkt die Patientin in jedem Fall für das Ausführen der Übung. Die Therapeutin weist die Patientin darauf hin, daß sie bei dem Anwenden der gelernten Techniken in verschiedensten Situationen "nicht verlieren", sondern nur dazu gewinnen kann.
Positive Erfahrung bzw. Katastrophen-Erwartungen sind nicht eingetroffen:
Falls die Katastrophen-Erwartungen nicht eingetreten sind, erklärt die Therapeutin, daß die Erfahrung der Patientin ein Beispiel für die häufig unangemessene Einschätzung von Angstpatientinnen bezüglich befürchteter Situationen ist. Die Patientin habe somit erfahren, daß ihre Katastrophen-Erwartungen unangemessen waren und könne dies bei der Einschätzung zukünftiger ähnlicher Situationen mit berücksichtigen.

5. Bearbeiten des Vermeidungsverhaltens

Bezugnehmend auf die letzte Sitzung fährt die Therapeutin mit der Bearbeitung des Vermeidungsverhaltens fort (vgl. Sitzung 9, S. 146ff). Sie bespricht mit der

Patientin neue Konfrontationsübungen für die nächste Woche. Falls die Patientin noch viel situatives Vermeidungsverhalten zeigt, greift die Therapeutin diesen Punkt auch in den weiteren Sitzungen immer wieder auf.

6. Rückblick und Planung

1) Die Therapeutin faßt noch einmal die wichtigsten Punkte der Sitzung zusammen.
2) Die Therapeutin fordert die Patientin auf, Rückmeldung zu geben (vgl. Sitzung 1, S. 79).
3) Hausaufgabe
- Die Therapeutin formuliert neue Konfrontationsübungen, die die Patientin bis zur nächsten Sitzung durchführen soll.
- Die Patientin soll die Sitzungs-Kassette anhören.
4) Austeilen neuer Angst- und Aktivitäts-Tagebücher

7. Kurzbericht

1) Die Therapeutin beschreibt kurz den momentanen Zustand (Fortschritte/Rückschritte) der Patientin.
2) Kurze Beschreibung, wie die Patientin auf das dargebotene Material reagierte.

Elfte Sitzung

I. Sitzungsablauf

1. Besprechen des Tagebuches
2. Tagesordnung
3. Besprechen der Hausaufgabe
4. Problemlösetraining
   Erster Schritt: Erklärung des Rationals des Problemlöseverfahrens
   Zweiter Schritt: Beschreibung des Problemlöseverfahrens
   Dritter Schritt: Anwendung des Modells auf ein Problem der Patientin
5. Rückblick und Planung
6. Kurzbericht

II. Therapeutisches Vorgehen

1. Besprechen des Tagebuches

(vgl. Sitzung 7, S. 133f)

2. Tagesordnung

(vgl. Sitzung 1, S. 67f)

3. Besprechen der Hausaufgabe

Die Therapeutin bespricht die Konfrontationsübungen und die Erfahrungen mit den Selbstinstruktionen (vgl. auch Sitzung 9, S. 145).

4. Problemlösetraining

Nachdem die Patientin in der Lage ist, besser mit ihren Ängsten umzugehen, wird ihr ein allgemeines Problemlöseverfahren beigebracht, das sie immer verwenden kann, wenn problematische Situationen entstehen.

• Hinweis: Falls die Patientin noch Angstanfälle hat, arbeitet die Therapeutin auf jeden Fall an der Angstbewältigung weiter.

Erster Schritt:
Erklärung des Rationals des Problemlöseverfahrens

Ich möchte in dieser Sitzung mit Ihnen ein Problemlöseverfahren besprechen und einüben, das Sie immer verwenden können, wenn problematische Situationen entstehen. Diese Technik zielt darauf ab, allgemeinen Streß besser zu bewältigen. Wir hatten ja schon zu Anfang der Therapie gesehen, daß die Entstehung von Angst eng mit Streß verbunden ist. Wir stellten fest, daß bei einem allgemein erhöhten Streßniveau Ängste leichter entstehen können. Deswegen ist es wichtig, neben der direkten Bewältigung von Ängsten auch zu lernen, allgemeinen Streß besser zu meistern. Streß kann entstehen, wenn in Ihrem Leben Probleme und Schwierigkeiten auftreten, für die Sie zunächst keine Lösung zur Verfügung haben. Mit Hilfe des Problemlöseverfahrens können Sie in Zukunft solche Situationen besser bewältigen und somit allgemeinen Streß reduzieren.

Zweiter Schritt:
Beschreibung des Problemlöseverfahrens

Das Verfahren besteht aus sieben Schritten, die im folgenden kurz erläutert werden:

1. Was ist das Problem?
Hier wird bestimmt, was das Problem ist, und welche Faktoren in der Umwelt zum Problem beitragen.

Beispiel: Eine Vertreterin hat Angst, in der Öffentlichkeit zu reden. Sie befürchtet, daß ihre Angst ganz stark wird, und sie irgendwann einmal während einer Rede ins Stottern gerät und schließlich ein Angstanfall entsteht. Ihre Redeangst ist am stärksten, wenn ihr mehr als fünf Personen zuhören, und sie diese Personen nicht kennt.

2. Problem- und Zieldefinition
Das spezifische Problem, an dem gearbeitet werden kann, und das Ziel, das angestrebt wird, werden definiert.

Beispiel:
Problem: Angst, vor mehr als fünf fremden Personen zu reden.
Ziel: Angstfrei vor mehr als fünf fremden Personen reden zu können.

3. "Brainstorming"
Hier werden alle möglichen Ideen zur Zielerreichung **ohne Bewertung** niedergeschrieben. Die Therapeutin sollte Modell sein und viele Lösungsmöglichkeiten anbieten.

Beispiel:
- In Zukunft keine Reden mehr vortragen.
- Die Rede in angstfreier Atmosphäre auf Videokassette aufnehmen und statt der Rede vorführen.
- Das Reden in der Öffentlichkeit in abgestufter Form üben. Also zuerst das Reden vor einer Person üben und anschließend die Zahl der Zuhörer immer mehr vergrößern.
- Bei Versprechern mit der Rede einfach aufhören und schnell den Raum verlassen.
- Bei Versprechern erklären, daß man aufgeregt ist, und versuchen, die Rede trotzdem zu beenden.
- Bei Versprechern das jeweilige Wort noch einmal korrekt wiederholen und weitermachen.

4. Diskussion der einzelnen Strategien
Alle notierten Lösungsstrategien werden im einzelnen diskutiert. Es werden dabei jeweils die Vor- und die Nachteile der einzelnen Strategie gegeneinander abgewägt.

Beispiel: für Lösung "In Zukunft keine Reden mehr vortragen" aus Schritt 3

Vorteile	Nachteile
- kurzfristig keine Angst mehr	- weitere berufliche Entwicklung gefährdet
- weniger Arbeit	- lerne nie, mit einer solchen Situation umzugehen
	- Angst wird vielleicht langfristig noch stärker

5. Entscheidung für eine Strategie
Hier soll entschieden werden, welche der niedergeschriebenen Strategien am meisten Aussicht auf Erfolg hat.

Beispiel: Entscheidung für Lösungsstrategie "Das Reden in der Öffentlichkeit in abgestufter Form üben".

6. Planen, wie die ausgewählte Strategie am besten verwirklicht werden kann

Beispiel:
1) Eine Rede genau vorbereiten, so daß sie ohne Publikum sicher gehalten werden kann.
2) Die Rede vor einer bekannten Person vortragen, bis sie angstfrei gehalten werden kann.
3) Die Rede vor einer fremden Person vortragen, bis sie angstfrei gehalten werden kann.
4) Die Rede vor zwei fremden Personen vortragen, bis sie angstfrei gehalten werden kann.
usw.

7. Rückblick und Bewertung
Die Effektivität des Lösungsversuches wird geprüft, und es wird analysiert, wie gut er funktioniert hat.

Beispiel:
Bis Stufe 3 konnte die Vertreterin das Übungsprogramm gut absolvieren. Der Sprung von Stufe 3 auf Stufe 4 war allerdings zu groß, so daß die Vertreterin hier Angst bekam. Es werden nun noch mal die Stufen 1-3 wiederholt.

Das Problemlösetraining kann folgendermaßen beschrieben werden:
Das Problemlösetraining besteht aus mehreren Schritten. Zunächst werden Sie mir kurz die für Sie problematische Situation beschreiben. Wir werden dann das Problem, das wir bearbeiten wollen, und das Ziel, das Sie erreichen wollen, kurz schriftlich festhalten. Daran schließt sich eine Phase, in der wir alle denkbaren Lösungen für das Problem erst einmal aufschreiben, ohne sie zu bewerten. Anschließend diskutieren wir jeden einzelnen Lösungsvorschlag und entscheiden uns für eine Lösung. Für die ausgewählte Lösung werden wir kleine Schritte überlegen, die Ihnen helfen, das erwünschte Ziel zu erreichen. Nachdem Sie dann die Lösungsschritte umgesetzt haben, werden wir überprüfen, ob Sie Ihr Ziel angemessen erreicht haben.

Dritter Schritt:
Anwendung des Modells auf ein Problem der Patientin

Die Therapeutin befragt die Patientin nach einem Problem aus ihrem Lebensbereich (am Arbeitsplatz oder in der Familie usw.), das zu einer Streßerhöhung führe. Sie geht mit der Patientin anhand des Problemlösebogens (Anhang 23) die einzelnen Schritte durch. Die Therapeutin achtet darauf, daß die Patientin möglichst selbständig die einzelnen Schritte durchführt. Die Patientin soll anschließend in der Lage sein, das Verfahren anhand des Problemlösebogens alleine anzuwenden.

5. Rückblick und Planung

1) Die Therapeutin wiederholt noch einmal die einzelnen Schritte des Problemlöseverfahrens.
2) Die Therapeutin fordert die Patientin auf, Rückmeldung zu geben (vgl. Sitzung 1, S. 79).
3) Hausaufgabe
- Die Patientin soll in der kommenden Woche das neugelernte Verfahren auf ein oder mehrere Probleme anwenden. Die Therapeutin gibt der Patientin dazu einen Problemlösebogen mit, anhand dessen sie das Verfahren üben kann.
- Die Patientin wendet weiterhin in zukünftigen Angstsituationen die Selbstinstruktionen an.
- Die Therapeutin formuliert gegebenenfalls weitere Konfrontationsübungen.
- Die Patientin soll die Sitzungs-Kassette anhören.
4) Austeilen neuer Angst- und Aktivitäts-Tagebücher

6. Kurzbericht

1) Die Therapeutin beschreibt kurz den momentanen Zustand (Fortschritte/Rückschritte) der Patientin.
2) Kurze Beschreibung, wie die Patientin auf das dargebotene Material reagierte.

Zwölfte Sitzung

I. Sitzungsablauf

1. Besprechen des Tagebuches
2. Tagesordnung
3. Besprechen der Hausaufgabe
4. Training sozialer Fertigkeiten
   Erster Schritt: Erklärung des Rationals des Rollenspiels
   Zweiter Schritt: Beschreibung des Vorgehens beim Rollenspiel
   Dritter Schritt: Durchführung des Rollenspiels
5. Rückblick und Planung
6. Kurzbericht

II. Therapeutisches Vorgehen

1. Besprechen des Tagebuches

(vgl. Sitzung 7, S. 133f)

2. Tagesordnung

(vgl. Sitzung 1, S. 67f)

3. Besprechen der Hausaufgabe

Falls die Patientin seit der letzten Sitzung weitere Konfrontationsaufgaben durchgeführt hat, bespricht die Therapeutin diese mit der Patientin (vgl. auch Sitzung 9, S. 145).

Wenn das Problemlösetraining in der letzten Sitzung eingeführt wurde, berichtet die Patientin von ihren Erfahrungen mit dem Problemlöseverfahren. Die Therapeutin geht mit ihr noch einmal anhand des Problemlösebogens die einzelnen Punkte durch und versichert sich, ob die Patientin alle Schritte des Verfahrens verstanden hat und anwenden kann. Bei Schwierigkeiten in der Durchführung des Problemlöseverfahrens, führt die Therapeutin anhand eines anderen Beispiels mit der Patientin eine neue Problemanalyse durch. Die Therapeutin hebt noch einmal hervor, daß die Patientin bei allen zukünftigen Schwierigkeiten und Problemen das Problemlöseverfahren anwenden soll, um allgemeinen Streß zu reduzieren und damit die Angstbereitschaft zu erniedrigen.

4. Training sozialer Fertigkeiten

Für viele ängstliche Patienten ist soziale Interaktion ein Teilaspekt der gefürchteten Situation. Durch Rollenspiele kann die Patientin auf belastende soziale Situationen vorbereitet werden. Indem die Therapeutin verschiedene soziale Interaktionen mit der Patientin übt, kann sie soziale Reaktionen modellhaft vorspielen. Das Rollenspiel gibt der Patientin eine kognitive Landkarte an die Hand, die sie verwenden kann, wenn sie in die gefürchtete Situation gerät. Ihr Selbstvertrauen kann so gestärkt werden. Problematische gefürchtete Situationen können in der Sitzung geübt werden, bevor die Patientin diese Situation in vivo erfährt.

Die Technik des Rollenspiels beinhaltet eine Abfolge von sechs Phasen: eine sogenannte "Trockenübung", eine Rückmeldephase, eine Trainingsphase, eine Übungswiederholungsphase, eine Verstärkungsphase und eine abschließende Generalisierungsphase.

Phase 1: "Trockenübung"
Hier wird die problematische Situation im Rollenspiel so dargestellt, wie sie üblicherweise abläuft. Dies dient dazu, die fehlenden sozialen Fertigkeiten festzustellen. Die Therapeutin achtet darauf, daß das Rollenspiel möglichst kurz gehalten wird und nur ein Problembereich behandelt wird. Folgende Aspekte des Verhaltens beobachtet die Therapeutin sowohl in dieser Phase als auch in allen weiteren Übungsphasen:

Blickkontakt: gesenkt, auf Interaktionspartner gerichtet ...
Handbewegungen: ruhig, heftig gestikutlierend ...
Gesichtsausdruck: starr, ängstlich, freundlich ...
Körperhaltung: gebeugt, starr ...
Stimme a) Lautstärke: laut, leise; b) Modulation: zittrig, eintönig ...
Sprachfluß: stockend, flüssig ...
Inhalt: angemessen, unangemessen ...

Phase 2: Rückmeldung
In dieser Phase werden Rückmeldungen über das gezeigte Verhalten gegeben: was die Patientin gut gemacht hat und wo sie ihr Verhalten noch verbessern kann. Die Therapeutin achtet darauf, daß sie **immer zuerst** eine konkrete **positive Rückmeldung** gibt. Erst daran anschließend benennt sie Bereiche, in denen die Patientin Verbesserungen ihres Verhaltens erreichen kann. Auch hier benennt die Therapeutin ganz konkret das Verhalten. Sie vermeidet unbedingt

allgemeine Kritiken zum Rollenspiel wie beispielsweise: "Das war noch nicht so gut, was Sie Ihrem Gesprächspartner gesagt haben."

Phase 3: Training
Es werden nun konkrete, neue Verhaltensweisen eingeübt. Therapeutin und Patientin überlegen gemeinsam, was die Patientin an Ihrem Verhalten verändern kann, um die Situation besser zu meistern. Die Therapeutin konzentriert sich in dieser Phase auf eine spezifische verbale oder nonverbale Komponente, die sofort modifiziert werden kann. Sie achtet darauf, daß nur ein Bereich bearbeitet und eingeübt wird. Die alternativen Verhaltensweisen können auch anhand eines Modells, das die Patientin kennt, entwickelt werden. Grundsätzlich stehen in dieser Trainingsphase zwei Methoden zur Verfügung:
1) Bereitstellen von verbalen Instruktionen
   Das heißt konkrete Vorschläge, was die Patientin in der spezifischen Situation sagen kann.
2) Demonstration von sozialen Fertigkeiten
   Das heißt die Therapeutin zeigt der Patientin, wie sie sich in der betreffenden Situation verhalten kann.

Phase 4: Wiederholungsphase
In der Wiederholungsphase werden die besprochenen veränderten Verhaltensweisen im Rollenspiel eingeübt. Dies ist sehr wichtig, damit die Patientin später das Verhalten auch in Situationen außerhalb der Therapie anwenden kann. Die Übungswiederholung ist der zentrale Punkt im Training sozialer Fertigkeiten. Nach dem Trainieren alternativer Verhaltensweisen dient die Übungswiederholung zur Überprüfung der Effektivität der vorgeschlagenen Verhaltensweisen. Zusätzlich wird dadurch noch einmal eine Möglichkeit für weitere Rückmeldung geliefert. Der Rahmen der Übungswiederholung sollte so realistisch wie möglich gestaltet werden. Während der Übungswiederholung kann die Therapeutin die Patientin weiter trainieren, indem sie der Patientin durch nonverbale Gesten oder durch Soufflieren weitere Veränderungsvorschläge gibt und richtiges Verhalten verstärkt.

Phase 5: Soziale Verstärkung
Die soziale Verstärkung, die schon für kleine Fortschritte in sozialen Fertigkeiten von der Therapeutin gegeben werden soll, ist ein bedeutender Bestandteil des Trainings. Sowohl soufflierte Leistungen als auch selbständig erbrachte gute soziale Verhaltensweisen sollen verstärkt werden. Die Therapeutin ermuntert die Patientin auch, sich selbst zu verstärken und weist darauf hin, daß sich die Patientin für ihre Leistungen nie genug loben kann, sich aber stattdessen oft schnell für unzureichende Leistungen bestraft. Die soziale Verstärkung führt zu einer Steigerung der Verhaltenshäufigkeit.

Phase 6: Generalisierungsphase bzw. Hausaufgabe
Das Anwenden der geübten Verhaltensweisen ist entscheidend für die Etablierung des veränderten Verhaltens. Deswegen vereinbart die Therapeutin mit der

Patientin eine Hausaufgabe, in der die Patientin die neugelernten Verhaltensweisen übt. Die Hausaufgabe wird gegebenenfalls schriftlich fixiert, um zu gewährleisten, daβ die Patientin die Instruktionen richtig verstanden hat. Zum Beispiel soll die Patientin in der nächsten Woche ein Gespräch mit ihrem Partner über die Aufteilung der Hausarbeiten führen.

- Hinweis: Konfrontationsanweisungen sollen hier in abgestufter Form gegeben werden. Auf keinen Fall werden Konfrontationen im Sinne des Floodingprinzips durchgeführt.

Erster Schritt: Erklärung des Rationals des Rollenspiels

Ich möchte mit Ihnen heute die Technik des Rollenspiels einüben und Ihnen damit ein Verfahren an die Hand geben, mit dem Sie problematische soziale Situationen vor Eintritt der Situation in einer sicheren Umgebung einüben können. In der realen Situation können Sie sich dann an die Übungssituation erinnern und damit die Situation sicherer bewältigen. Auch diese Technik dient dazu, das allgemeine Streßniveau zu senken und somit Ihre Angstbereitschaft zu erniedrigen.

Zweiter Schritt:
Beschreibung des Vorgehens beim Rollenspiel

Ich beschreibe Ihnen nun kurz den Ablauf der Rollenspielübung. Ich werde Sie zunächst bitten, mir eine für Sie schwierige soziale Situation zu schildern. Daran anschließend werden wir die Situation in einer sogenannten "Trockenübung" zunächst so spielen, wie sie normalerweise abläuft. Ich werde Ihnen dann Rückmeldung über das Rollenspiel geben, und wir werden gemeinsam überlegen, wie Sie Ihr Verhalten in der Situation verbessern können. Dies werden wir dann auch einüben. Danach machen wir ein weiteres Rollenspiel, in dem Sie das neugelernte Verhalten anwenden sollen. Ich gebe Ihnen währenddessen eventuell noch weitere Tips, wie Sie sich noch mehr verbessern können. Zum Abschluß werden wir vereinbaren, wie Sie das Neugelernte bis zur nächsten Sitzung zu Hause üben können. Haben Sie hierzu noch Fragen?

Dritter Schritt:
Durchführung des Rollenspiels

Falls aus den bisherigen Sitzungen noch keine problematischen sozialen Situationen bekannt sind, fragt die Therapeutin die Patientin nach solchen. Im Rollenspiel werden sowohl Situationen bearbeitet, in denen die Patientin soziale Ängste zeigt, als auch Situationen, in denen eine gestörte Kommunikation vorliegt. Die Therapeutin geht dann anhand der geschilderten Situation die einzelnen Phasen durch.

Gibt es soziale Situationen, z.B. Gesprächssituationen, die Sie ängstlich machen oder mit deren Verlauf Sie unzufrieden sind? Manche Menschen haben z.B. Probleme, sich in bestimmten Situationen durchzusetzten, oder andere Menschen haben Schwierigkeiten, in ihrer Partnerschaft Probleme angemessen zu besprechen. Welche schwierigen Situationen kennen Sie aus Ihrem Erfahrungsbereich?

5. Rückblick und Planung

1) Die Therapeutin faßt noch einmal kurz die wichtigsten Punkte, die beim Rollenspiel deutlich wurden, zusammen.
2) Die Therapeutin fordert die Patientin auf, Rückmeldung zu geben (vgl. Sitzung 1, S. 79).
3) Hausaufgabe
- Die Patientin übt die in der heutigen Sitzung neugelernten Verhaltensweisen mehrmals zu Hause und wendet sie gegebenenfalls auch in den realen Situationen an. Die Therapeutin achtet darauf, daß die Patientin die Hausaufgabenanweisungen genau verstanden hat.
- Die Patientin wendet weiterhin in zukünftigen Angstsituationen die Selbstinstruktions-Technik an.
- Die Therapeutin formuliert gegebenenfalls weitere Konfrontationsübungen mit der Patientin.
- Die Patientin soll die Sitzungs-Kassette anhören.
4) Austeilen neuer Angst- und Aktivitäts-Tagebücher

6. Kurzbericht

1) Die Therapeutin beschreibt kurz den momentanen Zustand (Fortschritte/Rückschritte) der Patientin.
2) Kurze Beschreibung, wie die Patientin auf das dargebotene Material reagierte.

Dreizehnte Sitzung

I. Sitzungsablauf

1. Besprechen des Tagebuches
2. Tagesordnung
3. Besprechen der Hausaufgabe
4. Training sozialer Fertigkeiten
5. Problemlösetraining
6. Generalisierung
7. Rückblick und Planung
8. Kurzbericht

II. Therapeutisches Vorgehen

1. Besprechen des Tagebuches

(vgl. Sitzung 7, S. 133f)

2. Tagesordnung

(vgl. Sitzung 1, S. 67f)

3. Besprechen der Hausaufgabe

Die Patientin wird aufgefordert, über ihre Erfahrungen mit den neugelernten sozialen Fertigkeiten zu berichten. Die Therapeutin erkundigt sich, ob die Patientin die Hausaufgabenvereinbarungen einhalten konnte oder ob sie bestimmte Aufgaben nicht ausführen konnte, weil sie zu schwierig waren. Die aufgetretenen Probleme werden diskutiert und mögliche Lösungen erarbeitet. Die Therapeutin erkundigt sich außerdem nach den Reaktionen anderer auf das neue Verhalten der Patientin. Falls hier Probleme auftraten, inszeniert die Therapeutin ein neues Rollenspiel, in dem die Problemsituation nachgespielt wird. Gegenbenenfalls werden daran anschließend noch einmal alle Phasen des Rollenspieltrainings durchlaufen. Falls das neue Verhalten der Patientin zur Verbesserung der Interaktionen der Patientin führte, achtet die Therapeutin darauf, die Patientin ausreichend dafür zu verstärken. Sie regt die Patientin außerdem an, sich selbst zu verstärken. Die Verstärkungen sollen jeweils konkret formuliert sein. Die Therapeutin kann hier wieder als Modell fungieren.

4. Training sozialer Fertigkeiten

Eventuell bespricht und übt die Therapeutin mit der Patientin weitere soziale Situationen, die der Patientin Schwierigkeiten bereiten. Sie geht hierbei nach dem in der zwölften Sitzung beschriebenen Phasenschema vor.

5. Problemlösetraining

Die Therapeutin wiederholt gegebenenfalls mit der Patientin das in der elften Sitzung eingeführte Problemlösetraining. Sie geht mit der Patientin anhand eines aktuellen Beispiels noch einmal die einzelnen Schritte des Problemlöseverfahrens durch. Die Therapeutin überprüft, ob die Patientin das Verfahren ohne größere Schwierigkeiten anwenden kann. Sie weist die Patientin erneut darauf hin, das Problemlöseverfahren auch für problematische Alltagssituationen anzuwenden.

6. Generalisierung

Die Therapeutin beginnt mit einer Zusammenfassung der Erfolge, die die Patientin bisher erreicht hat. Sie greift Beispiele aus dem Therapieverlauf auf, die Fortschritte der Patientin demonstrieren, nachdem sie Übungen aus der Therapie in realen Situationen wiederholte.

Sie haben nun in zahlreichen Situationen Ihres Lebens Fortschritte im Umgang mit Ihrer Angst erreicht. Sie haben durch die Anwendung und Übung der hier besprochenen Strategien und Techniken deutliche Erfolge erzielt. Ich denke Sie können nun auch verstehen, wie wichtig es ist, die in der Therapie gelernten Techniken weiterhin in realen Situationen häufig und regelmäßig zu üben. Jede Situation in Ihrem Leben, in der Sie Angst spüren, ist eine Chance für Sie, die gelernten Bewältigungstechniken einzusetzten. Die Bewältigung von Situationen, die Sie in der Therapie gerade geübt haben, ist sehr wichtig. Aber die Bewältigung von unterschiedlichen, neuen Situationen ist genauso wichtig. Jedes Mal, wenn Sie die Bewältigungsstrategien in einer neuen Situation üben, erhöhen Sie das Ausmaß der Kontrolle, das Sie über Ihre Symptome und über Situationen in Ihrem Leben haben. Ich kann nicht genug betonen, wie wichtig es ist, die hier gelernten Fertigkeiten in <u>allen</u> Situationen zu praktizieren, die bei Ihnen Angst auslösen. Praxis ist entscheidend für die Erhaltung und Erhöhung der erreichten Fortschritte.

Viele wissenschaftliche Untersuchungen zeigen, daß Praxis ein bedeutender Faktor für die Verbesserungen von Leistungen ist.

Die Anwendung von gelernten Fertigkeiten in neuen Situationen ist noch in anderer Hinsicht hilfreich: Es hilft, die Angst vor der Angst zu reduzieren. Jedes Mal, wenn Sie eine Situation aufsuchen und Ihre Angst tolerieren können, fürchten Sie anschließend Ihre Angst in dieser Situation weniger. Denken Sie daran, daß das, was Sie hier gelernt haben, eine Reihe von Fertigkeiten sind. Wie alle Fertigkeiten werden sie besser, wenn Sie sie anwenden.

Die Therapeutin fragt die Patientin nach Situationen in der nächsten Woche, in denen sie die gelernten Techniken bisher noch nicht praktiziert hat. Sie vereinbart mit der Patientin die Anwendung der kognitiven und der sozialen Fertigkeiten für diese Situationen. Die Therapeutin beachtet hierbei, daß die Vereinbarungen Aussicht auf Erfolg haben. Die Generalisierungsübungen sollten nicht zu verschieden von erfolgreich absolvierten Aufgaben in der Vergangenheit sein.

7. Rückblick und Planung

1) Die Therapeutin wiederholt insbesondere noch einmal die Punkte der Sitzung, bei denen die Patientin Schwierigkeiten hatte. Sie betont, daß regelmäßiges Üben für eine erfolgreiche Anwendung der gelernten Verfahren bzw. Verhaltensweisen unbedingt erforderlich ist. (evtl. Wiederholung des Beispiels Fremdsprachen lernen). Sie wiederholt noch einmal kurz die wichtigsten Punkte der Generalisierung.
2) Die Therapeutin fordert die Patientin auf, Rückmeldung zu geben (vgl. Sitzung 1, S. 79).
3) Hausaufgabe
- Die Therapeutin bespricht mit der Patientin neue Situationen, in denen die Patientin die gelernten sozialen Fertigkeiten anwenden und üben soll. Die Therapeutin fordert die Patientin auf, selbständig mögliche Übungssituationen zu überlegen. Damit soll erreicht werden, daß die Patientin immer eigenständiger therapeutische Techniken anwenden lernt und so mehr Selbsthilfemöglichkeiten erwirbt.
- Die Patientin wendet weiterhin in zukünftigen Angstsituationen die Selbstinstruktions-Technik an.
- Die Patientin soll die Sitzungs-Kassette anhören.
4) Austeilen neuer Angst- und Aktivitäts-Tagebücher

8. Kurzbericht

1) Die Therapeutin beschreibt kurz den momentanen Zustand (Fortschritte/Rückschritte) der Patientin.
2) Kurze Beschreibung, wie die Patientin auf das dargebotene Material reagierte.

Vierzehnte Sitzung

I. Sitzungsablauf

1. Besprechen des Tagebuches
2. Tagesordnung
3. Besprechen der Hausaufgabe
4. Rückfallprävention
   4.1. Restliche irrationale Überzeugungen
   4.2. Angst vor Rückfällen
5. Rückblick und Planung
6. Kurzbericht

II. Therapeutisches Vorgehen

1. Besprechen des Tagebuches

(vgl. Sitzung 7, S. 133f)

2. Tagesordnung

(vgl. Sitzung 1, S. 67f)

3. Besprechen der Hausaufgabe

Die Therapeutin bespricht sorgfältig mit der Patientin die Erfahrungen mit den Hausaufgabenübungen. Sie hebt noch einmal hervor, wie wichtig es ist, die gelernten Techniken auf möglichst viele Situationen anzuwenden. Falls Schwierigkeiten aufgetreten sind, hilft sie der Patientin, Möglichkeiten für eine bessere Bewältigung der Situation zu finden.

4. Rückfallprävention

Nach dem psychophysiologischen Modell hängt die Rückfallgefährdung angstanfallsfreier Patientinnen unter anderem von der weiteren Tendenz zu irrationalem Interpretieren körperlicher Symptome ab. Die Therapeutin überprüft in dieser Sitzung Rückfallquellen, die häufig bei Patientinnen ohne Angstanfälle auftreten. Falls mögliche Rückfallquellen aufgedeckt werden, bearbeitet die Therapeutin sie sofort mit der Patientin. Auch hier sollte sie zur Überprüfung der überdauernden Fehlinterpretationen Verhaltensexperimente durchführen. Hauptquellen des Rückfalls sind:

4.1 Restliche irrationale Überzeugungen

a) Überdauernder Glaube an alte Katastropheninterpretationen
Das bedeutet, daß die kognitiven Techniken nicht erfolgreich genug waren.

Überprüfung: Die Therapeutin fragt die Patientin, wie stark sie noch an ihre in den früheren Sitzungen identifizierten Katastrophenerwartungen glaubt.
Wie stark glauben Sie im Moment, während Sie jetzt hier im Therapieraum sitzen, daß Sie eine Herzanfall haben werden, wenn Sie ängstlich würden?" (Einschätzung auf 0 - 100 Skala, vgl. Sitzung 4, S. 112)
Wenn Sie alle für Sie typischen körperlichen Symptome wahrnehmen würden, wie stark würden Sie daran glauben, einen Angstanfall zu bekommen? Machen Sie eine Einschätzung auf der Skala von 0-100. Die Therapeutin schaut nach wesentlichen Reduktionen in den Überzeugungsratings. Überzeugungen zwischen 0/100 - 5/100 sind gegen Ende der therapeutischen Behandlung angemessen. Danach kann die Therapeutin die Patientin auffordern, die alternative Erklärung zu ihrer Katastrophen-Interpretation einzuschätzen.

Gegenmaßnahme: Mögliche Techniken, die bei überdauernden irrationalen Gedanken angewendet werden können:
Sorgen-Liste:
Die Patientin wird gebeten, eine Liste von Beweisen für ihre Katastrophen-Interpretationen und gegen ihre Nicht-Katastrophen-Interpretationen aufzulisten (d.h. Auflistung aller Sorgen und Zweifel). Wenn alle Vorbehalte aufgedeckt sind, werden die Beweise für und gegen die verbliebenen Zweifel und Sorgen untersucht.

Beispiel: Eine Patientin glaubt, daß ihre Symptome eher durch die Angst als durch bedrohliche Dinge (z.B. drohender Herzinfarkt), die sie früher annahm, verursacht sind. Trotzdem nimmt die Patientin weiterhin an, daß schwere und unkontrollierte Symptome "an sich" schaden. Solche Patientinnen können z.B. denken: "Ich weiß, daß die Symptome, die ich habe, Symptome von Angst und nicht von einer Herzkrankheit sind. Aber wieviel Angst kann mein Herz aushalten?" In diesen Gedanken steckt die Annahme, daß intensive Angstsymptome schädlich evtl. sogar tödlich sein können.

Advocatus Diaboli:
Dies kann eine sinnvolle Technik sein, um zu überprüfen, inwieweit die Patientin die Beweise gegen ihre Katastrophen-Interpretationen verstanden hat. Die Patientin stellt die Beweise gegen die Katastrophen-Interpretationen dar, und die Therapeutin versucht Zweifel aufzuwerfen, indem sie soviele Einwände wie möglich nennt.

b) Überdauernder dysfunktionaler Glaube an die Gefährlichkeit von allgemeinen körperlichen Symptomen
Manche Patientinnen haben das psychophysiologische Modell der körperlichen Symptome nur für spezielle Angstsymptome verinnerlicht. Sie haben aber weiterhin noch die generelle Haltung, daß "ungewöhnliche" Körpersymptome, die sie vorher noch nicht wahrgenommen haben, gefährlich sind.

Überprüfung: Diese Haltung kann aufgedeckt werden, indem die Therapeutin einen hypothetischen Fall konstruiert und die Patientin nach dem Umgang mit einer solchen Situation befragt: *Angenommen, Sie wären in zwei Monaten etwas ängstlich und würden Symptome wahrnehmen, die Sie bisher noch nicht kannten. Was würden Sie daraufhin denken? Wie würden Sie mit dieser Situation umgehen?*

Gegenmaßnahme: Die Therapeutin bespricht mit der Patientin noch einmal das allgemeine Teufelskreismodell zur Entwicklung von Angstanfällen. Sie läßt die Patientin dieses Modell auf neue Körperempfindungen übertragen.

Wir wissen nun durch die Analyse Ihrer Angstanfälle, daß es eine bestimmte Kombination von Empfindungen gibt, die zu einem Angstanfall führen können. Bis jetzt wissen Sie noch nicht, was passieren wird, wenn Sie neue Symptome wahrnehmen werden. Das möchte ich jetzt gerne mit Ihnen besprechen.

Wir hatten ja schon einmal ein allgemeines Schema - den Teufelskreis - früher besprochen, der die einzelnen Komponenten zeigt, mit denen man einen Angstanfall entwickeln kann. Die Komponenten des Teufelskreises waren u.a. Körperempfindungen (z.B. ...), Katastrophen-Gedanken (z.B. ...). Aufgrund dieser Gedanken werden Ihre Körperempfindungen schlimmer usw. (Die Therapeutin gibt ein spezifisches Beispiel der Patientin.) *Sie gehen damit um, indem Sie ...*

Sie können den Teufelskreis nun auch auf andere, neue körperliche Symptome anwenden und überlegen, was passieren müßte, damit sich ein Angstanfall entwickelt. Wir können dies jetzt einmal auf das Beispiel, das ich Ihnen eben gegeben habe, anwenden. Was denken Sie also, was weiter passieren müßte, wenn Sie neue, ungewöhnliche körperliche Symptome wahrnehmen, damit ein Angstanfall entsteht?

Die Therapeutin verdeutlicht der Patientin, daß negative Gedanken ganz entscheidend für die Entwicklung des Angstanfalls sind. *Gut, Sie kennen nun das Schema zur Entwicklung von Angstanfällen. Jetzt möchte ich gerne das gleiche Beispiel mit Ihnen unter einem anderen Aspekt weiter entwickeln. Was können Sie tun, nachdem Sie neue, ungewöhnliche körperliche Symptome wahrgenommen haben, damit Sie keinen Angstanfall bekommen?*

c) Ständige Hypervigilanz (Angst unter allen Umständen verhindern)
Manche Patientinnen achten automatisch auf Körperempfindungen, wenn sie sich einer angsterregenden Situation nähern oder wenn sie unerklärbare Empfindungen wahrnehmen. Wenn diese Tendenz noch zum jetzigen Zeitpunkt auftritt, sollte sie sofort bearbeitet werden. Gewöhnlich reflektiert die ständige Hypervigilanz eine spezifische Kognition, die noch nicht bearbeitet wurde.

Überprüfung: Solche Kognitionen können aufgedeckt werden, indem z.B. gefragt wird: *Angenommen Sie würden nicht nach Zeichen Ihrer Angst Ausschau halten, was wäre das Schlimmste, was passieren könnte?*

Gegenmaßnahme: Durch Diskussion (vgl. allgemeines Korrekturschema Sitzung 5, S. 116ff) können diese Kognitionen bearbeitet werden.
Ein Beispiel für diese Art von Problem könnte sein: Eine Patientin weiß, daß die Symptome, die sie während eines Angstanfalls wahrnimmt, durch ihre Angst verursacht sind. Sie glaubt aber weiterhin, wenn diese Angst nicht kontrolliert wird, könnte das zu einer Katastrophe führen (z.B. von intensiver Angst kann man sterben).

4.2 Angst vor Rückfällen

Diese Sorge tritt vor allem bei Patientinnen auf, die zwar ihre Angst unter Kontrolle haben, die aber weiterhin annehmen, daß das erneute Auftreten von Angst, selbst in einer milderen Form als früher, auf jeden Fall verhindert werden muß. Häufig ist der Grund dieser Sorge, daß die Patientinnen noch sehr lebhaft die Zeit erinnern, in der ihre Angstanfälle häufig auftraten. Sie können sich die Einschränkungen und das Unglücklichsein, das mit ihren Angstanfällen verbunden war, noch sehr gut vorstellen. Die Rückkehr dieses Zustandes wollen sie auf jeden Fall vermeiden. Frühere Erfahrungen von Remissionen, die von Rückfällen gefolgt wurden, tragen häufig zu solchen Sorgen bei.

Überprüfung: Befürchtungen dieser Art können mit folgender Frage identifiziert werden: *Angenommen Sie hätten morgen einen unerwarteten Angstanfall, was würden Sie denken?* Patientinnen, bei denen die Therapie erfolgreich war, antworten an dieser Stelle, daß sie dies nicht sehr beunruhigt, da sie in diesem Fall ihre gelernten Bewältigungsstrategien einsetzten würden.

Gegenmaßnahme: Falls die Patientin sich sorgt, weil in früheren Phasen die Angst für eine Weile schwächer war, aber später wieder anwuchs, fragt die Therapeutin, ob es Unterschiede zwischen der momentanen Abnahme der Angst und der damaligen spontanen Abnahme der Angst gibt. Ziel dieser Intervention ist es, der Patientin deutlich zu machen, daß sie nun effektive Bewältigungsstrategien an der Hand hat, die sie früher nicht zur Verfügung hatte. Aus dem gleichen Grund ist es wichtig hervorzuheben, daß es wünschenswert sein kann, einige Rückfälle zu haben. Nur dies würde der Patientin die Möglichkeit bieten, ihre Bewältigungsstrategien noch einmal genau zu testen.

Generell sollte die Therapeutin der Patientin vorhersagen, daß es Schwankungen in dem Auftreten ihrer Ängste geben wird: Es wird Zeiten geben, in denen *Sie* kaum Angstanfälle haben werden, es wird aber auch Zeiten geben, in denen *Sie* Rückschläge haben werden. Diese Rückschläge attribuiert die Therapeutin um, indem sie der Patientin erläutert, daß es sehr nützlich ist, einige Angstanfälle zu haben, um die neuen Fertigkeiten zu üben. Die Therapeutin erklärt der Patientin weiterhin, daß ein Rückschlag nicht gleich ein Rückfall ist. Ein Rückschlag sei also nicht ein Alles-oder-Nichts-Phänomen. Durch die in der Therapie gelernten Bewältigungsstrategien könne die Patientin aktiv ihre Angst überwinden. Sie weist die Patientin darauf hin, nicht perfektionistisch im Umgang mit ihren Angstanfällen zu sein und jede auftretende Angst als Versagen zu bewerten. Endziel der Therapie wäre schließlich nicht eine "Nullangst", sondern ein angemessenes, normales Angstniveau.

Patientinnen, bei denen diese Bewältigungsstrategien nicht erfolgreich sind, überstrapazieren häufig die gelernten Strategien, z.B. Patientinnen, die ständig ihre Atmung auf Hyperventilation überprüfen und dadurch einen neuen Angstanfall provozieren. Die Therapeutin erläutert in diesem Fall der Patientin diesen Zusammenhang und greift dabei noch einmal auf den anfangs beschriebenen Teufelskreis der Angst zurück. Sie fordert die Patientin auf, sich nicht ständig auf ihre Atmung zu konzentrieren. Stattdessen soll sie die gelernten Ablenkungstechniken anwenden, sobald sie wieder beginnt, übermäßig auf ihre Atmung zu achten.

5. Rückblick und Planung

1) Die Therapeutin faßt die problematischen Rückfallquellen der Patientin und den angemessenen Umgang damit kurz zusammen.
2) Die Therapeutin fordert die Patientin auf, Rückmeldung zu geben (vgl. Sitzung 1, S. 79).
3) Hausaufgabe
- Die Patientin soll alles aufschreiben, was sie über Angstanfälle und ihre Bewältigung gelernt hat.
- Die Patientin soll in möglichst vielen realistischen und praktisch bedeutsamen Situationen ihre kognitiven und sozialen Fertigkeiten einsetzen.
4) Austeilen neuer Angst- und Aktivitäts-Tagebücher.

6. Kurzbericht

1) Die Therapeutin beschreibt kurz den momentanen Zustand (Fortschritte/Rückschritte) der Patientin.
2) Kurze Beschreibung, wie die Patientin auf das dargebotene Material reagierte.

Fünfzehnte Sitzung

I. Sitzungsablauf

1. Besprechen des Tagebuches
2. Tagesordnung
3. Besprechen der Hausaufgabe
4. Rückblick über den Therapieverlauf

II. Therapeutisches Vorgehen

1. Besprechen des Tagebuches

(vgl. Sitzung 7, S. 133f)

2. Tagesordnung

(vgl. Sitzung 1, S. 67f)

3. Besprechen der Hausaufgabe

Die Therapeutin bespricht sorgfältig mit der Patientin die Erfahrungen bei der Anwendung der gelernten Fertigkeiten. Sie hebt noch einmal hervor, wie wichtig es ist, die gelernten Techniken auf so viele Situationen wie möglich anzuwenden. Falls Schwierigkeiten aufgetreten sind, hilft sie der Patientin, Möglichkeiten für eine bessere Bewältigung der Situation zu finden.

Die Therapeutin bespricht sorgfältig und detailliert mit der Patientin die Aufzeichnungen der Patientin. Sie achtet besonders auf Schwächen oder Lücken der Patientin im Verständnis des psychophysiologischen Modells, die unbedingt bearbeitet werden sollten. Sie überprüft dies, indem sie die Patientin berichten läßt, was sie bei einem neuen Angstanfall machen würde. Die Therapeutin kann in diesem Fall noch einmal auf Techniken aus der vierzehnten Sitzung zurückgreifen.

4. Rückblick über den Therapieverlauf

Die Therapeutin gibt einen allgemeinen Überblick über die Therapiefortschritte der Patientin. Sie achtet auf abschließende Fragen der Patientin, die sie mit der Patientin gemeinsam bespricht. Die Therapeutin instruiert die Patientin, weiterhin die kognitiven Bewältigungsstrategien und die sozialen Fertigkeiten, die sie während der Therapie gelernt hat, zu üben und anzuwenden. Sie ermuntert die Patientin, sich selbst immer wieder Aufgaben zu überlegen, in denen sie das Gelernte anwenden kann. Sie erinnert die Patientin daran, daß der beste Schutz gegen weitere Angstanfälle das häufige Anwenden der gelernten Fertigkeiten in verschiedensten Situationen ist. Auf diese Weise kann die Patientin immer mehr Kontrolle über ihre Angst erreichen.

Teil 3

Therapiematerialien
Anhang 1-24

1 Fragebogen zu Angstanfällen

Fragebogen zur Angstdiagnostik und -therapie

Die folgenden Informationen werden uns helfen, festzustellen, ob unser Programm für Angstdiagnostik und -therapie für Sie in Frage kommt. Dieser Fragebogen sollte deswegen von Ihnen **allein** ausgefüllt werden. Bitte beantworten Sie alle Fragen bzw. kreuzen Sie die jeweils zutreffende der vorgegebenen Antwortmöglichkeiten an. Sie können selbstverständlich weitere Bemerkungen am Rand hinzufügen, falls Sie dies wünschen. Sämtliche Auskünfte werden **streng vertraulich** behandelt. Um die Lesbarkeit Ihrer Antworten sicherzustellen, schreiben Sie bitte mit Druckbuchstaben.

Teil 1: Angaben zur Person

Bitte tragen Sie die folgenden Informationen ein:

Heutiges Datum: ____________ 19____

Name: ____

Telefon (tagsüber): __________ Telefon (abends): __________

Wann sind Sie am besten telefonisch erreichbar?

____

Anschrift: ____

____

Alter: ____

Beruf: ____

Bitte kreuzen Sie die zutreffende Möglichkeit an:

Planen Sie, in der nächsten Zeit umzuziehen? O *Nein* O *Ja*

Wenn ja: Wann? ____________ Wohin? ______________

Geschlecht: O *Weiblich* O *Männlich*

Sind Sie ... O *Ledig* O *Geschieden/Getrennt*
O *Verwitwet* O *Verheiratet*
O *Mit festem Partner zusammenlebend*

Sind Sie zur Zeit berufstätig? O *Nein*
O *Ja (ganztags)* O *Ja (Teilzeit)*

Ausbildung (Mehrfachankreuzungen sind möglich):
O *Hauptschule* O *Realschule* O *Gymnasium/ Fachgymnasium*
O *Lehre*
O *Studium an Universität/Fachhochschule*
O *Andere (Welche?______________)*

Teil 2: Angaben zur Gesundheit

1. Wann wurden Sie das letzte Mal von einem Arzt gründlich untersucht?

____

Hatten oder haben Sie ernsthafte Probleme mit Ihrer Gesundheit?
O *Nein* O *Ja*

Wenn ja: Welcher Art waren oder sind diese Gesundheitsprobleme?

____

2. Nehmen Sie zur Zeit irgendwelche Medikamente (verordnet oder nicht verordnet)?
O *Nein* O *Ja*

Wenn ja: Geben Sie bitte alle Medikamente an, die Sie einnehmen, einschließlich solcher Medikamente, die Sie gegen Ängste oder Depressionen nehmen könnten. Geben Sie in den dafür vorgesehenen Spalten bitte den Namen des Medikaments, die Dosis (Menge) und die Zeit an, seit der Sie das Medikament nehmen.

Medikament (Name)	Dosierung (Menge)	Seit wann?
__________	__________	__________
__________	__________	__________
__________	__________	__________
__________	__________	__________

3. Haben Sie in der Vergangenheit irgendwelche Medikamente gegen Ängste oder Depressionen eingenommen? O *Nein* O *Ja*

Wenn ja: Geben Sie bitte alle Medikamente an, die Sie gegen Ängste oder Depressionen eingenommen haben. Geben Sie in den dafür vorgesehenen Spalten bitte den Namen des Medikaments, die Dosis (Menge) und wie lange Sie das Medikament genommen haben an.

Medikament (Name)	Dosierung (Menge)	Seit wann?
__________	__________	__________
__________	__________	__________
__________	__________	__________
__________	__________	__________

4. Trinken Sie Alkohol? O *Nein* O *Ja*

Wenn ja: Wieviel Alkohol trinken Sie so ungefähr in einer Woche?

____

5. Waren Sie schon einmal alkohol-, medikamenten- oder drogenabhängig? O *Nein* O *Ja*

Wenn ja: Ist die Abhängigkeit gegenwärtig noch ein Problem? O *Nein* O *Ja*

6. Nur für Frauen: Sind Sie schwanger? O *Nein* O *Ja*

Wenn nein: Planen Sie, in den nächsten 6 Monaten schwanger zu werden? O *Nein* O *Ja*

7. Sind Sie jemals wegen einem oder mehreren der folgenden Probleme behandelt worden?

O Depressionen
O Ängste
O Nervöse Störungen
O Andere psychische Störungen (Welcher Art: ________)

O Prämenstruelle Beschwerden
O Hormonale Beschwerden im Zusammenhang mit Geburt
O Andere hormonale Beschwerden

O Herzprobleme (Welcher Art: __________)
O Schilddrüsenfunktionsstörungen
O Glaukom
O Asthma

O Migräne
O Andere Kopfschmerzen
O Epilepsie
O Neurologische Probleme

O Alkohol- oder Drogenprobleme
O Streßbezogene Beschwerden (z.B. Magengeschwür, Bluthochdruck) (Welcher Art: ________________)
O Niedriger Blutdruck
O Kalziummangel

8. Treiben Sie irgendwelchen Sport, oder müssen Sie bei der Arbeit, zu Hause oder bei Ihren Hobbies irgendwelche körperlich anstrengenden Tätigkeiten verrichten (z.B. Dinge tragen, bergauf gehen, laufen)? O *Nein* O *Ja*

   Wenn ja: Beschreiben Sie bitte: ______________________________

   ____

Teil 3: Angaben zu Angstanfällen

Ein Panik- bzw. Angstanfall besteht aus **plötzlich** einsetzender **intensiver** Angst, Furcht oder Schrecken, oft im Zusammenhang mit dem Gefühl drohender Gefahr. Dabei müssen **mindestens vier** der folgenden Symptome auftreten:

Herzklopfen, Herzrasen oder unregelmäßiger Herzschlag
Schwindel, Benommenheit oder Schwächegefühle
Kurzatmigkeit oder Atemnot
Schwitzen
Schmerzen oder Beklemmungsgefühle im Brustkorb
Zittern oder Beben
Hitzewallungen oder Kälteschauer
Erstickungs- oder Würgegefühle
Kribbeln oder Taubheit in Körperteilen
Todesangst
Übelkeit oder Magen-/Darmbeschwerden
Gefühle der Unwirklichkeit oder des Losgelöstseins
Angst, verrückt zu werden
Angst, die Kontrolle zu verlieren

Solche Angstanfälle können unter akuter Lebensgefahr auftreten. Bei manchen Menschen treten sie jedoch auch auf, ohne daß eine tatsächliche Lebensgefahr vorliegt. Die folgenden Fragen beziehen sich auf solche Angstanfälle, die in Situationen **ohne tatsächliche Lebensgefahr** auftreten. Bei diesen Angstanfällen sollten zumindest manchmal vier oder mehr der oben genannten Symptome aufgetreten sein. Bitte kreuzen Sie auf den folgenden Seiten immer die Antwort an, die am besten auf Sie zutrifft.

1. Haben Sie jemals einen solchen Angstanfall (mindestens vier Symptome, keine Lebensgefahr) erlebt? O *Nein* O *Ja*

Die folgenden Fragen 2 bis 12 beziehen sich auf diese Angstanfälle. Wenn Sie keine Angstanfälle erlebt haben, gehen Sie bitte gleich weiter zu Teil 4.

2. Haben Sie jemals einen Angstanfall erlebt, bei dem es weniger als 10 Minuten gedauert hat, bis die Symptome intensiv wurden?
   O Nein, dauert immer mehr als 10 Minuten
   O Ja, hat schon einmal weniger als 10 Minuten gedauert

3. Wie lange dauert ein Angstanfall bei Ihnen im Durchschnitt (vom Anfang bis zum Ende)?
   O 0-10 Minuten
   O 11-30 Minuten
   O 31-60 Minuten
   O länger als eine Stunde

4. Haben Sie jemals einen Angstanfall gehabt, der "wie aus heiterem Himmel" auftrat oder völlig unerwartet kam, d.h. in einer Situation, in der Sie keine Angst erwarteten? (Unerwartet wäre auch, wenn die Angst Sie in der Situation überrascht hat, Sie sie sich aber im Nachhinein erklären konnten, z.B. durch Überlastung.) O *Nein* O *Ja*

5. Traten Ihre Angstanfälle nur in Situationen auf, in denen die Aufmerksamkeit anderer Personen auf Sie gerichtet war (z.B. beim öffentlichen Sprechen)?
   O *Nein* O *Ja*

6. Haben Sie jemals nach einem Angstanfall eine Zeit erlebt, in der Sie sich dauerhaft deswegen Sorgen gemacht haben oder Angst hatten, wieder einen Angstanfall zu bekommen? O *Nein* O *Ja*

Wenn ja: Wieviele Wochen (Monate/Jahre) haben Sie sich gesorgt?

____

7. Haben Sie jemals vier Angstanfälle innerhalb von vier aufeinanderfolgenden Wochen erlebt? O *Nein* O *Ja*

8. Wieviele Angstanfälle haben Sie im vergangenen Jahr ungefähr erlebt?

____

9. Wieviele Angstanfälle haben Sie in den vergangenen vier Wochen erlebt?

____

10. Wie alt waren Sie, als Sie zum ersten Mal einen Angstanfall erlebten?

____

11. Bitte kreuzen Sie alle Symptome an, die Sie während eines starken Angstanfalls erleben.

O Herzklopfen, Herzrasen oder unregelmäßiger Herzschlag
O Schwindel, Benommenheit oder Schwächegefühle
O Kurzatmigkeit oder Atemnot
O Geschwollene Zunge

O Schwitzen
O Schmerzen oder Beklemmungsgefühle im Brustkorb
O Zittern oder Beben
O Brennende Augen

O Hitzewallungen oder Kälteschauer
O Erstickungs- oder Würgegefühle
O Kribbeln oder Taubheit in Körperteilen
O Juckreiz

O Todesangst
O Übelkeit oder Magen/Darmbeschwerden
O Gefühle der Unwirklichkeit oder des Losgelöstseins
O Eingeengtes Sichtfeld (Röhrensehen)

O Angst, verrückt zu werden
O Angst, die Kontrolle zu verlieren
O Süßer Geschmack im Mund
O Andere (Welche? ______________________)

12. Bitte kreuzen Sie auf der folgenden Skala an, wie stark Ihre Angst während eines durchschnittlichen Angstanfalls ist. (0 bedeutet überhaupt keine, 5 mittelmäßige, 10 extreme Angst.)

überhaupt keine Angst					*mittelmäßige Angst*					*extreme Angst*
0	1	2	3	4	5	6	7	8	9	10

Teil 4: Frühere Behandlungen wegen Ängsten

1. Haben Sie jemals auf eigene Verantwortung Alkohol, Medikamente oder Drogen benutzt, um Ängste zu vermeiden oder zu verringern?

O *Nein* O *Ja*

Wenn ja: Beschreiben Sie bitte: ______________________________

2. Sind Sie schon einmal wegen Ihrer Ängste mit psychologischen Methoden behandelt oder beraten worden? O *Nein* O *Ja*

Wenn ja: Welche Art von Behandlung war das? (Alle zutreffenden Möglichkeiten ankreuzen.)

O Allgemeine Beratung durch Psychologen oder Psychiater
O Allgemeine Beratung durch Hausarzt oder anderen Arzt
O Entspannungstraining oder Autogenes Training
O Hypnose, Meditation oder ähnliches
O Systematische Konfrontation mit den gefürchteten Situationen
O Andere verhaltenstherapeutische Methoden (Welche?) ______________
O Gesprächstherapie, psychoanalytische oder tiefenpsychologische Behandlung
O Andere Methoden (Welche?) ______________________________

3. Sind Sie schon einmal wegen emotionaler oder psychischer Probleme in eine Klinik zur Behandlung aufgenommen worden? O *Nein* O *Ja*

Wenn ja: Welche Art von Klinik? ____________________

Wie lange waren Sie in der Klinik? ________

---

* Anmerkung: Die Symptomliste des Fragebogens (Frage 11) enthält Kontrollsymptome, die nicht üblicherweise bei Ängsten auftreten. Kreuzt eine Patientin eines oder mehrere dieser Symptome (Geschwollene Zunge, Brennende Augen, Juckreiz, Eingeengtes Sichtfeld (Röhrensehen), Süßer Geschmack im Mund) an, so besteht die Möglichkeit, daß diese Patientin eine allgemeine Tendenz hat, somatische Symptome übermäßig zu berichten. Die anderen Symptome sind dagegen typische Angst- bzw. Hyperventilationssymptome.

2 Medikamentenliste

ANTIDEPRESSIVA

Handelsname	Darreichungsform
PARNATE	Lacktabletten
JATROSOM	Dragees
ANAFRANIL	Dragees
	Ampullen
APONAL	Dragees
	Lacktabletten
	Ampullen
EQUILIBRIN 30, 60	Tabletten
GAMONIL	Lacktabletten
IDOM	Dragees
/ mite	Mite-Dragees
	Kapseln
INSIDON	Dragees
LAROXYL 10, 25	Dragees
	Ampullen
LUDIOMIL 25, 50	Tabletten
/ mite	Filmtabletten
	Ampullen
LUDIOMIL 75	Filmtabletten
NORTRILEN 10, 25	Dragees
NOVERIL	Dragees
/ mite	Mite-Dragees
	Retard-Tabletten
	Ampullen
PERTOFRAN	Dragees
SAROTEN	Dragees
	Ampullen
SAROTEN	Kapseln
/ retard	Retard-Kapseln
SINQUAN	Kapseln
STANGYL	Tabletten
	Filmtabletten
	Tropfen
	Ampullen
TOFRANIL	Dragees
	Ampullen
/ mite	Mite-Dragees
TOLVIN 10, 30	Filmtabletten
TRAUSABUN	Dragees
TRYPTIZOL	Tabletten
	Sirup
BENPON	Dragees
LIMBATRIL	Kapseln
LIMBATRIL F	Kapseln
LIMBATRIL TABS	Lacktabletten
LONGOPAX	Dragees
/ mite	Mite-Dragees
PANTROP retard	Kapseln
ARDEYTROPIN	Tabletten
DOGMATIL	Kapseln
FEVARIN 50	Filmtabletten
KALMA	Tabletten
LEVOTHYM	Tabletten
NEUROCALM	Kapseln
SEDANOCT	Filmtabletten
THOMBRAN	Filmtabletten
/ mite	Kapseln
	Ampullen
L-TRYPTOPHAN-AS	Filmtabletten
VIVALAN ICI 100	Filmtabletten
	Ampullen
	Infusionslösungskonzentrat

TRANQUILLANTIA/ANXIOLYTIKA

Handelsname	Darreichungsform
DAPOTUM D MINOR	Spritzampullen
DOMINAL	Dragees
	Lösung
	Saft
IMAP 1.5 mg	Ampullen
JATRONEURAL	Dragees
/ retard	Retard-Kapseln

* Wir danken Frau Marianne Göbel für ihre Hilfe bei der Erstellung der Liste.

MELLERETTEN	Dragees
	Saft
	Tropflösung
JALONAC	Kapseln
OMCA NACHT	Tabletten
ADUMBRAN	Tabletten
	Suppositorien
/ forte	Forte-Tabletten
ALBEGO 10, 20	Dragees
AZUTRANQUIL	Tabletten
BROMAZEPAM-OPT 6	Tabletten
CONTAMEX	Kapseln
/ mite	Mite-Kapseln
DEMETRIN	Tabletten
DIAZEMULS	Ampullen
DIAZEPAM 5, 10 STADA	Tabletten
DIAZEPAM DESITIN rectal tube	Tuben
DIAZEPAM-ratiopharm	Tabletten
	Injektionslösung
DIAZEPAM-woelm	Tabletten
DURADIAZEPAM	Tabletten
	Injektionslösung
DURAZANIL 6	Tabletten
DURAZEPAM	Tabletten
/ forte	Forte-Tabletten
FRISIUM	Tabletten
GITYL 6	Tabletten
LAMRA 10 mg	Tabletten
LAUBEEL 1.0 / 2.5	Tabletten
LEXOTANIL 6	Tabletten
LIBRIUM	Kapseln
	Dragees
LIBRIUM TABS	Lacktabletten
MANDRO-ZEP	Tabletten
MONO DEMETRIN	Tabletten
MULTUM	Tabletten
NEUROLYTRIL	Tabletten
NOBRIUM	Kapseln
NOCTAZEPAM	Tabletten
NORMOC	Tabletten
OXA-PUREN	Tabletten
OXAZEPAM 10 riker	Tabletten
OXAZEPAM 10 stada	Tabletten
OXAZEPAM K	Tabletten
OXAZEPAM ratiopharm	Tabletten
/ retard	Retard-Kapseln
PRAXITEN	Tabletten
/ forte	Forte-Tabletten
PUNKTYL	Tabletten
SIGACALM	Tabletten
/ forte	Forte-Tabletten
TAFIL	Tabletten
TAVOR 0.5, 1, 2.5	Tabletten
TOLID	Tabletten
TRANQUASE	Tabletten
TRANQUIT	Dragees
TRANQUO-TABLINEN	Tranquo-Tablinen
TRANXILIUM	Filmtabletten
TRANXILIUM	Kapseln
/ Tabs	Filmtabletten
	Trockenampullen
TRECALMO	Tabletten
USKAN	Tabletten
VALAXONA	Tabletten
VILIQUID	Tropfen
VALIUM	Tabletten
/ retard	Retard-Kapseln
	Suppositorien
	Sirup
	Ampullen
CYPRON	Dragees
/ forte	Forte-Dragees
MEPROBAMAT SAAR	Tabletten
	Dragees
URBILAT	Dragees
EXPHOBIN	Dragees
REGIUM	Dragees
/ retard	Retard-Tabletten
EDAPON D	Dragees
TONAMYL	Dragees
VISANO	Dragees
VISANO - mini	Dragees
ATARAX	Dragees
BESPAR	Tabletten
MASMORAN	Saft

BETAREZEPTORENBLOCKER

Handelsname	Darreichungsform
APTIN	Filmtabletten
APTIN - DURILES	Retardtabletten
BELOC - DURILES	Retardtabletten
BELOC	Ampullen
BELOC	Tabletten
/ mite	Mite-Tabletten
BETADRENOL	Tabletten
BETADRENOL 200	Filmtabletten
BETAPRESSIN	Filmtabletten
BETA - TABLINEN	Tabletten
/ retard	Retard-Tablinen
BETA - TIMELETS	Retardkapseln
CONCOR	Lacktabletten
CONDUCTON	Tabletten
CORINDOLAN	Lacktabletten
/ mite	Mite-Lacktabletten

Handelsname	Darreichungsform
DISORAT	Tabletten
DOCITON	Tabletten
/ retard	Retard-Kapseln
/ retard mite	Retard-Kapseln-mite
	Ampullen
DURAPINDOL	Tabletten
	Retard-Kapseln
	Ampullen
EFEKTOLOL 10, 40, 80	Filmtabletten
	Retard-Kapseln
ELBROL	Filmtabletten
/ retard	Retard-Kapseln
ENDAK	Tabletten
/ mite	Mite-Tabletten
INDOBLOC	Filmtabletten
KERLONE	Lacktabletten
LOPRESOR	Lacktabletten
/ mite	Mite-Lacktabletten
	Ampullen
NEPTAL	Lacktabletten
	Ampullen
PANIMIT	Tabletten
PECTOBLOC	Tabletten
/ mite	Mite-Tabletten
PINBETOL	Tabletten
PRANO - PUREN	Filmtabletten
	Retard-Kapseln
PRELIS	Retardtabletten
/ mite	Mite-Lacktabletten
PRENT	Ampullen
	Tabletten
PROPABLOC	Tabletten
PROPRANOLOL RIKER	Tabletten
	Retard-Kapseln
PROPRANOLOL STADA	Tabletten
	Retard-Kapseln
PROPRANOLOL - GRY	Tabletten
PROPRANUR	Filmtabletten
PROPRA - ratiopharm	Lacktabletten
	Retard-Kapseln
SAGITTOL	Tabletten
SOLGOL	Tabletten
/ mite	Mite-Tabletten
SOTALEX	Ampullen
SOTALEX	Tabletten
/ mite	Mite-Tabletten
STRESSON	Tabletten
TEMSERIN	Tabletten
TENORMIN	Filmtabletten
	Ampullen
TRASICOR	Tabletten
	Filmdragees-Retard
VISKEN	Tabletten
	Tropfen
	Mite-Tabletten
	Retard-Kapseln
	Ampullen

3 Marburger Angsttagebuch

Anleitung zum Marburger Angst-Tagebuch

Bitte benutzen Sie das Angst-Tagebuch, um regelmäßig Aufzeichungen über Ihre durchschnittliche tägliche Angst und über mögliche Angstanfälle zu machen. Die Aufzeichungen sollten sehr sorgfältig gemacht werden, da sie von großer Bedeutung für die Therapie sind. Zwei Arten von Informationen sollen in das Tagebuch eingetragen werden:

A. Angaben zu Angstanfällen sollten **sofort** nach jedem Angstanfall eingetragen werden.

B. Angaben zur durchschnittlichen Angst und zur Schlafenszeit sollten am Ende **jedes Tages** eingetragen werden.

Es ist sehr wichtig, daß Sie die Angaben zu den jeweils vorgeschriebenen Zeiten machen, da sich sonst Erinnerungsfehler einschleichen können. Am besten tragen Sie Ihr Tagebuchblatt daher immer bei sich. Ein Blatt gilt jeweils für eine Woche. Bitte tragen Sie gleich zu Beginn der Woche das Datum ein, auf das der Montag dieser Woche fällt. Im folgenden beschreiben wir die verschiedenen Angaben im einzelnen.

A. Angaben zu Angstanfällen (sofort nach jedem Anfall eintragen)

Ein Angstanfall besteht aus **plötzlich** einsetzender **intensiver** Angst, Furcht oder Schrecken, oft im Zusammenhang mit dem Gefühl drohender Gefahr. Dabei können die nebenan aufgeführten Symptome auftreten. Das Tagebuch betrifft nur solche Angstanfälle, die in Situationen **ohne tatsächliche Lebensgefahr** auftreten. Jedes Mal, wenn Sie einen solchen Angstanfall haben, befolgen Sie bitte die folgenden Schritte:

- *Kurzatmigkeit oder Atemnot*
- *Todesangst*
- *Herzklopfen, Herzrasen oder unregelmäßiger Herzschlag*
- *Schwitzen*
- *Erstickungs- oder Würgegefühle*
- *Schwindel, Benommenheit oder Schwächegefühle*
- *Angst, verrückt zu werden*
- *Schmerzen oder Beklemmungsgefühle im Brustkorb*
- *Zittern oder Beben*
- *Kribbeln oder Taubheit in Körperteilen*
- *Hitzewallungen oder Kälteschauer*
- *Übelkeit oder Magen-/Darmbeschwerden*
- *Gefühle der Unwirklichkeit oder des Losgelöstseins*
- *Angst, die Kontrolle zu verlieren*

Schritt 1: "*Anfang/Ende*" Tragen Sie die Uhrzeiten ein, zu denen der Anfall begann bzw. endete. Benutzen Sie dazu die 24-Stunden-Skala. *Beispiel:* Sie haben einen Angstanfall, der um mittags viertel vor Zwölf beginnt und 22 Minuten später endet. Die Eintragung lautet "11.45/12.07".

Schritt 2: "*Angst (0-10)*" Schätzen Sie ein, wie stark Ihre maximale Angst während des Anfalls war. Benutzen Sie dazu die folgende Skala (0 bedeutet überhaupt keine, 5 mittelmäßige, 10 extreme Angst):

überhaupt keine Angst	*mittelmäßige Angst*	*extreme Angst*

0 . . . 1 . . 2 . . 3 . . 4 . . 5 . . 6 . . 7 . . 8 . . 9 . . 10

Beispiel: Sie hatten mittelmäßig starke Angst während Ihres Anfalls. Sie tragen daher eine "5" an der vorgesehenen Stelle ein.

Schritt 3: "*Symptome*" Tragen Sie dann **alle** Symptome ein, die Sie während des Anfalls hatten. Benutzen Sie dabei die Zahlen, mit denen die Symptome am rechten Rand des Tagebuchblattes numeriert sind. *Beispiel:* Sie erleben während eines Angstanfalls Herzklopfen, Benommenheit, taube Arme und Kopfschmerzen. Ihre Eintragung lautet "2,5,9,15".

Schritt 4: "*Erste Zeichen*" Achten Sie sorgfältig auf die ersten Anzeichen, mit denen sich der Angstanfall angekündigt hat ("was haben Sie zuerst bemerkt?") und schreiben Sie diese ersten Zeichen an dem dafür vorgesehen Ort ein. *Beispiel:* Bei Ihrem Angstanfall verspürten Sie zuerst starkes Herzklopfen. Ihre Eintragung lautet "Herzklopfen".

Schritt 5: "*Wo (E/U)?*" Schreiben Sie auf, wo der Angstanfall auftrat (zum Beispiel zu Hause, im Kaufhaus, auf der Autobahn). Außerdem halten Sie in dieser Zeile bitte fest, ob der Anfall erwartet oder unerwartet auftrat. Unerwartet bedeutet in diesem Zusammenhang, daß der Angstanfall nicht unmittelbar vor oder während einer Situation auftrat, die beinahe immer Angst auslöst oder in der Sie im Zentrum der Aufmerksamkeit anderer Menschen standen. Falls es sich um einen erwarteten Angstanfall handelte, machen Sie bitte eine großes "E" hinter die Situationsbeschreibung. Falls der Angstanfall unerwartet auftrat, machen Sie stattdessen ein großes "U". *Beispiel:* Obwohl Sie Angst vor überfüllten Kaufhäusern haben, gehen Sie in ein solches Kaufhaus. Sie erleben dort einen Angstanfall. Ihre Eintragung lautet "Kaufhaus, E".

Schritt 6: "*Wer? Was?*" Nun notieren Sie bitte an den entsprechenden Stellen, wer während des Anfalls bei Ihnen war und was Sie gerade taten. *Beispiel:* Sie waren mit Ihrem Bruder zum Einkaufen. Sie schreiben in die Zeile hinter der Frage "Wer?" "Bruder" und in die nächste Zeile hinter der Frage "Was?" "Einkaufen".

Schritt 7: "*Gedanken*" Zum Schluß schreiben Sie noch die Gedanken auf, die Ihnen während des Anfalls oder unmittelbar davor durch den Kopf gingen. *Beispiel:* Während des Angstanfalls, bei dem Sie mit Ihrem Bruder einkaufen waren dachten Sie "oh Gott, wenn das nur kein Herzinfarkt ist". Andere Beispiele wären: "wenn das nur keiner merkt", "ich könnte sterben", "ich könnte etwas Unkontrolliertes tun", "ich mache mich lächerlich", "Hilfe, es geht wieder los".

Machen Sie bitte für jeden Angstanfall eine eigene Eintragung. Wenn Sie an einem Tag mehr als drei Angstanfälle hatten oder der vorgesehene Platz aus anderen Gründen nicht ausreicht, können Sie auch weitere Angaben auf der Rückseite des Blattes machen.

B. Angaben zu durchschnittlicher Angst und Schlafenszeiten (am Ende jedes Tages eintragen)

Am Ende jedes Tages tragen Sie bitte in den dafür vorgesehenen Zeilen am unteren Rand des Tagebuches die folgenden drei Informationen ein:

1. "*Durchschnittliche Angst (0-10)*" Schätzen Sie wieder auf der oben angegebenen Skala von 0-10 ein, wie ängstlich Sie sich **im Durchschnitt** während dieses Tages gefühlt haben. Dabei sollten Sie eventuell aufgetretene Angstanfälle nicht in den Durchschnitt mit einbeziehen. *Beispiel 1:* Obwohl Sie keine Angstanfälle hatten, haben Sie sich den ganzen Tag über mäßig ängstlich gefühlt. Sie tragen deshalb eine "5" ein. *Beispiel 2:* Sie haben sich den ganzen Morgen und Mittag völlig ruhig gefühlt ("0" auf der Angst-Skala), nachmittags und abends fühlten Sie sich dagegen etwas ängstlich ("2" auf der Angst-Skala). Sie tragen deshalb als Durchschnittswert eine "1" ein. Dabei lassen Sie ganz außer acht, daß Sie mittags einen schlimmen Angstanfall ("8" auf der Angst-Skala) hatten, da Sie diesen ja bereits weiter oben auf dem Tagebuchblatt als Angstanfall eingetragen hatten.

2. "*Einschlafzeit (gestern)*" Schreiben Sie an jedem Tag die Zeit auf, zu der Sie in der **vorigen Nacht** eingeschlafen sind. *Beispiel:* Am Sonntag abend sind Sie um 23.04 Uhr eingeschlafen. Sie tragen daher am Montagabend unter "Einschlafzeit" "23.04" ein, obwohl Sie am Montag schon um 22.30 Uhr einschlafen. Diese Zeit tragen Sie dann am Dienstag als Einschlafzeit ein.

3. "*Aufwachzeit (heute)*" Schreiben Sie gleichfalls auf, um wieviel Uhr Sie aufgewacht sind. *Beispiel:* Am Montagmorgen wachten Sie um 7.21 Uhr auf. Sie tragen daher "7.21" ein. Im Gegensatz zur Einschlafenszeit bezieht sich die Angabe zur Aufwachzeit also auf den Tag, an dem auch die Eintragung erfolgt.

Falls Sie noch Fragen zu dem Tagebuch haben, zögern Sie bitte nicht, sich an uns zu wenden.

Marburger Angst-Tagebuch

VP-Nr. ______ Wo-Nr. ______

1. Kurzatmigkeit oder Atemnot; 2. Todesangst; 3. Herzklopfen, Herzrasen oder unregelmäßiger Herzschlag; 4. Schwitzen; 5. Erstickungs- oder Würgegefühle; 6. Schwindel, Benommenheit oder Schwächegefühle; 7. Angst, verrückt zu werden; 8. Schmerzen oder Beklemmungsgefühle im Brustkorb; 9. Zittern oder Beben; 10. Kribbeln oder Taubheit in Körperteilen; 11. Hitzewallungen oder Kälteschauer; 12. Übelkeit oder Magen/Darmbeschwerden; 13. Gefühle der Unwirklichkeit oder des Losgelöstseins; 14. Angst, die Kontrolle zu verlieren; 15. Andere Symptome

Datum (Mo): ______	Montag	Dienstag	Mittwoch	Donnerstag	Freitag	Samstag	Sonntag
1. Anfang/Ende							
Angst (0–10)							
Symptome							
Erste Zeichen							
Wo (E/U)?							
Wer?							
Was?							
Gedanken							
2. Anfang/Ende							
Angst (0–10)							
Symptome							
Erste Zeichen							
Wo (E/U)?							
Wer?							
Was?							
Gedanken							
3. Anfang/Ende							
Angst (0–10)							
Symptome							
Erste Zeichen							
Wo (E/U)?							
Wer?							
Was?							
Gedanken							

Bitte sofort nach jedem Angstanfall eintragen.
Wenn nötig, machen Sie zusätzliche Notizen auf der Rückseite.

	Montag	Dienstag	Mittwoch	Donnerstag	Freitag	Samstag	Sonntag
Durchschnittliche Angst (0–10)							
Einschlafzeit (gestern)							
Aufwachzeit (heute)							

Am Tagesende eintragen.

4 Marburger Aktivitätstagebuch

Anleitung zum Marburger Aktivitäts-Tagebuch

Bitte benutzen Sie das Aktivitäts-Tagebuch, um alle Aktivitäten aufzuzeichnen, zu denen Sie Ihre Wohnung bzw. Ihr Haus verlassen. Ebenso wie die Aufzeichungen über Angstanfälle sind auch diese Informationen von großer Bedeutung für die Therapie und sollten daher sehr sorgfältig berichtet werden. Es ist sehr wichtig, daß Sie die Angaben gleich nach Ihrer Rückkehr nach Hause machen, da sich sonst Erinnerungsfehler einschleichen können. Im folgenden beschreiben wir die verschiedenen Angaben im einzelnen.
Jedes Mal, wenn Sie zu einer Aktivität Ihre Wohnung bzw. Ihr Haus verlassen mußten, befolgen Sie bitte **gleich nach Ihrer Rückkehr** die folgenden Schritte:

Schritt 1: "*Datum*" Tragen Sie das Datum des heutigen Tages ein.

Schritt 2: "*Zeit*" Tragen Sie dann die Uhrzeit ein, zu der Sie Ihre Wohnung/IhrHaus verlassen haben ("Fortgegangen") und die Uhrzeit, zu der Sie wieder zu Hause angekommen sind ("Zurückgekommen").

Schritt 3: "*Begleitung*" Kreuzen Sie dann an, ob Sie während der Aktivität von einer Vertrauensperson begleitet waren, ob andere Personen dabei waren oder ob Sie allein waren. Mit Vertrauensperson meinen wir jemand, der Ihnen Sicherheit gibt bzw. in dessen Begleitung Sie sich sicherer fühlen. Wenn sich während einer Aktivität Veränderungen bezüglich Ihrer Begleitung ergeben haben, dann überlegen Sie bitte, wann Sie sich während der Aktivität am ängstlichsten gefühlt haben. Dann kreuzen Sie die Antwortmöglichkeit an, die Ihre Begleitung während der Zeit der stärksten Angst beschreibt.

Schritt 4: "*Art der Aktivität*" Unter dieser Überschrift sind sechs Arten von Aktivitäten angeführt. Entscheiden Sie, in welche Kategorie Ihre Aktivität gehört und kreuzen Sie diese Kategorie an. Sollten Sie während einer Abwesenheit von zu Hause mehr als eine Art von Aktivität unternommen haben, so überlegen Sie bitte wieder, wann Sie sich während der Abwesenheit von zu Hause am ängstlichsten gefühlt haben. Dann kreuzen Sie die Antwortmöglichkeit an, die Ihre Aktivität während der Zeit der stärksten Angst beschreibt. Beispiele für die einzelnen Arten von Aktivitäten:

Arbeit/Ausbildung: Sie gehen zu Ihrem Arbeitsplatz oder, falls Sie sich in einer Ausbildung befinden, in Ihre Schule, Universität etc.

Einkaufen/Besorgungen: Dies betrifft z.B. das Aufsuchen von Supermärkten und Kaufhäusern, aber auch Behördengänge und ähnliches.

Freunde/Verwandte: Sie besuchen Freunde oder Verwandte.

Freizeitaktivitäten: Dies betrifft Ausflüge, sportliche Aktivitäten, Parties, Feste, Gasthäuser, Restaurants, Kinobesuche und ähnliches.

Fortbewegung/Transport: Dies betrifft die Fortbewegung zu Fuß ebenso wie mit Auto, Bus, Eisenbahn, Flugzeug und anderen Transportmitteln. Auch Reisen aller Art fallen in diese Kategorie.

Andere Aktivitäten: Sollten Ihre Unternehmungen in keine der vorigen Kategorien passen, so wählen Sie bitte diese Antwortmöglichkeit.

Schritt 5: "*Angst (0-10)*" Schätzen Sie ein, wie stark Ihre maximale Angst während der Aktivität war. Benutzen Sie dazu die folgende Skala (0 bedeutet überhaupt keine, 5 mittelmäßige, 10 extreme Angst):

überhaupt keine Angst	*mittelmäßige Angst*	*extreme Angst*

0 . . . 1 . . 2 . . 3 . . 4 . . 5 . . 6 . . 7 . . 8 . . 9 . . 10

Schritt 6: "*Angstanfall*" Abschließend kreuzen Sie bitte an, ob Sie während Ihrer Aktivität einen Angstanfall erlebt haben. Falls Sie einen Angstanfall erlebt haben, kreuzen Sie bitte an, ob er erwartet oder unerwartet auftrat. Dabei gebrauchen wir hier die Begriffe "Angstanfall" und "erwartet/unerwartet" genau so wie in dem Angst-Tagebuch.

Machen Sie bitte für jede Abwesenheit von zu Hause eine eigene Eintragung. Wenn der vorgesehene Platz nicht ausreicht, können Sie auch weitere Angaben auf der Rückseite des Blattes machen. Falls Sie noch Fragen zu dem Tagebuch haben, zögern Sie bitte nicht, sich an uns zu wenden.

Marburger Aktivitäts-Tagebuch

Bitte tragen Sie jede Aktivität, für die Sie Ihre Wohnung oder Ihr Haus verlassen, gleich nach Ihrer Rückkehr ein. Wenn nötig, machen Sie zusätzliche Notizen auf der Rückseite.

Datum																					
Zeit	Fortgegangen																				
	Zurückgekommen																				
Be-gleitung	Vertrauensperson																				
	Andere Personen																				
	Alleine																				
Art der Aktivität	Arbeit/Ausbildung																				
	Einkaufen/Besorgungen																				
	Freunde/Verwandte																				
	Freizeitaktivitäten																				
	Fortbewegung/Transport																				
	Andere Aktivitäten																				
Maximale Angst (0-10)																					
Angst-anfall	Keiner																				
	Erwartet																				
	Unerwartet																				

VP-Nr. ______ Wo-Nr. ______

5 Zielerreichungsskalierung

Name: ______________________________ *Datum:* _____________

Zielerreichungsskala (GAS)

Instruktion für den Zeitpunkt vor Beginn der Therapie:
Die folgende Skala dient dazu, die individuellen Therapieziele der Patientin bzw. des Patienten festzustellen und zu überprüfen, inwieweit diese Ziele erreicht werden. Bitte schreiben Sie im folgenden die Behandlungsziele der Patientin bzw. des Patienten auf. Bis zu 10 verschiedene Ziele können definiert werden. Notieren Sie bitte für jedes Ziel den gewünschten Endzustand ebenso wie den derzeitigen Zustand so konkret wie möglich (d.h. beide Zustände sollten an möglichst objektiven Kriterien feststellbar sein).

Beispiel 1:

Ziel:	keine Angstanfälle mehr haben.
Ausgangszustand:	4 Anfälle pro Woche
gewünschter Endzustand:	0 Anfälle pro Woche

Beispiel 2:

Ziel:	alleine Autofahren können.
Ausgangszustand:	kann nur in Begleitung fahren
gewünschter Endzustand:	kann allein bis Frankfurt auf der Autobahn fahren

Instruktion für den Zeitpunkt nach Beginn der Therapie:
Bitte lassen Sie die Patientin bzw. den Patienten im folgenden für jedes der Behandlungsziele den Grad der Zielerreichung einstufen. Nehmen Sie bitte unabhängig davon ebenfalls die gleiche Einstufung vor. Benutzen Sie dazu die folgende Skala von 1-6:

---

nach Kiresuk & Sherman 1968

6 = Ziel 100% erreicht
5 = Ziel 75% erreicht
4 = Ziel 50% erreicht
3 = Ziel 25% erreicht
2 = Ausgangszustand beibehalten
1 = Verschlechterung

Ziel 1: ______________________________

Ausgangszustand: ______________________________

____

____

Gewünschter Endzustand: ______________________________

____

____

Grad der Zielerreichung (1-6): _____ **(Patient/in)**
_____ **(Therapeut/in)**

Ziel 2: ______________________________

Ausgangszustand: ______________________________

____

____

Gewünschter Endzustand: ______________________________

____

____

Grad der Zielerreichung (1-6): _____ **(Patient/in)**
_____ **(Therapeut/in)**

Ziel 3: ______________________________

Ausgangszustand: ______________________________

____

____

Gewünschter Endzustand: ______________________________

____

____

Grad der Zielerreichung (1-6): _____ **(Patient/in)**
_____ **(Therapeut/in)**

Ziel 4: ______________________________

Ausgangszustand: ______________________________

____

____

Gewünschter Endzustand: ______________________________

____

____

Grad der Zielerreichung (1-6): _____ **(Patient/in)**
_____ **(Therapeut/in)**

Ziel 5: ______________________________

Ausgangszustand: ______________________________

____

____

Gewünschter Endzustand: ______________________________

____

____

Grad der Zielerreichung (1-6): _____ **(Patient/in)**
_____ **(Therapeut/in)**

6 Beurteilung der Beeinträchtigung/Einschränkung der Patientin

Name: ______________________________ *Datum:* __________

Belastung/Einschränkung

Bitte geben Sie auf dieser Seite an, wie stark Sie durch ihr Angstproblem in Ihrer Arbeit, Ausbildung und Freizeit sowie in Ihrem Sozialleben, Familienleben und bei häuslichen Pflichten beeinträchtigt werden bzw. sich eingeschränkt fühlen. Kreuzen Sie zu diesem Zweck für jeden der drei folgenden Bereiche die Zahl an, die am besten auf Sie zutrifft. Die Bedeutungen der Zahlen sind jeweils unter den Zahlen angegeben.

1. Arbeit oder Ausbildung

(Falls Sie keine Vollzeit- oder Teilzeitarbeit haben und auch nicht in einer Ausbildung stehen, streichen Sie bitte die ganze Skala durch.)

Schätzen Sie Ihre Beeinträchtigung bei Arbeit oder Ausbildung auf dieser 0-4 Skala ein:

0	1	2	3	4
. /	/	/	/	/ . . .
gar nicht	ein wenig	mäßig	schwer	sehr schwer/ massiv beeinträchtigt (kann nicht arbeiten)

2. Freizeit bzw. Sozialleben

(Zum Beispiel Zusammenkünfte mit Freunden, Feste, Ausgehen, Unterhaltung, Theater, Kino, Konzerte, Besuche, Vereine, Sport, Urlaub etc.)

Schätzen Sie Ihre Beeinträchtigung in Ihrer Freizeit auf dieser 0-4 Skala ein:

0	1	2	3	4
. /	/	/	/	/ . . .
gar nicht	ein wenig	mäßig	schwer	sehr schwer/ massiv beeinträchtigt (kann nichts davon tun)

3. Familienleben und häusliche Pflichten

(Zum Beispiel Ihr Verhältnis zu anderen Familienmitgliedern, Hausarbeiten, Rechnungen bezahlen, Einkaufen, Besorgungen, Saubermachen etc.)

Schätzen Sie Ihre Beeinträchtigung in Familienleben oder häuslichen Pflichten auf dieser 0-4 Skala ein:

0	1	2	3	4
gar nicht	ein wenig	mäßig	schwer	sehr schwer/ massiv beeinträchtigt (kann nichts davon tun)

7 Teufelskreisgraphik

Der Teufelskreis bei Angstanfällen

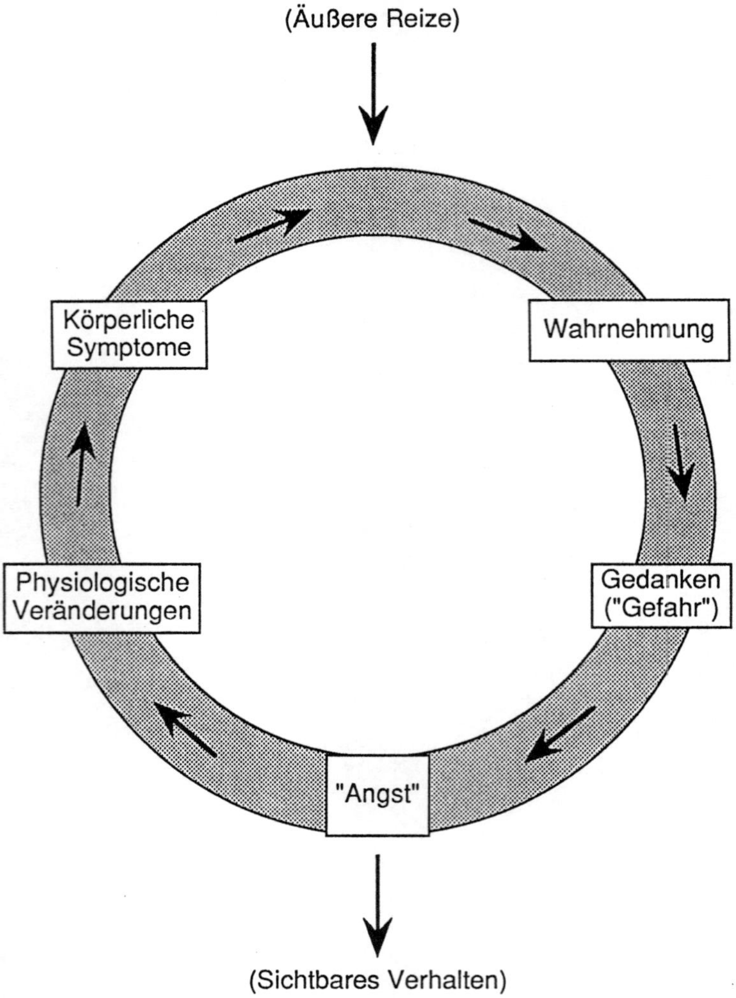

8 Streßmodellgraphik

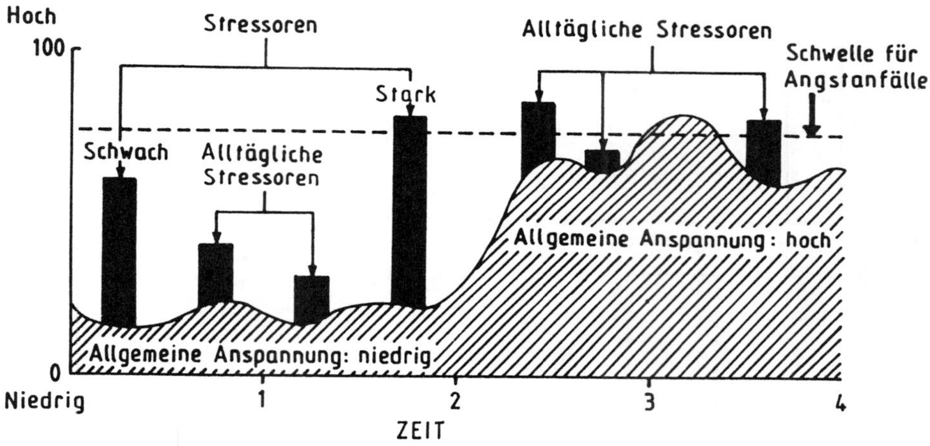

nach Falloon et al. 1984

9 Angstverlaufsgraphik

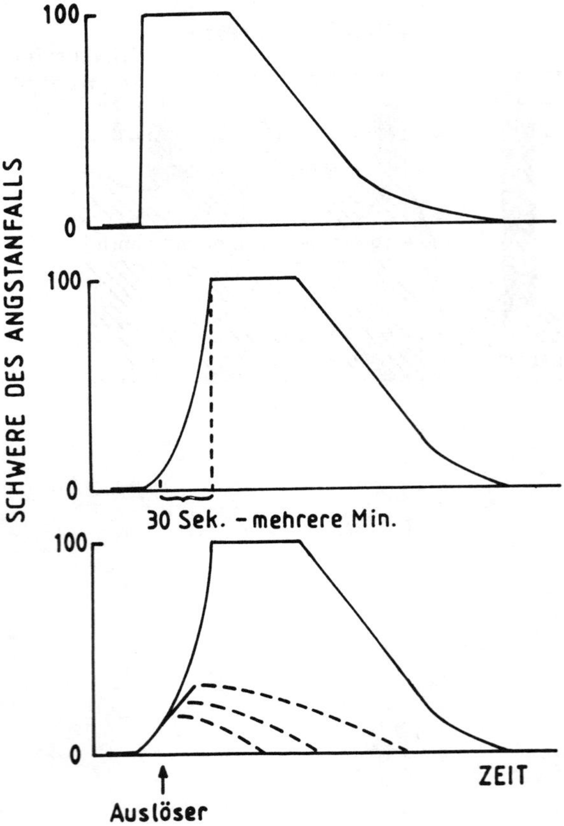

nach Öst, persönliche Mitteilung, Marburg, 9.6.1988

10 Graphik zum Konfrontationsrational

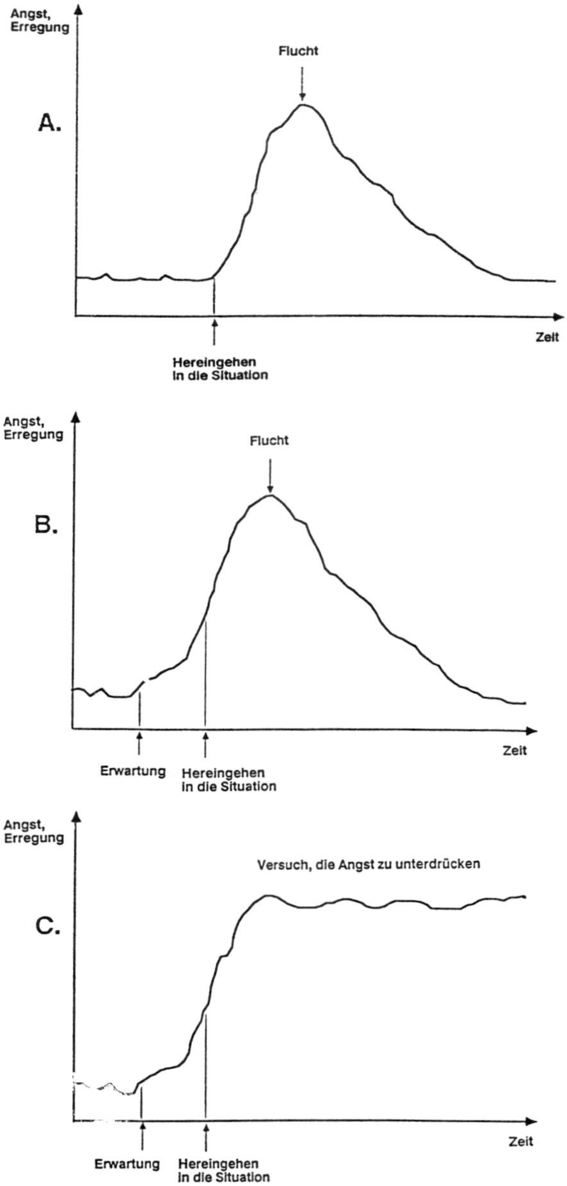

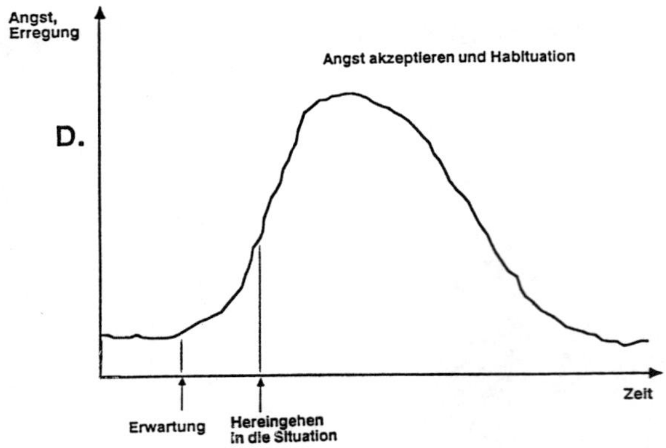

nach Bartling et al. 1980

11 Informationsblatt - Ursachen

Informationen zu den Ursachen von Angst und Angstanfällen

1. Die allgemeine Natur der Angst

Angst ist wahrscheinlich das grundlegenste unserer Gefühle. Sie tritt nicht nur bei Menschen auf, sondern wurde auch bei allen Tierarten bis hin zu so einfachen Organismen wie Seeschnecken und ähnlichen wirbellosen Tieren gefunden. Angsterlebnisse können von einem flüchtigen, leichten Unwohlsein bis zur tagtäglichen Erfahrung extremer Panik reichen. Obwohl Angst unangenehm ist, ist sie nicht gefährlich, sondern ein normales Gefühl. Es gibt wohl niemanden, der nicht ein gewisses Ausmaß an Angst erlebt hat, sei es z.B. das Gefühl, vor einer Prüfung den Klassenraum zu betreten oder das Gefühl, mitten in der Nacht wach zu werden und sicher zu sein, daß man draußen ein seltsames Geräusch gehört hat. Weniger bekannt ist jedoch, daß Gefühle wie extreme Benommenheit, Flimmern vor den Augen, Taubheit und Kribbeln in Körperteilen, steife und schmerzende gelähmte Muskeln sowie Atemnot, die sich bis zu Erstickungsgefühlen ausweiten kann, ebenfalls Ausdruck von Angst sein können. Wenn diese Empfindungen auftreten und die Betroffenen die Ursache dafür nicht erkennen, dann kann die Angst bis zu einem Zustand von Panik anwachsen, da man dann oft glaubt, unter einer Krankheit zu leiden.

Angst ist jedoch nicht grundsätzlich ein schlechtes Gefühl, sondern eine biologisch sinnvolle Reaktion mit einem hohen Überlebenswert. Sie ist als wichtiges Signal für Bedrohungen im Laufe von vielen tausend Jahren Evolutionsgeschichte entstanden. Die physiologischen Reaktionen wie erhöhter Herzschlag und eine stärkere Durchblutung der großen Muskeln haben eine Alarmfunktion und dienen dazu, den Körper auf eine Handlung vorzubereiten - Kampf oder Flucht. Wissenschaftlich wird plötzliche oder kurz andauernde Angst daher auch als "Kampf/Flucht-Reaktion" bezeichnet. In früheren Zeiten, als die Menschen bzw. ihre Vorfahren noch in der freien Natur lebten, war es lebensnotwendig, daß bei Gefahren eine automatische Reaktion eintrat, die sie auf unmittelbares Verhalten vorbereitete (angreifen oder weglaufen). Für die Entwicklung des Menschen (und auch anderer Lebewesen) war die Entstehung von Angstreaktion also sehr wichtig, um den Organismus vor Gefahren zu warnen und somit zu seinem Schutz beizutragen.

Ein gewisses Maß an Angst, insbesondere in unbekannten Situationen, ist auch in unserer heutigen hektischen Zeit noch notwendig. Sie kann die Aufmerksamkeit erhöhen und somit eine bessere Anpassung an die Situation ermöglichen. Denken Sie nur an Situationen wie ein Bewerbungsgespräch, eine Prüfung oder das Autofahren. Wenn Sie gar keine Angst vor Prüfungen hätten, könnten Sie dazu neigen, sich nicht ausreichend auf Prüfungen vorzubereiten oder riskante Manöver beim Autofahren durchzuführen. Oder stellen Sie sich vor, daß Sie die Straße überqueren und plötzlich ein Auto hupend auf Sie zugerast käme. Wenn Sie absolut keine Angst empfänden, würden Sie überfahren. Da aber Ihre "Kampf/Flucht-Reaktion" aktiv wird und Sie weglaufen läßt, geraten Sie außer Gefahr und überleben. Bei manchen Menschen ist das "Alarmsystem Angst" überempfindlich geworden und kann schon bei kleinsten, ungefährlichen Veränderungen in der Umwelt oder auch im Körper ausgelöst werden. Dann tritt die Angst sehr häufig oder sehr intensiv auf, so daß sie quälend wird und sie in ihrem Leben einschränkt. In solchen Fällen kann es notwendig werden, professionelle Hilfe aufzusuchen.

2. Die drei Bestandteile der Angst

Wissenschaftliche Untersuchungen zeigen, daß Angst ein Gefühl ist, das aus einer Kombination von drei Bestandteilen besteht: einer körperlichen Komponente, einer Gedanken-Komponente und einer Verhaltens-Komponente. Diese drei Bestandteile hängen zwar im allgemeinen zusammen, müssen aber nicht immer gleichzeitig oder gleich stark auftreten. Manche Menschen nehmen mehr die körperliche Komponente der Angst wahr, während andere Menschen mehr die Gedanken- oder Verhaltens-Komponente wahrnehmen. Obwohl die Bedeutung der einzelnen Komponenten also von Mensch zu Mensch verschieden ist, sind alle drei wichtig bei der Entstehung und dem Fortbestehen von Ängsten. Man kann sich diese Komponenten der Angst am besten vorstellen, wenn man sich vergegenwärtigt, daß sie alle darauf abzielen, den Organismus auf plötzliche Handlungen vorzubereiten und ihn zu schützen. Die drei Aspekte der Angst werden im folgenden einzeln erläutert.

a) Die körperliche Komponente:
Bei Angst steigt die Erregung des autonomen Nervensystems an. Dieser Teil des Nervensystems wird "autonom" genannt, weil er viele körperliche Vorgänge kontrolliert, die verhältnismäßig wenig willentlich beeinflußbar sind. Dazu gehören auch die Funktionen von inneren Organen (z.B. das Herzkreislaufsystem, die Atmung und das Magen-Darm-System). Wenn ein Mensch intensive Angst erlebt, verstärken sich manche Körperprozesse automatisch. Angst geschieht also nicht "nur im Kopf", sondern sie beinhaltet auch deutliche körperliche Veränderungen. Viele dieser Veränderungen treten auch während sportlicher Betätigung, Aufregung, sexueller Erregung oder ähnlichen Dingen auf. Die Erregung ist mit einer Vielzahl von Empfindungen, Gefühlen oder Symptomen verbunden, die man je nach den äußeren Umständen auch als beängstigend und quälend erleben kann. Doch handelt es sich nur um eine Verstärkung normaler körperlicher Prozesse, die nicht gefährlich sind. Jeder empfindet zeitweise physiologische Veränderungen oder einzelne Angstsymptome,

allerdings reagieren die Menschen unterschiedlich darauf. Manche Menschen suchen solche Empfindungen regelrecht (z.B. Achterbahn fahren oder Horror-Filme anschauen). Andere hingegen nehmen diese Empfindungen häufiger oder intensiver wahr und neigen dazu, sie als gefährlich zu bewerten. Dies führt dazu, daß sie häufiger ängstlich werden. Es ist also wichtig zu wissen, daß Angst normale Körperreaktionen beinhaltet. Im folgenden gehen wir daher noch einmal genauer auf die körperlichen Effekte der Angst ein. Dabei besprechen wir nacheinander die Geschehnisse im Nervensystem, im Herz-Kreislaufsystem, in der Atmung, den Schweißdrüsen und anderen körperlichen Systemen.

Nervensystem

Wenn irgendeine Art von Gefahr wahrgenommen oder vorausgeahnt wird, sendet das Gehirn Botschaften zum autonomen Nervensystem. Das autonome Nervensystem hat zwei Unterteilungen oder Äste, die das "sympathische Nervensystem" und das "parasympathische Nervensystem" genannt werden. Es sind genau diese beiden Äste des Nervensystems, die direkt das Energieniveau des Körpers und die Vorbereitung von Handlungen kontrollieren. Einfach gesagt ist das sympathische System ein Kampf/Flucht-System, das Energie freisetzt und den Körper auf Handlungen vorbereitet, während das parasympathische Nervensystem ein "wiederherstellendes" System ist, das den Körper zurück in den Normal-Zustand versetzt. Einer der Haupteffekte des sympathischen Nervensystems liegt darin, daß es zur Freisetzung von zwei chemischen Substanzen, Adrenalin und Noradrenalin, führt. Diese chemischen Substanzen werden von dem sympathischen Nervensystem als Botenstoffe benutzt, um Erregung zwischen den Nervenzellen und den Körperorganen weiterzugeben. Die Aktivität des sympathischen Nervensystems kann auf zwei verschiedene Arten gestoppt werden. Zum einen werden die chemischen Botenstoffe Adrenalin und Noradrenalin teilweise von anderen chemischen Stoffen im Körper abgebaut. Zum anderen wird das parasympathische System, das im allgemeinen entgegengesetzte Effekte wie das sympathische Nervensystem hat, aktiviert und stellt einen entspannten Zustand wieder her. Es ist sehr wichtig zu wissen, daß der Körper nach einer gewissen Zeit genug von der Kampf/Flucht-Reaktion hat und das parasympathische Nervensystem aktiviert wird, um ein entspanntes Gefühl wiederherzustellen. Mit anderen Worten: Angst kann weder für immer andauern noch sich zu einem endlos andauernden und möglicherweise schädigendem Niveau aufschaukeln. Das parasympathische Nervensystem ist ein eingebauter Schutz, der das sympathische Nervensystem stoppt. Ein weiterer wichtiger Punkt ist, daß die chemischen Botenstoffe Adrenalin und Noradrenalin eine gewisse Zeit benötigen, um abgebaut zu werden. Somit kann es vorkommen, daß selbst wenn die Gefahr vorüber ist und Ihr sympathisches Nervensystem aufgehört hat zu reagieren, Sie sich noch für eine gewisse Zeit aufgeregt oder angespannt fühlen, weil diese chemischen Substanzen im Blut noch nicht vollständig abgebaut sind. Sie müssen immer daran denken, daß dies absolut natürlich und ungefährlich ist. Auch diese Eigenschaft erfüllte früher in der freien Natur eine wichtige Funktion, da dort die Gefahr häufig wiederkehrt und es für den Organismus dann nützlich ist, wenn er auf die Kampf/Flucht-Reaktion vorbereitet ist.

Herz-Kreislauf-System
Aktivität im sympathischen Nervensystem führt zu einer Erhöhung der Herzfrequenz und zu einem stärkeren Herzschlag. Dies ist als Vorbereitung für körperliche Aktivität lebensnotwendig, weil so der Blutkreislauf beschleunigt werden kann, indem der Transport von Sauerstoff ins Gewebe und der Abtransport von Stoffwechselprodukten aus dem Gewebe verbessert wird. Neben einer erhöhten Aktivität des Herzens verändert sich auch der Blutfluß. Grundsätzlich wird Blut von den Stellen, an denen es nicht gebraucht wird, durch Verengung der Blutgefäße weggenommen und an die Orte transportiert, wo ein erhöhter Bedarf herrscht (durch Dehnung der dortigen Blutgefäße). So wird z.B. Blut aus der Haut, den Fingern und den Zehen weggenommen. Dies ist nützlich, wenn der Körper angegriffen und in irgendeiner Form verletzt wird, da es dann unwahrscheinlich ist, daß man verblutet. Folglich sieht die Haut bei Angst oft blaß aus und fühlt sich kalt an, die Finger und Zehen werden häufig kalt und fühlen sich taub und kribblig an. Zusätzlich wird das Blut zu den großen Muskeln transportiert, wie z.B. zu den Oberschenkeln und zum Bizeps, was dem Körper wiederum dazu verhilft, sich auf Handlungen vorzubereiten, die Muskelarbeit erfordern.

Atmung
Die Kampf/Flucht-Reaktion ist mit einer schnelleren und tieferen Atmung verbunden. Dies ist offensichtlich von Bedeutung für die Alarmbereitschaft des Organismus, da das Gewebe mehr Sauerstoff benötigt, um den Körper auf Aktivitäten vorzubereiten. Die Gefühle, die durch diese Zunahme der Atmung hervorgerufen werden, können Atemlosigkeit, Erstickungsgefühle und sogar Schmerzen oder Beklemmungsgefühle in der Brust einschließen. Es ist eine wichtige Nebenwirkung der verstärkten Atmung, besonders wenn keine aktuelle körperliche Aktivität eintritt, daß die Versorgung des Gehirns kurzzeitig etwas heruntergesetzt ist. Obwohl dies nur von geringer Bedeutung und überhaupt nicht gefährlich ist, können damit doch eine ganze Reihe unangenehmer Symptome (jedoch ungefährliche) verbunden sein, wie z.B. Benommenheit, verschwommenes Sehen, Zustände von Verwirrung und Unwirklichkeit, sowie Hitze- oder Kältewallungen.

Schweißdrüsen
Eine Aktivierung der Kampf/Flucht-Reaktion führt zu vermehrtem Schwitzen. Auch dies hat wichtige biologische Funktionen, indem es die Haut glitschiger macht und es so einem Angreifer erschwert zuzupacken. Außerdem kühlt das Schwitzen den Körper und bewahrt ihn vor dem Überhitzen.

Andere körperliche Systeme
Eine Reihe anderer Effekte werden durch die Aktivierung des sympathischen Nervensystems produziert, von denen jedoch keiner in irgendeiner Weise schädlich ist. Zum Beispiel werden die Pupillen weit, um mehr Licht durchzulassen. Dies kann verschwommenes Sehen, Pünktchen vor den Augen und ähnliche Symptome zur Folge haben. Außerdem tritt verminderter Speichelfluß auf, der

einen trockenen Mund verursacht. Des weiteren ist die Aktivität des Verdauungssystems heruntergesetzt, was oft Übelkeit, ein schweres Gefühl im Magen, oder sogar Verstopfung hervorrufen kann. Schließlich spannen sich viele Muskelgruppen an, als Vorbereitung für den Kampf oder die Flucht. Dies entspricht dem subjektiven Gefühl von Anspannung, das sich manchmal bis zu deutlich sichtbarem Zittern oder Beben ausweitet. Insgesamt betrachtet führt die Kampf/Flucht-Reaktion zu einer allgemeinen Aktivierung des gesamten Stoffwechsels. Auf diese Weise fühlt man sich oft heiß und erhitzt, und weil dieser Prozeß eine Menge Energie verbraucht, fühlt man sich hinterher müde und ausgelaugt.

b) Die Gedanken-Komponente:

Diese Komponente betrifft unsere Gedanken, Überzeugungen, Erwartungen und ähnliches. Menschen werden in starkem Maße von ihrer Art über Dinge zu denken beeinflußt. Mit anderen Worten: Unser Denken beeinflußt unsere Stimmung, Gefühle und Verhalten. Ein Beispiel kann dies veranschaulichen: Stellen Sie sich vor, Sie machen einen langen Spaziergang und wandern dabei einen steilen Berg hoch. Es ist sehr anstrengend, den Berg hochzugehen, und Sie bemerken, daß Ihr Herz schneller zu schlagen beginnt. Obwohl Ihr Herz schneller schlägt, sind Sie nicht beunruhigt, da Sie denken, daß Ihr schnellerer Herzschlag durch die Anstrengung begründet ist. Der gleiche schnellere Herzschlag kann Sie aber in anderen Situationen sehr leicht beunruhigen. Wenn Sie beispielsweise zuhause auf dem Sofa sitzen, und Sie bemerken, daß Ihr Herz schneller zu schlagen beginnt, werden Sie vielleicht besorgt darauf reagieren und ängstlich werden. Sie bewerten in diesem Moment Ihren schnelleren Herzschlag als bedrohlich. Obwohl Sie in beiden Situationen das gleiche Symptom bemerken, bewerten Sie es ganz unterschiedlich.

In ähnlicher Form bewerten Menschen alle ihre Erlebnisse, wenngleich ihnen dies nicht immer bewußt ist. Manchmal sind die Interpretationen von Situationen und Erlebnissen von Personen nicht richtig oder sogar unbrauchbar, da sie ungerechtfertigt Angst auslösen. Unsere Interpretationen können somit eine Anzahl von Problemen verursachen. Die Bewertungen und Interpretationen unserer Erfahrungen können teilweise sogar in regelrechten "Selbstgesprächen" geschehen. Oder uns schießen blitzartige Gedanken durch den Kopf, die wir kaum wahrnehmen, die aber auch unsere Erwartungen und unser Verhalten beeinflussen. Diese "Gedankenblitze", Interpretationen und "Selbstgespräche" können uns sowohl eine gute Stimmung als auch eine schlechte Stimmung vermitteln. Manche dieser "Selbstgespräche" (z.B. "Ich schaff' das nicht und werde es auch nie schaffen") behindern uns bei der erfolgreichen Bewältigung von Situationen oder Anforderungen. Andere dagegen (z.B. "Ich schaff' das schon, andere können das auch") können uns helfen, Situationen oder Anforderungen besser zu bewältigen.

Es ist weiterhin wichtig, sich bewußt zu machen, daß der erste Effekt der Kampf/Flucht-Reaktion darin besteht, den Organismus auf die Existenz möglicher Gefahren aufmerksam zu machen. Folglich ist einer der Haupteffekte eine plötzliche und automatische Wendung der Aufmerksamkeit auf die Umwelt hin, die nach potentieller Bedrohung abgesucht wird. Dies macht es schwierig, sich auf alltägliche Aufgaben zu konzentrieren, wenn man ängstlich ist. Deshalb beklagen sich ängstliche Leute häufig, daβ sie leicht von ihren alltäglichen Arbeiten abzulenken sind, daβ sie sich nicht konzentrieren können und daβ sie Schwierigkeiten mit ihrem Gedächtnis haben. Dies ist ein normaler und wichtiger Teil der Kampf/Flucht-Reaktion, da ihr Sinn darin besteht, Sie von Ihren laufenden Arbeiten abzuhalten und es Ihnen somit zu ermöglichen, Ihre Umgebung nach möglichen Gefahren abzusuchen.

c) Die Verhaltens-Komponente:

Der dritte wichtige Aspekt der Angst ist die Verhaltenskomponente. Mit Verhalten meinen wir hier alles das, was wir tun und was für andere sichtbar ist. Gedanken und innere Vorstellungsbilder gehören demnach nicht dazu. Angst kann nun das Verhalten einer Person auf mehrere Weise beeinträchtigen. Bei der ersten Art von Beeinträchtigungen sind zumeist Verhaltensweisen davon betroffen, die Konzentration oder Geschicklichkeit erfordern, z.B. lesen, eine schwierige Arbeit erfüllen oder auch vor anderen Menschen reden. Durch die aufkommende Angst können diese Leistungen nur unter gröβter Anstrengung erbracht werden oder müssen sogar kurzzeitig unterbrochen werden.

Bei der zweiten Art der Verhaltensbeeinträchtigung sprechen wir von "hilfesuchendem Verhalten". Damit ist gemeint, daβ viele Menschen Situationen nur dann ohne Angst überstehen können, wenn sie bestimmte "Hilfsmittel" immer bereit halten. Ein häufiges Beispiel für solche Hilfsmittel ist das ständige Mittragen der Telefon-Nummer des Hausarztes oder von "Medikamenten für den Notfall".

Die dritte Art der Verhaltensbeinträchtigung ist die Vermeidung oder auch das Flüchten aus angstauslösenden Situationen. Manche Personen lernen Situationen oder Plätze zu vermeiden, an denen sie Angst erlebt haben, oder von denen sie denken, daβ sie Angst erleben würden. Andere Leute wiederum verlassen die Situationen, in denen sie Angst bekommen, sie laufen weg. Im allgemeinen haben Personen in unserem Programm keine extremen Probleme mit Vermeidung oder Flucht. Sie versuchen weiterhin, möglichst alle Orte aufzusuchen und die möglicherweise aufkommende Angst auszuhalten, statt zu vermeiden oder zu flüchten. Dies ist eine gute Methode, und wir möchten Ihnen raten, weiterhin angstbesetzte Plätze so oft wie möglich aufzusuchen.

Ein häufiges Problem von Personen mit Ihren Beschwerden ist, daβ sie in angsterregenden Situationen oft eine "Zuschauer-Rolle" einnehmen. Sie sind dann so mit ihrer Angst oder ihren negativen Gedanken beschäftigt, daβ ihre Aufmerksamkeit von den momentanen Anforderungen abgelenkt wird. Dies kann zu einer Unfähigkeit führen, die Situation zu bewältigen. Zum Beispiel kann eine Person so von dem Eindruck, den sie in einer sozialen Situation macht, eingenommen sein, daβ sie Teile des aktuellen Gesprächs nicht wahrnimmt.

Wie bereits zuvor erwähnt, bereitet die Kampf/Flucht-Reaktion den Körper auf Verhalten vor: ursprünglich war das entweder Angreifen oder Weglaufen. Es ist somit nicht verwunderlich, daβ wir in solchen Situationen einen Drang zu Aggressionen oder den Wunsch zu fliehen verspüren. Wenn dies nicht möglich ist (z.B. aufgrund sozialer Zwänge) zeigt sich dieses Verlangen oft in Verhaltensweisen wie z.B. mit dem Fuß wippen, auf und ab laufen oder andere Menschen beschimpfen. Im Grunde sind es jedoch Gefühle des Eingesperrtseins und des Fliehenmüssens, die sich so äußern.

Wir wollen die wichtigsten bisher besprochenen Punkte noch einmal kurz zusammenfassen: Angst wird wissenschaftlich als Kampf/Flucht-Reaktion verstanden, weil ihre wichtigste Funktion darin besteht, den Organismus zu aktivieren und ihn vor Gefahren zu schützen. Angstreaktionen bestehen aus drei nicht immer eng zusammenhängenden Komponenten, einer körperlichen, einer gedanklichen und einer verhaltensmäßigen Komponente. Aus diesem Grund können bei Angstzuständen eine Vielzahl körperlicher und psychischer Symptome auftreten. Dabei ist vielen Menschen nicht bekannt, daß auch Empfindungen wie Benommenheit, Taubheit und Kribbeln in Körperteilen, und Unwirklichkeitsgefühle typische Angstsymptome sind.

3. Der Teufelkreis der Angst

Bis jetzt haben wir die Merkmale und Komponenten von allgemeiner Angst bzw. der Kampf/Flucht-Reaktion betrachtet. Sie mögen sich jedoch fragen, was dies alles mit Ihren Angstanfällen zu tun hat. Warum soll die Kampf/Flucht-Reaktion während Angstanfällen aktiviert werden, wo doch offensichtlich nichts Beängstigendes vorliegt? Wissenschaftliche Untersuchungen dieser Frage haben gezeigt, daß das, wovor Menschen mit Angstanfällen Angst haben, in der Regel die aktuellen körperlichen Empfindungen der Kampf/Flucht-Reaktion sind. Somit kann man Angstanfälle als eine Reaktion auf unerwartete körperliche Symptome betrachten.

Bei Menschen, die an plötzlichen, scheinbar unerklärlichen Angstanfällen leiden, hat sich in aller Regel zwischen den verschiedenen Bestandteilen der normalen Angstreaktion ein Teufelskreis herausgebildet. Obwohl dieser Teufelskreis von Mensch zu Mensch verschieden ist, gibt es doch einige wichtige Gemeinsamkeiten. Diese sind in Abb. 1 dargestellt.

Die Abb. zeigt einen Kreis mit folgenden Komponenten: Wahrnehmung, Kognitionen (Gedanken), physiologische Veränderungen, körperliche Symptome. Der Teufelskreis kann nun an jeder Stelle in Gang gesetzt werden. Meist beginnt er nur mit einer Komponente. Das folgende Beispiel zeigt Ihnen, wie während eines Angstanfalls der Teufelskreis abläuft: Stellen Sie sich vor, Sie bemerken plötzlich, wie Ihr Herz schneller zu schlagen beginnt. Sie haben das Gefühl, Sie können nicht mehr richtig atmen. Sie haben keine Erklärung für diese Symptome und werden ängstlich und stellen sich vor, wie Sie nach Luft schnappen müssen. Gleichzeitig denken Sie, Sie fallen gleich in Ohnmacht. Sie nehmen hier also körperliche Symptome wahr und interpretieren sie als gefährlich, als Warnung vor etwas Schrecklichem, das bald geschehen könnte. Diese Vorstellung erzeugt Angst. Durch die Angst werden in Ihrem Körper weitere physiologische Veränderungen ausgelöst (z.B. Adrenalinausschüttung), und die körperlichen Symptome werden noch intensiver. Ihnen wird jetzt sehr

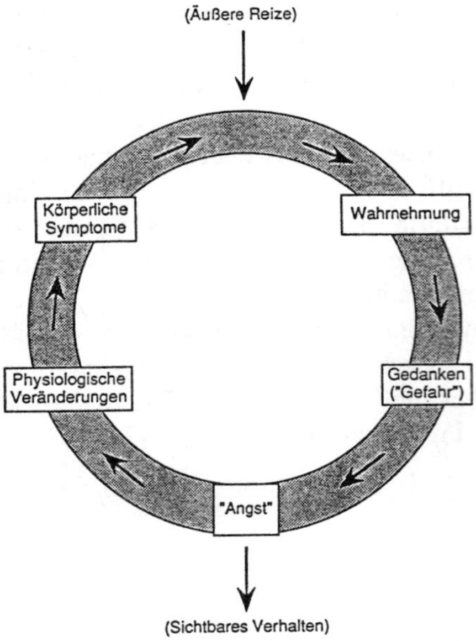

schwindlig und heiß, und Sie fangen an zu schwitzen und haben das Gefühl zu schwanken. Ihre Gedanken fangen an zu rasen, und Sie fühlen sich völlig verwirrt. Sie denken: "Ich verliere den Verstand und werde vollständig die Kontrolle verlieren." Ihr Herz schlägt noch schneller, und Sie spüren Schmerzen in der Brust. Sie nehmen wiederum die jetzt stärker gewordenen Symptome wahr und bewerten Sie erst recht als gefährlich, da sie ja wirklich stärker geworden sind und Sie somit Ihre Befürchtung einer drohenden Gefahr bestätigt sehen. Das ganze schaukelt sich also auf. Sie denken jetzt: "Ich werde einen Herzanfall bekommen." Sie werden noch ängstlicher. Sie denken: "Dieses Gefühl wird nie wieder weggehen, und niemand wird mir helfen können. Ich habe Angst zu sterben." Sie würden gerne irgendwohin laufen, wo Sie sich sicher fühlen, aber Sie wissen nicht wohin. Sie rufen jetzt Ihren Arzt an und bitten ihn um Hilfe. Sie spüren sofort, daß nach dem Telefongespräch Ihre Angst langsam nachläßt. Bis der Arzt bei Ihnen ist, ist Ihre Angst fast verschwunden.

Das Beispiel zeigt unter anderem, daß körperliche Symptome häufig stärker werden, wenn man besonders auf sie achtet. Da die Person in dem Beispiel keine Erklärung für ihre Symptome hatte, wurde sie ängstlich. Weil sie ängstlich war, bekam sie noch mehr Angst. Je ängstlicher sie wurde, desto stärker wurden die Symptome und umgekehrt. Manche Menschen, die einmal starke Angst erfahren haben, werden sehr empfindlich gegenüber körperlichen Veränderungen. Sie nehmen sehr schnell körperliche Veränderungen wahr, sie achten verstärkt auf diese Symptome, bewerten sie als besonders gefährlich und setzen so den Teufelskreis in Gang.

Wie bereits erwähnt, kann der Teufelskreis der Angst an verschiedenen Punkten ausgelöst werden. Das folgende Beispiel zeigt einen Teufelskreis, der durch die Gedanken-Komponente ausgelöst wird: Sie lesen in der Zeitung, daß jemand in Ihrem Alter an einem Herzinfarkt gestorben ist. Sie denken: "Ich könnte auch an einem Herzinfarkt sterben. Viele Angstanfälle wird mein Herz nicht mehr aushalten können." Durch diese Gedanken beginnt Ihr Herz schneller zu schlagen. Sie bemerken, daβ Ihr Herz schneller schlägt und denken natürlich sofort: "Oh Gott, beginnt jetzt wieder ein Angstanfall?". Dadurch werden Sie ängstlich, und Sie achten vermehrt auf Ihr Herzklopfen. Wie bereits erläutert, fängt durch diese Reaktion Ihr Herz wirklich an, noch schneller zu schlagen und trägt so zur Entstehung des Teufelkreises bei. In beiden Beispielen wird ein Aufschaukelungsprozeβ in Gang gesetzt, der dann oft dazu führt, daβ Sie Ihr Verhalten verändern. So werden Sie z.B. eine Tablette nehmen oder Sie werden sogar aus der Situation flüchten.

Noch einmal zusammenfassend kann der Teufelskreis also an jeder Stelle in Gang gesetzt werden: Er kann durch negative Gedanken ebenso wie durch die Wahrnehmung körperlicher Veränderungen ausgelöst werden. Entscheidend ist dabei, daβ diese inneren Reize (vor allem körperliche Veränderungen) als Gefahrensignale interpretiert und somit stärker werden. Erst dadurch kommt der Aufschaukelungsprozeβ so richtig in Gang. Als Konsequenz der Aufschaukelung wird dann auch Ihr Verhalten beeinfluβt. Angstanfälle entstehen also als eine Reaktion auf die Wahrnehmung und Bewertung innerer Reize. Obwohl diese Reaktion zunächst meist verständlich und weitgehend natürlich ist, geht sie bei manchen Menschen zu weit, da sie auf falschen Bewertungen beruht. Ihre Angstreaktion auf die von Ihnen als gefährlich interpretierten Reize ist dabei ganz natürlich, aber Ihre Bewertungen von Reizen, für die Sie keine Erklärung haben, als gefährlich, ist in diesem Fall falsch.

4. Angstanfälle und Streβ

Wir haben bisher beschrieben, wie durch bedrohliche Gedanken oder durch besondere Beachtung von körperlichen Symptomen der Teufelskreis der Angst in Gang gesetzt wird. Darüber hinaus hängt der Teufelskreis auch von allgemeiner Anspannung bzw. Streβ ab. Diese Verbindung werden wir nun erläutern. Einen Überblick gibt die folgende Abb. 2.

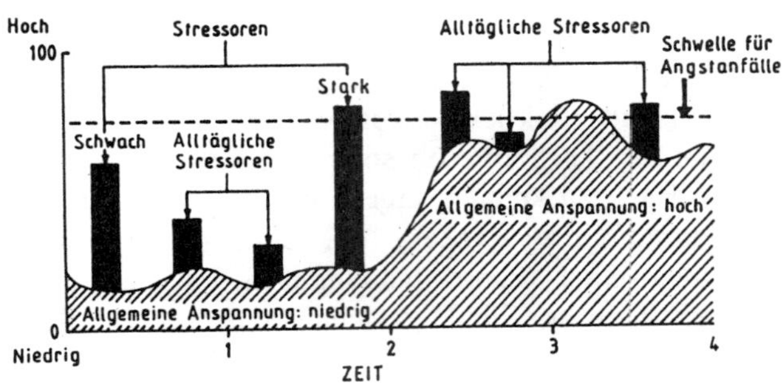

Die Abb. zeigt eine Kurve, die das allgemeine Anspannungsniveau darstellt. Die meisten Menschen sind ständig mehr oder weniger angespannt. Etwas mehr angespannt sind Sie z.B., wenn Sie auf einen wichtigen Anruf warten. Die durchgezogene Linie stellt die Schwelle für die Auslösung von Angstanfällen dar. Manchmal ist die allgemeine Anspannung hoch, d.h. sie liegt kurz unter der Schwelle, bei der ein Angstanfall ausgelöst wird. Sie kann aber auch niedrig sein, also weit unter der Schwelle zur Auslösung eines Angstanfalls liegen. Es gibt nun Tage oder auch länger anhaltende Phasen, an denen Sie angespannter sind, weil sie z.B. viel Arbeit zu bewältigen haben oder weil in Ihrem Leben eine einschneidende Veränderung (etwa die Geburt eines Kindes, eine Operation, ein Umzug), stattgefunden hat, an die Sie sich erst gewöhnen müssen. In solchen Phasen, in denen Sie ein allgemein hohes Anspannungsniveau haben, kann schon eine alltägliche Streßsituation, wie beispielsweise, daß Sie vergessen haben, die Herdplatte abzustellen und Ihnen das Essen angebrannt ist, zu einem Auslöser für einen Angstanfall werden. Viele Betroffene erleben ihren ersten Angstanfall in einer solchen Streßsituation. Es kann aber auch sein, daß Ihr allgemeines Anspannungsniveau niedrig ist und Sie einem starken Stressor (z.B. Tod eines nahestehenden Menschen, Ehekrise) ausgesetzt sind und so die Schwelle für einen Angstanfall überschreiten. Es gibt viele Kombinationen von allgemeiner Anspannung und Stressoren, die zu einem Angstanfall führen können.

Wenn man mehrmals einen Angstanfall hatte, entwickelt man oft eine anhaltende Sorge davor, so etwas könnte wieder geschehen. Dies erhöht das allgemeine Anspannungsniveau. Auch andere Folgeprobleme von Angstanfällen können zu einer solchen Steigerung des allgemeinen Anspannungsniveaus führen. Sie können z.B. wegen Ihrer Angstanfälle in Ihrer Leistungsfähigkeit eingeschränkt werden. Vielleicht können Sie aufgrund Ihrer Angstanfälle nicht mehr so gut vor anderen Menschen reden. Dies ist aber ein wichtiger Teil Ihrer Arbeit. Sie versuchen diese Situationen so oft wie möglich zu vermeiden, fühlen sich aber ständig unter dem Druck, den Anforderungen Ihrer Arbeit nicht nachkommen zu können. Infolgedessen steigt natürlich Ihr allgemeines Anspannungsniveau. Es können nun schon schwache Stressoren und Belastungen zur Auslösung eines Angstanfalls führen.

Streß kann nun am Teufelskreis sowohl an den Gedanken als auch an körperlichen Symptomen oder auch an beidem ansetzen. Auch dies möchten wir wieder mit Hilfe eines Beispiels erläutern: Eine alleinstehende Mutter hat zwei Kinder und arbeitet als Sekretärin ganztags in einem Unternehmen. Sie fühlt sich durch ihre Arbeit und die Versorgung ihrer beiden kleinen Kinder schon seit längerer Zeit unter starker Anspannung. Zusätzlich kommt als plötzlich einsetzender mittlerer Stressor eine Blinddarmentzündung ihres fünfjährigen Sohnes hinzu. Ihr Sohn soll sofort im Krankenhaus operiert werden. Um ihren Sohn pflegen zu können, müßte sie sich von ihrer Arbeit Urlaub nehmen. Sie beginnt daraufhin zu denken: "Oh Gott, ich kann unmöglich jetzt Urlaub beantragen, mein Chef könnte mir kündigen. Ich kann das alles unmöglich schaffen." Dann spürt sie, wie ihr Herz schneller zu schlagen beginnt und ihr plötzlich schwindlig wird. Die Mutter bekommt daraufhin einen ersten Angstanfall. Dieses Beispiel soll deutlich machen, daß das allgemeine Anspannungsniveau und das Vorhandensein von Stressoren einen ganz entscheidenden Einfluß auf die Entstehung eines Angstanfalls hat. Häufig sind diese Stressoren nicht so offensichtlich wie in unserem Beispiel. Doch bei genauerem Betrachten der Situation oder auch der vorausgegangenen Ereignisse lassen sich meistens auch noch nachträglich Auslöser für den Angstanfall finden.

5. Die vier Arten von Angstanfällen

Eine weitere Frage, mit der wir uns beschäftigen wollen, ist "Wo kommen die Empfindungen her, die den Teufelskreis der Angst starten?". Hier müssen wir die verschiedenen Arten von Angstanfällen getrennt betrachten. Grundsätzlich können wir zwei verschiedene Typen von Angstanfällen unterscheiden, die sich wiederum in jeweils zwei Untertypen aufspalten lassen. Dabei erlebt nicht jeder Patient notwendigerweise alle vier Arten. Zunächst einmal gibt es Angstanfälle, die auf eine Phase erhöhter Angst folgen und solche, die ohne vorhergehende Angst ganz plötzlich auftreten. Besprechen wir den ersten Fall.

Es gibt prinzipiell zwei Ursachen für Phasen von erhöhter Angst: Eine Ursache kann sein, daß Sie erwarten, einen Angstanfall zu erleben, weil Sie vorher schon einmal einen Angstanfall erfahren haben (Beispiel: Sie haben gelernt, daß Sie in Kaufhäusern oder beim Autofahren Angstanfälle haben können. Sobald Sie in eine solche Situation kommen, erhöht sich Ihre Angst, weil Sie nun befürchten, einen Angstanfall zu bekommen). Die erhöhte Angst kann aber auch durch Probleme oder Sorgen über andere Dinge ausgelöst worden sein (Beispiele: Prüfung, Besuch des Chefs, Vortrag, finanzielle Probleme, Krankheiten, familiäre Sorgen). In beiden Fällen macht die erhöhte Angst das Auftreten eines vollen Angstanfalls wahrscheinlicher, da Sie näher an die Schwelle für Angstanfälle herankommen (vgl. den Abschnitt zu Angstanfällen und Streß). So werden z.B. durch Hormonausschüttungen (Adrenalin) infolge von Streß körperliche Empfindungen hervorgerufen, die den Teufelskreis auslösen können. Gleichzeitig neigt man unter Angst dazu, die Umwelt oder den eigenen Körper nach Anzeichen von Gefahr abzusuchen. Man nimmt körperliche Veränderungen noch eher wahr und kommt daher umso leichter in den Teufelskreis hinein.

Der zweite Typ von Angstanfällen betrifft Angstanfälle, die nicht auf eine Phase erhöhter Angst folgen. Viele Patientinnen erleben diese Anfälle als besonders bedrohlich, da sie hier noch weniger eine Ursache für ihre Empfindungen sehen. Auch hier müssen wir wieder zwei Unterarten unterscheiden, nämlich solche Angstanfälle, die tagsüber auftreten und solche, die Sie aus dem Schlaf reißen. Die Ursache für unerwartete Angstanfälle, also solche Anfälle, die nicht durch vorherige Ängste ausgelöst werden, liegt in dem Teufelskreis zwischen inneren Reizen, ihrer Wahrnehmung und ihrer Bewertung bzw. Verknüpfung mit Gefahr. Die inneren Reize sind meist körperliche Empfindungen, können aber auch Gedanken oder Vorstellungen sein (Bsp.: Herzklopfen, Atemnot, "ich bin krank, werde verrückt"). Es gibt eine Vielzahl von Ursachen für solche inneren Reize. Zum einen handelt es sich oft um ganz normale körperliche Vorgänge, die die meisten Menschen üblicherweise gar nicht bemerken. Wir wissen aus unserer Forschung, daß viele Patientinnen mit Angstanfällen solche Vorgänge besser wahrnehmen können als andere Menschen. Es ist also oft so, daß gar keine besonderen Veränderungen auftreten, sondern daß nur normalerweise unbewußte Vorgänge besser wahrgenommen werden. Weiterhin gibt es viele harmlose Dinge, die solche Symptome wie Herzklopfen, Atemnot etc. auslösen können. Dazu gehören z.B. körperliche Belastung, falsches Atmen oder falsche Ernährung, aber auch Gefühle wie Ärger, Wut oder Freude. So gibt es etwa Patientinnen, die ihre Anfälle immer dann bekommen, wenn sie sich besonders gefreut oder geärgert haben, da diese Gefühle starkes Herzklopfen hervorrufen können. Das Herzklopfen wird während der ursprünglichen Situation (z.B. Streit) noch nicht so gut wahrgenommen, da man zu sehr abgelenkt ist. Wenn die Ablenkung weg ist, wird es aber eher bemerkt und kann dann den Teufelskreis auslösen, zumal die Betroffenen ja nun nicht mehr in der Situation sind, die das Herzklopfen erklären könnte.

Für Angstanfälle im Schlaf gilt genau das gleiche Prinzip. Auch hier wirkt der Teufelskreis, da das Gehirn auch während des Schlafs arbeitet. Das kann man sich rasch veranschaulichen, wenn man bedenkt, daß viele Mütter sofort aufwachen, wenn ihr Kind schreit, aber bei anderen Geräuschen ungestört weiterschlafen. Ebenso berichten viele Soldaten, daß sie während des Krieges von dem Lärm feindlicher Gewehren aufwachen, nicht aber von dem gleich lauten Lärm der Gewehre ihrer eigenen Kameraden. Gerade während des Schlafs gibt es besondere Phasen, in denen starke körperliche Veränderungen auftreten. Diese körperlichen Veränderungen werden auch während des Schlafs interpretiert. Für den Fall, daß sie als gefährlich bewertet werden, kommt es dann zu Angstanfällen, die so stark werden können, daß die Betroffenen aus dem Schlaf gerissen werden können.

12 Informationsblatt - Verlauf

Informationen zu Angstverlauf und Bewältigungsstrategien

Viele Betroffene meinen, daß ihre Angst sofort, von einer Sekunde auf die nächste, von einem niedrigen Niveau auf ein sehr hohes Niveau ansteigt. Eine genaue Betrachtung der ersten Anzeichen der Angst zeigt hier aber regelmäßig, daß der Angstanstieg immer eine gewisse Zeit in Anspruch nimmt. Die falsche Vorstellung eines sofortigen Anstiegs "von 0 auf 100" und der tatsächliche Verlauf des Angstanstiegs sind in der nebenstehenden Abb. dargestellt.

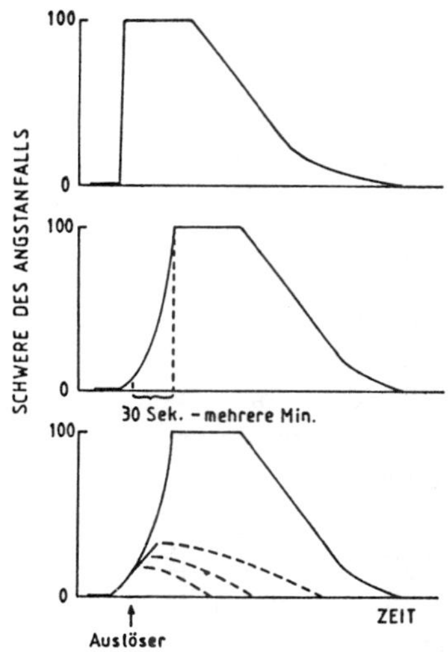

Abb. 1. Vermeintlicher und wirklicher Verlauf der Angst während eines Panikanfalls

Häufig ist es hier nützlich, ganz genau auf die drei Komponenten der Angst zu achten, da diese nicht immer gleichzeitig auftreten müssen. Bei jedem Angstanfall gibt es zu Beginn eine kurze Phase, in der die Angst erst ansteigt. Diese Phase ist für die Therapie sehr wichtig. In dieser Zeitspanne, wenn Ihre Angst noch nicht auf dem Höhepunkt ist, haben Sie nämlich die Möglichkeit, Strategien zur Bewältigung Ihrer Angst einzusetzen. Deswegen sollen Sie zunächst in der Therapie lernen, die ersten Anzeichen der Angst, d.h. Ihre körperlichen Symptome und Ihre Gedanken, so früh wie möglich wahrzunehmen. Wenn Sie dies gut beherrschen, können Sie Strategien zur Bewältigung Ihrer Angst einsetzten und den Verlauf der Angst so absenken, wie es unten in der Abb. dargestellt ist.

13 Informationsblatt - Logische Fehler

Informationen zu logischen Fehlern

Wir haben festgestellt, daβ viele Menschen mit Ängsten bestimmte Fehler machen in der Art, wie sie Situationen betrachten und bewerten. Diese Fehler führen zu irrationalen Vorhersagen und Schluβfolgerungen, die dann Angst auslösen. Ein wichtiger Schritt zur Veränderung solcher angsterzeugenden Gedanken besteht darin, sich zu fragen, auf welche andere Art und Weise ein Problem noch gesehen werden kann. Z.B. könnte Ihr erster Gedanke sein, wenn sich eine für Sie wichtige Person aufregt, daβ Sie in irgendeiner Weise dafür verantwortlich sind. Aber bevor Sie sich nun selbst aufregen, sollten Sie überlegen, welche anderen Gründe es geben könnte. Vielleicht hat der Betroffene Schwierigkeiten bei der Arbeit oder Probleme mit einer dritten Person. Anstatt Ihre negativen Bewertungen über sich selbst als gegebene Tatsachen zu akzeptieren, sollten Sie sie besser als vorläufige Hypothesen oder Vermutungen betrachten. Noch ein weiterer Fehler wird häufig von Angstpatienten gemacht. Sie neigen dazu, sich ganz auf die negativen Seiten einer Situation zu konzentrieren und dann zu falschen Schlüssen zu kommen, die Angst erzeugen. Sie sollten anfangen, Situationen, die Angst erzeugen, neu zu bewerten und einzuschätzen.

Im folgenden werden verschiedene Arten von logischen Fehlern vorgestellt, die dafür verantwortlich sein können, daβ Sie zu falschen, angsterzeugenden Schluβfolgerungen und Vorhersagen gelangen. Der erste Schritt zur Verbesserung dieser Fehler ist zu lernen, diese Fehler überhaupt zu erkennen, wenn sie auftreten. Wenn Sie erst einmal die Fehler erkennen, die Sie hauptsächlich begehen, können Sie sie durch Gedanken ersetzen, die weniger Angst erzeugen.

Schlüsse aufgrund ungenügender Beweise

Einer der häufigsten Fehler ist es, eine Schluβfolgerung zu ziehen, bevor man überhaupt alle Tatsachen und Beweise betrachtet hat. Z.B. nehmen Sie an, daβ Sie in einer Prüfung versagen werden oder eine Feier, die Sie geplant haben, ein Reinfall wird, ohne zu betrachten, daβ Sie sich sehr sorgfältig auf die Prüfung oder Feier vorbereitet haben. Ein anderes Beispiel: Ein Freund, Ihr Partner oder Ihr Chef verhält sich kalt und abweisend Ihnen gegenüber, und Sie schlieβen daraus, daβ er ärgerlich auf Sie ist. Auch hier übersehen Sie andere Möglichkeiten, die dazu geführt haben könnten, daβ Ihr Gesprächspartner unfreundlich zu Ihnen ist. Beispielsweise könnte er schlecht gelaunt sein, oder er ist über jemand anderes ärgerlich. Häufig fehlen Ihnen für Ihre negativen Annahmen und Prophezeiungen die Beweise. Oder es existieren sogar Hinweise, die gegen Ihre Vorhersagen sprechen, wie etwa eine gute Vorbereitung in dem eben genannten Beispiel mit der Prüfung oder Party. Es ist ein ausgesprochen wichtiger Schritt zur Veränderung Ihrer angsterzeugenden Gedanken, in einer Situation alle Fakten zu suchen, anstatt sich bei der Interpretation auf vage Vermutungen zu stützen.

Übergeneralisierung

Wir machen häufig negative Vorhersagen oder ziehen voreilige Schüsse aufgrund von wenigen früheren Erfahrungen. Z.B. sagen Sie sich, daβ Sie in einer Prüfung versagen oder in einer bestimmten Situation ängstlich werden, wenn Sie z.B. mit Ihrem Chef sprechen, weil Sie einmal in einer ähnlichen Prüfung versagt haben oder einmal in einer ähnlichen Situation ängstlich waren. Sie übersehen dabei oft andere Situationen, in denen Sie Prüfungen erfolgreich beendeten oder in denen Sie nicht ängstlich wurden. Wann immer Sie sich dabei ertappen, negative Vorhersagen zu machen, sollten Sie sich fragen: "Habe ich in der Vergangenheit immer nur schlechte Erfahrungen in dieser Situation gemacht, oder habe ich auch gute Erfahrungen gesammelt?".

Sicher oder möglich

In vielen Situationen, vor allem in solchen, die Angst erzeugen, neigen wir dazu, eher das Eintreten von unwahrscheinlichen, negativen Folgen als das Eintreten von wahrscheinlichen, positiven Folgen anzunehmen. Oder wir handeln und fühlen so, als ob ein unangenehmer Ausgang eines Ereignisses sicher wäre und nicht nur eine unter mehreren Möglichkeiten. Wir treffen in angsterregenden Situationen also unrealistische Einschätzungen, die mögliche negative Folgen als sichere Folgen erscheinen lassen. Z.B. sind die folgenden Aussagen durchaus realistisch: "Ich fühle mich vielleicht etwas ängstlich, wenn ich eine Rede halte", "Ich gerate vielleicht in einen Streit mit meinem Chef". Unrealistisch sind dagegen Aussagen, in denen ich eine Möglichkeit als sicher annehme, wie: "Ich weiβ genau, daβ ich einen Angstanfall bekomme, wenn ich eine Rede halte", "Ich weiβ genau, daβ mein Chef ärgerlich auf mich sein wird". Wenn Sie bemerken daβ Sie solche unrealistischen Aussagen machen, sollten Sie sich fragen: "Wie wahrscheinlich ist es wirklich, daβ diese Situation eintrifft?".

Alles-oder-Nichts-Denken

Wir denken oft in Schwarz-Weiβ oder in Alles-oder-Nichts-Beziehungen, anstatt zu erkennen, daβ es Unterschiede oder Abstufungen von Angst, Fähigkeiten und guten oder schlechten Leistungen gibt. Viele perfektionistische Leute zeigen dieses Schwarz-Weiß-Denken in sehr ausgeprägter Weise. Sie glauben z.B., daß sie ihren Beruf perfekt ausüben müssen. Gelingt ihnen das nicht, glauben sie, versagt zu haben. Sie sollten erkennen lernen, daß es viele Abstufungen zwischen Perfektion und Versagen gibt.

Absolutistisches Denken

In Situationen, die Angst erzeugen, denken wir oft in absoluten Beziehungen oder stellen an uns selbst zu hohe Forderungen. Sie sollten wachsam gegenüber Aussagen sein, die Worte wie "immer", "niemals", "müssen", "Ich brauche", "Ich kann nicht" enthalten. Außerdem sollten Sie auf Übergeneralisierungen achten wie "Ich bin ein Versager", "Ich bin unfähig" oder "Ich bin eine schlechte Mutter, ein schlechter Vater, ein schlechter Ehemann, eine schlechte Frau". Sie sollten lernen, diese absolutistischen Wörter durch eher relative Aussagen zu ersetzen. Z.B. "immer" kann durch "oft", "niemals" durch "manchmal" oder "ich muß/ich brauche" durch "ich würde lieber/ich möchte" ersetzt werden. Die Aussage "ich kann nicht" kann wiederum durch "ich finde es schwierig" oder "es ist schwierig für mich" ersetzt werden.

14 Informationsblatt - Mythen

Informationen zu häufigen Mythen und Fehlinterpretationen

Verrückt werden

Viele Menschen, die die körperlichen Symptome der Kampf/Flucht-Reaktion erleben, glauben, daß sie verrückt werden. In diesem Glauben neigen sie leicht dazu, zu denken, daß sie eine schwere geistige Störung, wie Schizophrenie, haben. Lassen Sie uns gemeinsam schauen, wie wahrscheinlich das ist. Schizophrenie ist eine schwere Störung, die durch schlimme Symptome gekennzeichnet ist, wie unzusammenhängende Gedanken, unverständliche Sprache, Wahnvorstellungen oder ungewöhnliche Überzeugungen (z.B. sie erhalten Botschaften aus dem Weltall) und Halluzinationen (z.B. Stimmen hören, obwohl niemand da ist oder Hören von Gedanken anderer Menschen). Schizophrenie beginnt ganz langsam und nicht plötzlich wie ein Angstanfall. Weil sie gehäuft in bestimmten Familien auftritt, ist es zusätzlich so, daß nur ein kleiner Teil der Menschen schizophren werden kann, während bei anderen Menschen keine Art von Streß diese Störung verursachen kann. Ein dritter wichtiger Punkt ist, daß viele Menschen, die schizophren werden, einige milde Symptome für fast ihr ganzes Leben zeigen. Wenn Sie also diese Symptome bislang nicht bemerkt haben, dann ist es unwahrscheinlich, daß Sie schizophren werden. Dies trifft insbesondere auf Sie zu, wenn Sie älter als 25 sind, da Neuerkrankungen dann selten sind. Schließlich können Sie sehr sicher sein, daß die Psychologen, die Sie interviewt haben, es bemerkt hätten, wenn Sie schizophren würden.

Kontrolle verlieren

Während eines Angstanfalls befürchten einige Menschen, daß sie die "Kontrolle verlieren" werden. Oft denken sie, daß sie völlig gelähmt werden oder daß sie nicht mehr wissen, was sie tun und wild umherlaufen und Menschen umbringen oder Obszönitäten ausrufen und sich selbst bloßstellen könnten. Andere erwarten nichts Bestimmtes, sondern erleben nur ein überwältigendes Gefühl eines drohenden Verhängnisses. Aus unseren früheren Ausführungen wissen wir, wo dieses Gefühl herkommt. Während eines Angstanfalls ist der gesamte Körper auf Aktivität vorbereitet und man hat ein überwältigendes Bedürfnis zu entfliehen. Die Kampf/Flucht-Reaktion zielt jedoch nicht darauf, andere (die keine Bedrohung darstellen) zu verletzen und sie ruft keine Lähmungen hervor. Vielmehr ist die gesamte Reaktion darauf ausgelegt, daß die Situation verlassen wird. Obwohl die Kampf/Flucht-Reaktion Sie verwirrt und beunruhigt, so sind Sie dennoch in der Lage, zu denken und normal zu handeln. Denken Sie einfach nur daran, wie selten andere bemerken, daß Sie einen Angstanfall haben.

Nervenzusammenbruch

Viele Menschen sind beunruhigt über das, was ihnen als Folge ihrer Symptome zustoßen kann, vielleicht weil einige von ihnen glauben, daß ihre Nerven überanstrengt werden und zusammenbrechen könnten. Wie in den "Informationen zu den Ursachen von Angst und Angstanfällen" bereits dargestellt, wird die Kampf/Flucht-Reaktion hauptsächlich durch die Aktivität des sympathischen Nervensystems hervorgerufen, während von dem parasympathischen Nervensystem gegengesteuert wird. Das parasympathische Nervensystem ist in gewisser Weise ein Leibwächter, der uns gegen die Möglichkeit schützt, daß das sympathische Nervensystem "müde und erschöpft" ist. Nerven sind keine elektrischen Drähte und Angst kann sie nicht verbrauchen, verletzen oder abnutzen.

Herzinfarkte

Viele Personen mißinterpretieren die Symptome der Kampf/Flucht-Reaktion und glauben, daß sie an einem Herzinfarkt sterben. Dies kommt in der Regel daher, daß die meisten Menschen nur ungenügendes Wissen über Herzinfarkte besitzen. Lassen Sie uns die Fakten über Krankheiten des Herzens betrachten und sehen, worin sie sich von Angstanfällen unterscheiden. Die Hauptsymptome von Herzerkrankungen sind Atemlosigkeit und Brustschmerzen, sowie gelegentlich Herzrasen und Ohnmacht. Bei Herzkrankheiten stehen die Symptome im allgemeinen in direkter Verbindung mit Anstrengung. Das heißt, je mehr Sie sich anstrengen, desto schlimmer sind die Symptome und je weniger Sie sich anstrengen, umso weniger Symptome haben Sie. Die Symptome verschwinden allgemein schnell, wenn man sich ausruht. Dies ist sehr verschieden von den Symptomen eines Angstanfalls, die auch oft im Ruhezustand auftreten und scheinbar eine eigene Gesetzmäßigkeit haben. Sicherlich können Angstanfallssymptome auch während Anstrengung auftreten oder sich dadurch verschlechtern, aber sie sind dennoch verschieden von den Symptomen eines Herzinfarkts, da sie auch genauso häufig im Ruhezustand auftreten können. Wichtig ist, daß Herzerkrankungen zu elektrischen Veränderungen des Herzens führen, die im EKG sichtbar werden. Bei Angstanfällen ist dagegen die einzig sichtbare Veränderung im EKG ein leichter Anstieg der Herzfrequenz. Wenn Sie also ein

EKG haben ableiten lassen und der Arzt Ihnen mitgeteilt hat, daß alles in Ordnung ist, dann können Sie sehr sicher sein, daß Sie keine Herzerkrankung haben. Wenn Ihre Symptome also immer auftreten und nicht nur unter Anstrengung, dann ist dies ein zusätzlicher Beleg gegen eine Störung des Herzens.

15 Informationsblatt - Kognitive Techniken

Informationen zu weiteren kognitiven Techniken

Zusätzlich zu den bisher vermittelten Informationen können sich noch weitere Techniken als nützlich erweisen. Auch diese Techniken dienen dazu, Ihre Gedanken neu einzuschätzen.

Entkatastrophisieren

Diese Technik wird eingesetzt, wenn eine genauere Analyse der fehlerhaften Logik erfolgt ist. Sie hat einen etwas anderen Schwerpunkt, nämlich das "Was-wäre-wenn-Denken". Wir haben Techniken vorgestellt, die helfen, zu einer realistischen und weniger negativen Einschätzung der Situation zu kommen. Aber manchmal ist es hilfreich, sich selbst zu fragen: "Was wäre, wenn meine schlimmsten Befürchtungen wahr würden?". Das heiβt, bei dieser Technik überlegt man sich, was der schlimmste Fall ist, der eintreten könnte, und überlegt dann, wie es wäre, wenn dieser Fall tatsächlich eintritt. Zum Beispiel wenn Sie besorgt sind, daβ Sie durch eine Prüfung fallen oder in einen Streit mit Ihrem Chef geraten, können Sie wohl logische Fehler finden. Mit einer Analyse logischer Fehler (vgl. "Informationen zu logischen Fehlern") können Sie daraufhin die Wahrscheinlichkeit einer solchen Situation neu einschätzen. Aber es kann auch hilfreich sein, einmal andersherum zu denken und sich zu fragen: "Was ist, wenn ich durch diese Prüfung falle?" oder "Was ist, wenn ich in einen Streit mit meinem Chef gerate?". Ihre erste Reaktion auf diese Fragen könnte sein: "Das wäre furchtbar, eine Katastrophe" oder "Mein Leben, meine Karriere, meine Ehe usw. wäre ruiniert". Wenn Sie jedoch sorgfältig und kritisch über diese Annahmen nachdenken und nach logischen Fehlern suchen, werden Sie vielleicht bemerken, daβ zwar kurzfristig der Streit mit dem Chef unangenehm ist, aber nach zwei Tagen wahrscheinlich niemand mehr an den Streit denken wird.

Weitere Beispiele für "Katastrophen-Denken" könnten sein: Sie denken, daβ Sie Ihr Studium aufgeben müssen, wenn Sie durch eine Prüfung fallen. Bei einer genaueren Überprüfung wird Ihnen vielleicht auffallen, daβ Sie logische Fehler gemacht haben. Oder Sie denken, wenn Sie sich bei einem Vortrag versprechen, automatisch "Die anderen werden mich für sehr dumm halten". Dabei übersehen Sie andere Möglichkeiten, wie a) die anderen werden den Versprecher kaum bemerken, oder b) selbst wenn sie ihn bemerken, werden sie gar nicht weiter darauf eingehen. Sie können sogar noch einen Schritt weiter gehen und sich fragen: "Wenn tatsächlich einige glauben, ich sei dumm, macht mir die Meinung dieser Leute wirklich etwas aus?".

Wenn Sie "Was-wäre-wenn" denken, werden Sie vielleicht zunächst ängstlicher werden, weil es ja diese Gedanken sind, die bisher immer Angst erzeugten. Trotzdem sollten Sie diese Gedanken nicht beiseite schieben, sondern sie weiterhin auf logische Fehler hin untersuchen, dadurch werden sie weniger ängstigend und leichter zu ändern sein.

Überprüfen der Verantwortlichkeit

Dies ist eine spezielle Technik, die auf eine allgemeine Neigung von Menschen mit Angstproblemen zielt, die ganze Verantwortung für alle möglichen Ereignisse und Vorfälle zu übernehmen oder sich über eine Situation Sorgen zu machen, auf die sie keinen Einfluß haben. Z.B. hat ein Mann eine erste Verabredung mit einer Frau. Sie verhält sich kühl und uninteressiert. Er fühlt sich vielleicht automatisch verantwortlich für ihr Verhalten und nimmt an, er sei langweilig und unattraktiv für sie. Dabei übersieht er vielleicht, daß sie müde oder krank ist oder ganz im allgemeinen kühl und nicht sehr an ihren Verabredungen interessiert. Um nicht die Verantwortung zu übernehmen für Dinge, auf die Sie gar keinen Einfluß haben konnten, sollten Sie sich selbst fragen: "Wieviel Verantwortung trage ich wirklich" oder andersherum "Gibt es vielleicht andere Gründe?".

Hypothesen testen

Ängstliche Personen machen sehr oft negative oder gar katastrophale Vorhersagen über die Auswirkungen, die die Angst auf ihre Fähigkeiten hat. So sagen Sie vielleicht zu sich selbst: "Ich habe zu viel Angst, um jetzt zu telephonieren oder mit jemandem zu sprechen". Anstatt diese Selbsteinschätzungen als Tatsachen zu akzeptieren, sollten Sie sie als eine Hypothese ansehen, die Sie in einem "Experiment" überprüfen. Das nächste Mal, wenn Sie in eine möglicherweise angsterregende Situation kommen, sollten Sie darauf achten, ob Ihre Hypothese tatsächlich wahr wird. Meistens wird Ihnen dann auffallen, daß Sie mit der Situation viel besser zurecht kamen, als Sie geglaubt haben. Zusammen mit der Analyse der logischen Fehler werden diese "Experimente" Ihnen helfen, Ihre Angstprobleme zutreffender zu beurteilen und Ihre logischen Fehler zu korrigieren.

16 Ratings für den Hyperventilationstest

Name: ______________________ *Datum:* ______________

Typischer Angstanfall

Bitte kreuzen Sie auf den folgenden Skalen an, wie ängstlich Sie sich während eines typischen Angstanfalls fühlen und in welchem Ausmaβ Sie dabei jedes der folgenden Symptome erleben.

überhaupt keine Angst	*mittelmäßige Angst*	*extreme Angst*

0 . . 1 . 2 . 3 . 4 . . 5 . . 6 . . 7 . . 8 . . 9 . 10

	gar nicht	*etwas*	*stark*
Taubheit oder Kribbeln in Körperteilen	0	1	2
Furcht hinzufallen oder Schwächegefühl in den Beinen	0	1	2
Geschwollene Zunge	0	1	2
Schwitzen	0	1	2
Todesangst	0	1	2
Gefühl, der Ohnmacht nahe zu sein	0	1	2
Brennende Augen	0	1	2
Erstickungs- oder Würgegefühle	0	1	2
Hitzewallungen oder Kälteschauer	0	1	2
Juckreiz	0	1	2
Schwindel oder Benommenheit	0	1	2
Zittern oder Beben	0	1	2

Gefühle der Unwirklichkeit oder des Losgelöstseins	0	1	2
Atemnot oder Kurzatmigkeit	0	1	2
Eingeengtes Sichtfeld (Röhrensehen)	0	1	2
Herzklopfen, Herzrasen oder unregelmäßiger Herzschlag	0	1	2
Angst, verrückt zu werden	0	1	2
Schmerzen oder Beklemmungsgefühle in der Brust	0	1	2
Süßer Geschmack im Mund	0	1	2
Angst, die Kontrolle zu verlieren	0	1	2
Übelkeit oder Magen-/Darmprobleme	0	1	2
Andere Symptome	0	1	2

(Welche? ______________________________)

Name: _________________________ *Datum:* _______________

Hyperventilation

Bitte kreuzen Sie auf den folgenden Skalen an, wie ängstlich Sie sich während der Hyperventilation fühlten und in welchem Ausmaß Sie dabei jedes der folgenden Symptome erlebten.

überhaupt keine Angst *mittelmäßige Angst* *extreme Angst*

0 . 1 . . 2 . 3 . 4 . 5 . . 6 . . 7 . . 8 . . 9 . 10

	gar nicht	*etwas*	*stark*
Taubheit oder Kribbeln in Körperteilen	0	1	2
Furcht hinzufallen oder Schwächegefühl in den Beinen	0	1	2
Geschwollene Zunge	0	1	2
Schwitzen	0	1	2

Todesangst	0	1	2
Gefühl, der Ohnmacht nahe zu sein	0	1	2
Brennende Augen	0	1	2
Erstickungs- oder Würgegefühle	0	1	2
Hitzewallungen oder Kälteschauer	0	1	2
Juckreiz	0	1	2
Schwindel oder Benommenheit	0	1	2
Zittern oder Beben	0	1	2
Gefühle der Unwirklichkeit oder des Losgelöstseins	0	1	2
Atemnot oder Kurzatmigkeit	0	1	2
Eingeengtes Sichtfeld (Röhrensehen)	0	1	2
Herzklopfen, Herzrasen oder unregelmäßiger Herzschlag	0	1	2
Angst, verrückt zu werden	0	1	2
Schmerzen oder Beklemmungsgefühle in der Brust	0	1	2
Süßer Geschmack im Mund	0	1	2
Angst, die Kontrolle zu verlieren	0	1	2
Übelkeit oder Magen-/Darmprobleme	0	1	2
Andere Symptome	0	1	2

(Welche? ______________________________)

Bitte geben Sie auf der folgenden Skala an, wie groß die Ähnlichkeit zwischen den Effekten der Hyperventilation und denen eines Ihrer Angstanfälle ist.

überhaupt nicht ähnlich — *mittelmäßig ähnlich* — *völlig gleich*

0 . 1 . . 2 . . . 3 . . 4 . . 5 . . 6 . . 7 . . 8 . . 9 . . 10

Die Symptomliste besteht aus zwei Skalen. Der Wert für jede Skala ergibt sich durch Aufsummieren der zugehörigen Items. Skala 1 enthält Angstanfalls- und Hyperventilationssymptome. Skala 2 enthält Kontrollsymptome, die nicht üblicherweise mit Angstanfällen oder Hyperventilation zusammenhängen (die Items geschwollene Zunge, brennende Augen, Juckreiz, eingeengtes Sichtfeld (Röhrensehen), süßer Geschmack im Mund). Falls eine Patientin auf dieser Skala einen hohen Wert erreicht, kann eine Tendenz zum übermäßigen Bericht körperlicher Symptome vorliegen.

17 Überzeugungsratings

Überzeugungseinschätzung

1. Wie überzeugt sind Sie von dem Gedanken während eines Angstanfalls bzw. wie sicher sind Sie dann, daβ Ihre Vorhersage/Befürchtung eintreffen wird?

0% . . . . . 25% . . . . 50% . . . . 75% 100%

überhaupt nicht überzeugt/sicher	*mittelmäβig überzeugt/sicher*	*ganz und gar überzeugt/sicher*

2. Wie überzeugt sind Sie von dem Gedanken, wenn Sie keinen Angstanfall haben bzw. wie sicher sind Sie dann, daβ Ihre Vorhersage/Befürchtung eintreffen wird?

0% . . . . . . 25% . . . . 50% . . . . 75% 100%

überhaupt nicht überzeugt/sicher	*mittelmäβig überzeugt/sicher*	*yganz und gar überzeugt/sicher*

Name: ____________________ Datum: ____________ Problembereich: ____________________

FORTSCHRITTSBERICHT

Beschreibung der Aktivitäten	Wann angefangen/ aufgehört?	Maximale Angst (0 - 10)	Angst am Ende (0 - 10)	Bemerkungen

19 Registrieren dysfunktionaler Kognitionen

Name: ______________________________ *Datum:* ____________________

Dysfunktionale Gedanken

Situation	**Gedanken**	**Über-zeugung 0-100%**	**Angst 0-10**

nach Beck et al. 1985

20 Spaltentechnikbogen

Name: ______________________________ *Datum:* ________________

Spaltentechnik (1)

Daten	**Interpretation**	**Logischer Fehler**
Mir wird schwindlig, und ich bekomme schlecht Luft	Ich werde bestimmt in Ohnmacht fallen.	Schlußfolgerung aufgrund ungenügender Beweise.

nach Beck et al. 1985

Name: ______________________ *Datum:* ______________

Spaltentechnik (2)

Daten	**Interpretation**	**Interpretation des Beobachters**
Mein Chef grüßte mich heute morgen nicht.	Er ist bestimmt mit meiner Arbeit unzufrieden. Ich habe 'mal wieder versagt.	Der Chef ist heute wieder 'mal schlecht gelaunt. Wahrscheinlich hat er Krach mit einem Kunden.

21 Assoziationspaare

Atemnot - Ersticken
Beklemmung - Herzinfarkt
Taubes Gefühl - Schlaganfall
Brustschmerz - Herzanfall
Schwindel - Ohnmacht
Herzklopfen - Sterben
Benommenheit - Bewußtlos werden
Unwirklichkeit - Verrückt werden
Taubes Gefühl - Schlaganfall
Schwindel - Ohnmacht
Herzklopfen - Sterben
Brustschmerz - Herzanfall
Atemnot - Ersticken
Benommenheit - Bewußtlos werden
Beklemmung - Herzinfarkt
Unwirklichkeit - Verrückt werden
Atemnot - Ersticken
Herzklopfen - Sterben
Benommenheit - Bewußtlos werden
Beklemmung - Herzinfarkt
Unwirklichkeit - Verrückt werden
Schwindel - Ohnmacht
Brustschmerz - Herzanfall
Taubes Gefühl - Schlaganfall
Benommenheit - Bewußtlos werden
Beklemmung - Herzinfarkt
Unwirklichkeit - Verrückt werden
Schwindel - Ohnmacht

Taubes Gefühl - Schlaganfall
Brustschmerz - Herzanfall
Atemnot - Ersticken
Herzklopfen - Sterben
Schwindel - Ohnmacht
Benommenheit - Bewußtlos werden
Herzklopfen - Sterben
Atemnot - Ersticken
Unwirklichkeit - Verrückt werden
Taubes Gefühl - Schlaganfall
Beklemmung - Herzinfarkt
Brustschmerz - Herzanfall
Atemnot - Ersticken
Beklemmung - Herzinfarkt
Taubes Gefühl - Schlaganfall
Schwindel - Ohnmacht
Benommenheit - Bewußtlos werden
Herzklopfen - Sterben
Unwirklichkeit - Verrückt werden
Atemnot - Ersticken
Beklemmung - Herzinfarkt
Benommenheit - Bewußtlos werden
Brustschmerz - Herzanfall
Taubes Gefühl - Schlaganfall
Herzklopfen - Sterben
Schwindel - Ohnmacht
Atemnot - Ersticken
Unwirklichkeit - Verrückt werden

* nach Clark und Salkovskis, persönliche Mitteilung, Marburg, 22.7.1988, und MacKay DM (1967) Ways of Looking at Perception. In: Weiant Wathen-Dunn (ed) Modells for the Perception of Speech and Visual Form.

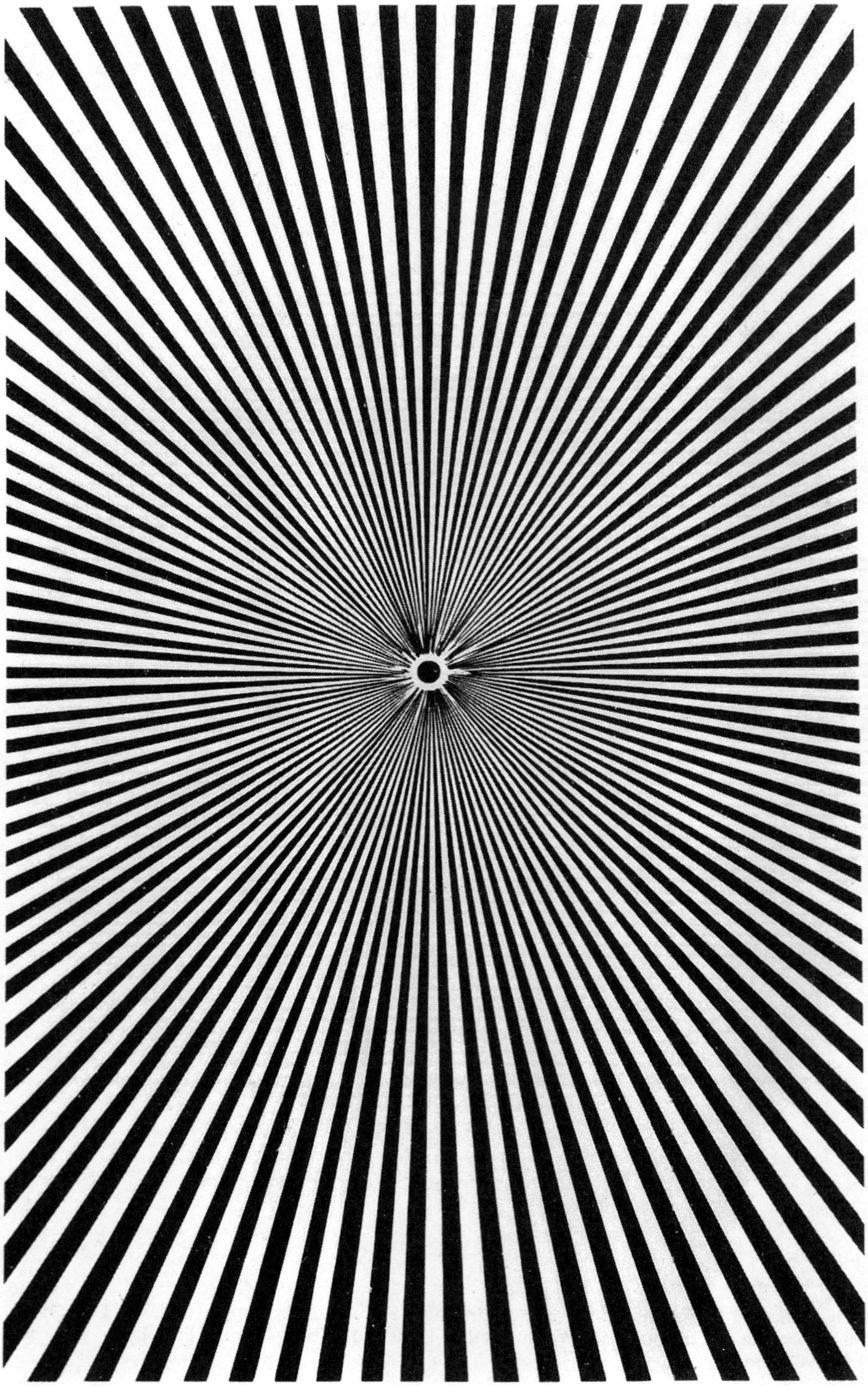

23 Problemlösebogen

Problemelösen

Schritt 1: **Was ist das Problem?**
Hier wird bestimmt, was das Problem ist, und welche Faktoren in der Umwelt zum Problem beitragen.

____

____

Schritt 2: **Problem- und Zieldefinition**
Das Problem, an dem gearbeitet werden kann, und das Ziel, das angestrebt wird, werden bestimmt.

____

____

Schritt 3: **Lösungsmöglichkeiten aufschreiben**
<u>Alle</u> Vorschläge erst einmal aufschreiben. Hier noch keine Bewertung der Vorschläge.

____

____

Schritt 4: **Lösungsmöglichkeiten diskutieren**
Jeder Vorschlag wird hinsichtlich seiner Vor- und Nachteile diskutiert.

____

____

Schritt 5: **Beste Lösungsmöglichkeit auswählen**

____

____

Schritt 6: **Planung**
Überlegen, wie die beste Lösungsmöglichkeit in die Tat umgesetzt werden kann.

1. ______________________________________
2. ______________________________________
3. ______________________________________
4. ______________________________________

Schritt 7: **Rückblick und Bewertung**
Überprüfen, ob die Schritte eingehalten wurden, und wie gut sie funktioniert haben. Jeden Versuch loben!

nach Falloon et al. 1984

24 Allgemeine Beurteilung des Therapieerfolgs durch die Patientin

Allgemeine Beurteilung

Bitte geben Sie auf dieser Seite an, wie Sie sich heute im Vergleich **zum Beginn der Therapie** fühlen. Kreuzen Sie zu diesem Zweck die Zahl an, die am besten auf Sie zutrifft. Die Bedeutungen der Zahlen sind jeweils unter den Zahlen angegeben.

Im Vergleich zum Beginn der Therapie fühle ich mich:

1	2	3	4	5	6	7
sehr viel	*viel*	*etwas*	*unver-*	*etwas*	*viel*	*sehr viel*
	b e s s e r		*ändert*		*s c h l e c h t e r*	

Schlußwort

Wir hoffen, daß das vorliegende Buch zur breiteren Anwendung der darin vorgestellten Therapiemethoden beiträgt. Gleichzeitig möchten wir an der weiteren Verbesserung der Behandlung von Angstanfällen arbeiten. Es würde uns daher freuen, wenn wir von den Anwendern Rückmeldung über ihre Erfahrungen mit unserem Therapieprogramm bekommen könnten. Die Anschrift für kritische Anmerkungen, Verbesserungsvorschläge oder einfach nur Erfahrungsberichte lautet:

Marburg, im Juli 1989

Jürgen Margraf
Silvia Schneider

Literaturverzeichnis

Agras WS, Leitenberg H, Barlow DH (1968) Social reinforcement in the modification of agoraphobia. Archives of General Psychiatry, 19:423-427.

Agras WS, Sylvester D, Oliveau D (1969) The epidemiology of common fears and phobias. Comprehensive Psychiatry, 10:151-156.

American Psychiatric Association (eds) (1980) Diagnostic and Statistical Manual of Mental Disorders, Third Edition (DSM-III). Washington, D.C.: American Psychiatric Press.

American Psychiatric Association (eds) (1987) Diagnostic and Statistical Manual of Mental Disorders, Third Edition-Revised (DSM-III-R). Washington, D.C.: American Psychiatric Press.

Anderson DJ, Noyes R, Crowe RR (1984) A comparison of panic disorder and generalized anxiety disorder. American Journal of Psychiatry, 141:572-575.

Andrews G, Moran C (1988) Exposure treatment of agoraphobia with panic attacks: Are drugs essential? In: Hand I, Wittchen HU (Hrsg) Panic and Phobias 2. Berlin: Springer.

Angst J, Dobler-Mikola A (1985a) The Zürich study. V. Anxiety and phobia in young adults. European Archives of Psychiatry and Neurological Sciences, 235:171-178.

Angst J, Dobler-Mikola A (1985b) The Zürich study. VI. A continuum from depression to anxiety disorders? European Archives of Psychiatry and Neurological Sciences, 235:179-186.

Angst J, Vollrath M (1988) Angst und Depression. Paper presented at the International Symposium of the International Committee P.T.D., Februar 1988, St. Moritz

Arnow BA, Taylor CB, Agras WS, Telch MJ (1985) Enhancing agoraphobia treatment outcome by changing couple communication patterns. Behavior Therapy, 16:452-467.

Arrindell WA, Emmelkamp PMG (1986) Marital adjustment, intimacy and needs in female agoraphobics and their partners. British Journal of Psychiatry, 149:592-602.

Ascher LM (1980) Paradoxical intention. In: Goldstein AJ, Foa EB (eds) Handbook of Behavioral Interventions: A Clinical Guide. New York: Wiley.

Ascher LM (1981) Employing paradoxical intentions in the treatment of agoraphobia. Behaviour Research and Therapy, 19:533-542.

Baker WB, White LH (1986) Episodic hypertension secondary to panic disorder. Archives of Internal Medicine, 146:1129-1130.

Ballenger JC (1986) Pharmacotherapy of the panic disorders. Psychopharmacology Bulletin, Supplement 6, 47:27-32.

Barlow DH (1986) Behavioral conception and treatment of panic. Psychopharmacology Bulletin, 22:803-806.

Barlow DH, Cohen AS, Waddel MT, Vermilyea BB, Klosko JS, Blanchard EB, DiNardo PA (1984) Panic and generalized anxiety disorders: Nature and treatment. Behavior Therapy, 15:431-449.

Barlow DH, Craske MG, Cerny JA, Klosko JS: Behavioral treatment of panic disorder. Behavior Therapy, im Druck.

Barlow DH, Shear MK (1988) Panic Disorder. Foreword. In: Frances AJ, Hales RE (eds) Review of Psychiatry 7. Washington, D.C.: American Psychiatric Press.

Barlow DH, Vermilyea J, Blanchard EB, Vermilyea BB, DiNardo PA, Cerny JA (1985) The phenomenon of panic. Journal of Abnormal Psychology, 94:320-328.

Barlow DH, Waddell MT (1985) Agoraphobia. In: Barlow DH (ed) Clinical Handbook of Psychological Disorders. New York: Guilford.

Bartling G, Fiegenbaum W, Krause R (1980) Reizüberflutung. Theorie und Praxis. Stuttgart: Kohlhammer.

Beck AT, Emery G, Greenberg RL (1985) Anxiety disorders and phobias - A cognitive perspective. New York: Basic Books.

Bennun I, Hahlweg K, Schindler L, Langlotz M (1986) Therapist's and client's perceptions in behaviour therapy: The development and cross-cultural analysis of an assessment instrument. British Journal of Clinical Psychology, 25:275-283.

Bennun I, Schindler L (1988) Therapist and patient factors in the behavioural treatment of phobic patients. British Journal of Clinical Psychology, 27:145-150.

Bibb JL, Chambless DL (1986) Alcohol use and abuse among diagnosed agoraphobics. Behaviour Research and Therapy, 24:49-58.

Black DW, Warrack G, Winokur G (1985) The Iowa record linkage study. III. Excess mortality among patients with "functional" disorders. Archives of General Psychiatry, 42:82-88.

Bonn JA, Readhead CPA, Timmons BA (1984) Enhanced adaptive behavioral response in agoraphobic patients pretreated with breathing retraining. Lancet, 665-669.

Boyd JH (1986) Use of mental health services for treatment of panic disorder. American Journal of Psychiatry, 143:1569-1574.

Bregman E (1934) An attempt to modify the emotional attitude of infants by the conditioned response technique. Journal of Genetic Psychology, 95: 169-198.

Buglass D, Clarke J, Henderson AS, Kreitman N, Presley AS (1977) A study of agoraphobic housewives. Psychological Medicine, 7:73-86.

Burns LE, Thorpe GL, Cavallero A, Gosling J (1983) Agoraphobia eight years after behavioral treatment: A follow-up study with interview, questionnaire and behavioral data. Beitrag zum 17. Kongreβ der AABT/Weltkongreβ für Verhaltenstherapie, Washington, D.C.

Cameron OG, Thyer BA, Nesse RM, Curtis GC (1986) Symptom profiles of patients with DSM-III anxiety disorders. American Journal of Psychiatry, 143:1132-1137.

Cannon WB (1929) Bodily changes in pain, hunger, fear, and rage: An account of recent research into the function of emotional excitement. 2. Auflage. New York: Appleton-Century-Crofts.

Cerny J, Klosko JS, Barlow DH (1984) Cognitive therapy manual. Unveröffentlichtes Manuskript, Phobia and Anxiety Disorders Clinic, State University of New York at Albany.

Chambless DL (1985) The relationship of severity of agoraphobia to associated psychopathology. Behaviour Research and Therapy, 23:305-310.

Chambless DL, Goldstein AJ (1980) Agoraphobia. In: Goldstein AJ, Foa EB (eds) Handbook of Behavioral Interventions: A Clinical Guide. New York: Wiley.

Chambless DL, Gracely EJ (1988) Prediction of outcome following in vivo exposure treatment of agoraphobia. In: Hand I, Wittchen HU (eds) Panic and Phobias 2. Berlin: Springer

Chambless DL, Foa EB, Groves GA, Goldstein AJ (1982) Exposure and communication training in the treatment of agoraphobia. Behaviour Research and Therapy, 20:219-231.

Chambless DL, Caputo GC, Bright P, Gallagher R (1984) Assessment of fear of fear in agoraphobics: The Body Sensations Questionnaire and the Agoraphobic Cognitions Questionnaire. Journal of Consulting and Clinical Psychology, 52:1090-1097.

Chambless DL, Caputo GC, Jasin SE, Gracely EJ, Williams C (1985) The mobility Inventory for agoraphobia. Behaviour Resaerch and Therapy, 23:35-44.

Chambless DL, Goldstein AJ, Gallagher R, Bright P (1986) Integrating behavior therapy and psychotherapy in the treatment of agoraphobia. Psychotherapy, 23:150-159.

Clark DM (1986) A cognitive approach to panic. Behaviour Research and Therapy, 24:461-470.

Clark DM, Salkovskis PM, Chalkley AJ (1985) Respiratory control as a treatment for panic attacks. Journal of Behavioral Therapy and Experimental Psychiatry, 16:23-30.

Clark DM, Salkovskis PM, Gelder M, Koehler K, Martin M, Anastasiades P, Hackman A, Middleton H, Jeavonne A (1988) Test of a cognitive theory of panic. In: Hand I, Wittchen HU (eds) Panic and Phobias 2. Berlin: Springer.

Corcoran K, Fischer J (1987) Measures for Clinical Practice. A Sourcebook. New York: Wiley.

Coryell W, Noyes R, Clancy J (1982) Excess mortality in panic disorder. Archives of General Psychiatry, 39:701-703.

Coryell W, Noyes R, Clancy J (1983) Panic disorder and primary unipolar depression. Journal of Affective Disorders, 5:311-317.

Coryell W, Noyes R, House JD (1986) Mortality among outpatients with anxiety disorders. American Journal of Psychiatry, 143:508-510.

Dager SR, Cowley DS, Dunner DL (1987) Biological markers in panic states: Lactate-induced panic and mitral valve prolapse. Biological Psychiatry, 22:339-359.

Darwin CR (1872) The expression of emotions in man and animals. London: John Murray.

DeSilva P, Rachman S (1984) Does escape behavior strenghten agoraphobic avoidance? A preliminary study. Behaviour Research and Therapy, 22:87-91.

DiNardo PA, O'Brien GT, Barlow DH, Waddel MT, Blanchard EB (1983) Reliability of DSM-III anxiety disorder categories using a new structured interview. Archives of General Psychiatry, 40:1070-1074.

DiNardo P, Barlow DH (1988) Anxiety Disorders Interview Schedule - Revised (ADIS-R). Unveröffentlichtes Manuskript, Center for Stress and Anxiety Disorders, State University of New York at Albany.

Dupont RL, Pecknold JC (1985) Symptoms after stopping alprazolam: Relapse or withdrawal? Vortrag auf dem 138. Kongreβ der American Psychiatric Association, Dallas, Texas, Mai 1985.
Ehlers A, Margraf J (1989) Agoraphobie und Angstanfälle. In: Reinecker, H (Hrsg) Lehrbuch der Klinischen Psychologie. Göttingen: Hogrefe.
Ehlers A, Margraf J (im Druck) The psychophysiological model of panic. In: Emmelkamp PMG, Everaerd W, Kraaymaat F, van Son M (eds) Anxiety disorders. Amsterdam: Swets.
Ehlers A, Margraf J, Roth WT (1986a) Panik und Angst: Theorie und Forschung zu einer neuen Klassifikation der Angststörungen. Zeitschrift für Klinische Psychologie, 15:281-302.
Ehlers A, Margraf J, Roth WT (1986b) Experimental induction of panic attacks. In: Hand I, Wittchen HU (eds) Panic and Phobias. Berlin: Springer.
Ehlers A, Margraf J, Roth WT (1988a) Selective information processing, interoception, and panic attacks. In: Hand I, Wittchen HU (Hrsg) Panic and Phobias 2. Berlin: Springer.
Ehlers A, Margraf J, Davies S, Roth WT (1988b) Selective information processing of threat cues in subjects with panic attacks. Cognition and Emotion, 2:201-219.
Ehlers A, Margraf J, Roth WT, Taylor CB, Birbaumer N (1988c) Anxiety induced by false heart rate feedback in patients with panic disorder. Behaviour Research and Therapy, 26:1-11.
Ehlers A, Margraf J, Roth WT (1988d) Interaction of expectancy and physiological stressors in a laboratory model of panic. In: Hellhammer D, Florin I, Weiner H (Hrsg) Neurobiological Approaches to Human Disease. Toronto: Huber.
Emmelkamp PMG, Kuipers ACM (1979) Agoraphobia: A follow-up study four years after treatment. British Journal of Psychiatry, 134:352-355.
Emmelkamp PMg, van den Hout A (1983) Failures in treating agoraphobia. In: Foa EB, Emmelkamp PMG (eds) Failures in Behavior Therapy. New York: Wiley.
English HB (1929) Three cases of the "conditioned fear response". Journal of Abnormal Psychology, 34:221-225.
Eysenck H, Rachman S (1965) Causes and cures of neurosis. London: Routledge and Kegan Paul.
Falloon IR, Boyd JL, McGill CW (1984) Family care of schizophrenia. New York: Guilford.
Fiegenbaum W (1986) Longterm efficacy of exposure in-vivo for cardiac phobia. In: Hand I, Wittchen HU (eds) Panic and Phobias. Berlin: Springer-Verlag.
Fiegenbaum W (1988) Long-term efficacy of ungraded versus graded massed exposure in agoraphobia. In: Hand I, Wittchen HU (eds) Panic and Phobias 2. Berlin: Springer.
Fischer M, Hand I, Angenendt J (1988) Failures in exposure treatment of agoraphobia: An exploration analysis. In: Hand I, Wittchen HU (Eds) Treatments of Panic and Phobias. Berlin: Springer.
Fisher LM, Wilson GT (1985) Psychology of agoraphobia. Behaviour Research and Therapy, 23:97-107.
Foa EB (1988) What cognitions differentiate panic disorders fromother anxiety disorders? In: Hand I, Wittchen HU (eds) Panic and Phobias 2. Berlin: Springer.
Foa EB, Kozak MJ (1986) Emotional processing of fear: Exposure to corrective information. Psychological Bulletin, 99:20-35.
Foa EB, Jameson JS, Turner RM, Payne LL (1980) Massed vs spaced exposure sessions in the treatment of agoraphobia. Behaviour Research and Therapy, 18:333-338.
Freedman DX, Glass RM (1984) Psychiatry. Journal of the American Medical Association, 252:2223-2228.
Freedman R, Ianni B, Ettedgui E, Puthezhath N (1985) Ambulatory monitoring of panic disorder. Archives of General Psychiatry, 42:244-248.
Freud S (1895) Über die Berechtigung, von der Neurasthenie einen bestimmten Symptomenkomplex als "Angstneurose" abzutrennen. Neurologisches Zentralblatt, 2. In: Freud S (1947) Gesammelte Werke. Band 1. London: Imago.
Freud S (1917) Wege der psychoanalytischen Therapie. In: Freud S (1947) Gesammelte Werke. Band 12. London: Imago.
Freud S (1947) Studien zur Hysterie. Katharina... In: Freud S (1947) Gesammelte Werke. Band 1. London: Imago.
Fyer A (1988) Effects of discontinuation of antipanic medication. In: Hand I, Wittchen HU (eds) Panic and Phobias 2. Berlin: Springer.
Fyer AJ, Liebowitz MR, Gorman JM, Campeas R, Levin A, Davies SO, Goetz D, Klein DF (1987) Discontinuation of alprazolam treatment in panic patients. American Journal of Psychiatry, 144:303-308.
Garssen B, van Veenendaal W, Bloemink R (1983) Agoraphobia and the hyperventilation syndrome. Behaviour Research and Therapy, 21:643-649.
Gelder MG, Marks I (1966) Severe agoraphobia: A controlled prospective trial of behavior therapy. British Journal of Psychiatry, 112:309-319.

Gitlin B, Matin J, Shear MK, Frances A, Ball G, Josephson S (1985) Behavior therapy for panic disorder. Journal of Nervous and Mental Disease, 1173:742-743.
Goldstein AJ (1982) Agoraphobia: Treatment successes, treatment failures, and theoretical implications. In: Chambless DL, Goldstein AJ (eds) Agoraphobia: Multiple Perspectives on Theory and Treatment. New York: Wiley.
Goldstein AJ, Chambless DL (1978) A reanalyses of agoraphobia. Behavior Therapy, 9:47-59.
Gosh A, Marks I (1987) Self-directed exposure for agoraphobia: A controlled trial. Behavior Therapy.
Gray JA (1971) The psychology of fear and stress. London: Weidenfeld & Nicholson.
Griez E, van den Hout MA (1983) Carbon dioxide and anxiety: cardivascular effects of a single inhalation. Journal of Behavioral Therapy and Experimental Psychiatry, 14:297-304.
Griez E, van den Hout MA (1986) CO_2-inhalation in the treatment of panic attacks. Behaviour Research and Therapy, 24:145-150.
Grunhaus L, Gloger S, Weissturb E (1981) Panic attacks. A review of treatments and pathogenesis. Journal of Nervous and Mental Disease, 169:608-613.
Hahlweg K, Schindler L, Revenstorf D (1982) Partnerschaftsprobleme: Diagnose und Therapie. Handbuch für den Therapeuten. Berlin: Springer.
Hallam RS (1978) Agoraphobia: A critical review of the concept. British Journal of Psychiatry, 133:314-319.
Hallam RS (1985) Anxiety. Psychological perspectives on panic and agoraphobia. London: Academic Press.
Haley J (1979) Direktive Familientherapie. Strategien für die Lösungen von Problemen. München: Pfeiffer.
Hand I (1984) Verhaltenstherapie und Psychopharmaka bei Phobien? Welche Konsequenzen hat die "Entdeckung" der Panic-Disorder wirklich für die Praxis und Forschung. In Goetze P (Hrsg) Leitsymptom Angst. Berlin: Springer-Verlag
Hand I, Lamontagne Y, Marks IM (1974) Group exposure (Flooding) in vivo for agoraphobics. British Journal of Psychiatry, 124:588-602
Hand I, Angenendt J, Fischer M, Wilke C (1986) Exposure in vivo with panic management: Treatment rationale and longterm outcome. In: Hand I, Wittchen HU (Hrsg) Panic and Phobias. Berlin: Springer.
Heimann H (1988) Schlußwort. In: Angst - Leitsymptom psychiatrischer Erkrankungen. Berlin: Springer.
Helmchen H, Linden M (1986) Die Differenzierung von Angst und Depression. Berlin: Springer.
Herrnstein RJ (1969) Method and theory in the study of avoidance. Psychological Review, 79:49-69.
Hibbert GA (1984) Ideational components of anxiety. British Journal of Psychiatry, 144:618-624.
Hibbert GA (1986) The diagnosis of hyperventilation using ambulatory carbon dioxide monitoring. In: Lacey H, Sturgeon J (eds) Proceedings of the 15th European Conference for Psychosomatic Research. London: Libby.
Hoehn-Saric R (1981) Characteristics of chronic anxiety patients. In: Klein DF, Rabkin J (eds) Anxiety: New research and changing concepts. New York: Raven Press
Hoehn-Saric R (1982) Comparison of generalized anxiety disorder with panic disorder patients. Psychopharmacology Bulletin, 18:104-108.
Howard KI, Orlinski DE (1986) Process and outcome in psychotherapy. In: Garfield SL, Begin AE (eds) Handbook of psychotherapy and behavior change - an empirical analysis. 3. Auflage. New York: Wiley.
Jacob RG, Rapport MD (1984) panic disorder. Medical and psychological parameters. In: Turner SM (ed) Behavioral Theories and Treatment of Anxiety. New York: Plenum Press.
Jeresaty RM (1985) Mitral valve prolpase: An update. Journal of the American Medical Association, 254:793-795.
Judd FK, Norman TR, Burroughs GD (1986) Pharmacological treatment of panic disorder. International Clinical Psychopharmacology, 1:3-16.
Keefe P, Agras WS (1983) Letter to the editor. New England Journal of Medicine, 308:341.
Kiresuk T, Sherman RE (1968) Goal attainment scaling: A general method for evaluating comprehensive community mental health programs. Community Mental Health Journal, 44:443-453.
Klein DF (1964) Delineation of two drug-responsive anxiety syndromes. Psychopharmacologia, 5:397-408.
Klein DF (1980) Anxiety reconceptualized. Comprehensive Psychiatry, 21:411-427.
Klein DF (1984) Psychopharmacological treatment of panic disorder. Psychosomatics, Supplement, 25:32-36.

Klein DF, Fink M (1962) Psychiatric reaction patterns to imipramine. American Journal of Psychiatry, 119:432-438.

Klepsch R et al. (in Vorbereitung) Hamburger Zwangsinventar - Ultrakurzform.

Klosko JS, Barlow DH, Tassinari RB, Cerny JA (1988) Comparison of alprazolam and cognitive behavior therapy in the treatment of panic disorder: A preliminary report. In: Hand I, Wittchen HU (eds) Panic and Phobias 2. Berlin: Springer.

Lang PJ (1977) Imagery in therapy: An information processing analysis of fear. Behavior Therapy, 8:862-886.

Last CG, Barlow DH, O'Brien GT (1984) Precipitants of agoraphobia: Role of stressful life events. Psychological Reports, 54:567-570.

Lazarus AA (1978) Verhaltenstherapie im Übergang. Breitbandmethoden für die Praxis. München: Ernst Reinhardt Verlag.

Leckman JF, Weissman MM, Merinkangas KR, Pauls DL, Prusoff BA (1983) Panic disorder and major depression. Archives of General Psychiatry, 40:1055-1060.

Leitenberg H, Agras WS, Allen R, Butz R, Edwards J (1975) Feedback and therapist praise during treatment of agoraphobia. Journal of Consulting and Clinical Psychology, 43:396-404.

Lelliott PT, Marks IM, Monteiro WO, Tsakiris F, Noshirvani H (1987) Agoraphobics 5 years after imipramine and exposure. Outcome and Predictors. The Journal of Nervous and Mental Disease, 175:599-605.

Lelliott PT, Marks IM, McNamee G (im Druck) The onset of panic disorder with agoraphobia. Archives of General Psychiatry.

Ley RA (1985) Agoraphobia, the panic attack, and the hyperventilation syndrome. Behaviour Research and Therapy, 23:79-81.

Liebowitz MR, Gorman J, Fyer A, Levitt M, Dillon D, Levy G, Appleby I, Anderson S, Palij M, Davies S, Klein DF (1985) Lactate provocation of panic attacks: II. Biochemical and physiological findings. Archives of General Psychiatry, 42:709-719.

Lum C (1981) Hyperventilation and anxiety state. Journal of the Royal Society of Medicine, 74:1-4.

Margraf J (1988a) Ambulatory psychophysiological monitoring of panic attacks. Vortrag auf dem Weltkongreß für Verhaltenstherapie, Edinburgh, September 1988.

Margraf J (1988b) Psychophysiologische Untersuchungen bei Panikanfällen. In: Hippius H, Ackenheil M, Engel R (Hrsg) Angst - Leitsymptom psychiatrischer Erkrankungen. Berlin: Springer.

Margraf J (1988c) Gibt es eine Panik-Erkrankung? Therapiewoche Psychiatrie und Neurologie, 1:267-274.

Margraf J (im Druck) Behavior therapy for panic and agoraphobia. In: Bellak AS, Hersen M (eds) Comparative Handbook of Treatments for Adult Disorders. New York: Wiley.

Margraf J, Ehlers A (1986) Erkennung und Behandlung von akuten Angstanfällen. In: Brengelmann J, Bühringer G (Hrsg) Therapieforschung für die Praxis 6. München: Röttger.

Margraf J, Ehlers A (1987) Panic and Agoraphobia Profile. Beitrag zum 17. Kongreß der European Association for Behaviour Therapy, Amsterdam, August 1987.

Margraf J, Ehlers A (1988) Panic attacks in nonclinical subjects. In: Hand I, Wittchen HU (eds) Panic and Phobias 2. Berlin: Springer.

Margraf J, Ehlers A (im Druck) Biological models of agoraphobia and panic disorder: Theory and evidence. In: Roth M, Burrows MD, Noyes R (eds) Handbook of Anxiety. Vol. III. Amsterdam: Elsevier.

Margraf J, Ehlers A, Roth WT (1986a) Biological models of panic disorder and agoraphobia - A review. Behaviour Research and Therapy, 24:553-567.

Margraf J, Ehlers A, Roth WT (1986b) Sodium lactate infusions and panic attacks: A review and critique. Psychosomatic Medicine, 48:23-51.

Margraf J, Ehlers A, Roth WT (1987b) Panic attack associated with perceived heart rate acceleration: A case report. Behavior Therapy, 18:84-89.

Margraf J, Ehlers A, Roth WT (1988a) Mitral valve prolapse and panic disorder: A review of their relationship. Psychosomatic Medicine, 50:93-113.

Margraf J, Ehlers A, Roth WT (im Druck) Hyperventilation and expectancy as laboratory stressors. In: Hellhammer D, Florin I, Weiner H, Murison R (eds) Frontiers of Stress Research. Toronto: Huber.

Margraf J, Heidmeier K, Spörkel H (1988b) Diagnostik psychischer Störungen bei Patienten einer verhaltensmedizinischen Klinik. Vortrag auf dem 6. Symposium für Klinisch-Psychologische Forschung, Salzburg, Mai 1988.

Margraf J, Taylor CB, Ehlers A, Roth WT, Agras WS (1987a) Panic attacks in the natural environment. Journal of Nervous and Mental Disease, 175:558-565.

Margraf J, Ehlers A, Schneider S, DiNardo P, Barlow DH, (in Vorbereitung) Diagnostisches Interview für Psychische Störungen (DIPS). Deutschsprachige Version des ADIS-R.

Marks I (1978) Behavioral psychotherapy of adult neurosis. In: Garfield SL, Bergin AE (eds) Handbook of Psychotherapy and Behavior Change - An Empirical Analysis. New York: Wiley.

Marks I (1981) The cure and care of the neuroses. New York: Wiley.

Marks I (1983) Are there anticompulsive or antiphobic drugs? Review of evidence. British Journal of Psychiatry, 143:338-347.

Marks I (1987a) Fears, Phobias, and Rituals. Panic, Anxiety, and Their Disorders. New York: Oxford University Press.

Marks I (1987b) Agoraphobia, panic disorder and related conditions in the DSM-IIIR and ICD-10. Journal of Psychopharmacology, 1:6-12.

Marks I, Herst ER (1970) A survey of 1200 agoraphobics in Britain. Social Psychiatry, 5:16-24.

Marks I, Mathews AM (1979) Brief standard self-rating for agoraphobics. Behaviour Research and Therapy, 17:263-267.

Martin Rl, Cloninger CR, Guze SB, Clayton PJ (1985) Mortality in a follow-up of 500 psychiatric outpatients. I. Total Mortality. Archives of General Psychiatry, 42:47-54.

Martin Rl, Cloninger CR, Guze SB, Clayton PJ (1985) Mortality in a follow-up of 500 psychiatric outpatients. II. Cause-specific Mortality. Archives of General Psychiatry, 42:58-66.

Mathews AM, Gelder MG, Johnston DW (1981) Agoraphobia: Nature and Treatment. New York: Guilford Press.

Mathews AM, Shaw PM (1973) Emotional arousal and persuasion effects in flooding. Behaviour Research and Therapy, 11:587-596.

Mathews AM, Teasdale J, Munby M, Johnston DW, Shaw P (1977) A homebased treatment program for agoraphobia. Behavior Therapy, 8:915-924.

Matuzas W, Glass RM (1983) Treatment of agoraphobia and panic attacks. Archives of General Psychiatry, 40:220-222.

Mavissakalian M (1987) The placebo effect in agoraphobia. Journal of Nervous and Mental Disease, 175:95-99.

Mavissakalian M, Michelson L (1986) Two-year follow-up of exposure and imipramine treatment of agoraphobia. American Journal of Psychiatry, 143:1106-1112.

Mavissakalian M, Salerni R, Thompson RE, Michelson L (1983) Mitral valve prolapse and agoraphobia. American Journal of Psychiatry, 140:1612-1614.

McCue EC, McCue PA (1984) Organic and hyperventilatory causes of anxiety-type symptoms. Behavioral Psychotherapy, 12:308-317.

McNally R (1987) Preparedness and phobias: A review. Psychological Bulletin, 101:283-303.

McNally R, Foa EB (1987) Cognition and agoraphobia. Cognitive Therapy and Research, 11:567-582.

McNally R, Lorenz M (1987) Anxiety sensitivity in agoraphobics. Journal of Behavior Therapy and Experimental Psychiatry, 18:3-11.

McPherson FM, Brougham I, McLaren S (1980) Maintenance of improvement of agoraphobic patients treated by behavioural methods - four years follow-up. Behaviour Research and Therapy, 18:150-152.

Mendel JG, Klein DF (1969) Anxiety attacks with subsequent agoraphobia. Comprehensive Psychiatry, 10:190195.

Michelson L (1987) Cognitive behavioral assessment and treatment of agoraphobia. In: Michelson L, Ascher LM (eds) Anxiety and Stress Disorder. New York: Guilford.

Michelson L, Mavissakalian M, Marchione K (1985) Cognitive and behavioral treatments of agoraphobia: Clinical, behavioral, and psychophysiological outcomes. Journal of Consulting and Clinical Psychology, 53:913-925.

Michelson L, Mavissakalian M, Marchione K, Dancu C, Greenwald M (1986) The role of self-directed in vivo exposure in cognitive, behavioral, and psychophysiological treatments of agoraphobia. Behavior Therapy, 17:91-108.

Miller NE (1951) Learnable drives and rewards. In: Stevens SS (ed) Handbook of Experimental Psychology. Chichester: Wiley.

Mineka S (1985) Animal models of anxiety-based disorders: Their usefulness and limitations. In: Maser J, Tuma A (eds) Anxiety and Anxiety Disorders. Hillsdale, N.J.: Erlbaum.

Mineka S, Tomarken AJ (1988) The role of cognitive biases in the origins and maintenance of fear and anxiety disorders. Im Druck.

Mowrer OH (1947) On the dual nature of learning as a reinterpretation of 'conditioning' and 'problemsolving'. Harvard Educational Review, 102-148.

Mowrer OH (1960) Learning theory and behavior. New York: Wiley.

Munby M, Johnston DW (1980) Agoraphobia: The long-term follow-up of behavioral treatment. British Journal of Psychiatry, 137:418-427.

Myers JK, Weissman MM, Tischler GL, Holzer CE, Leaf PJ, Orvaschel H, Anthony JC, Boyd JH, Burke JD, Kramer M, Stoltzman R (1984) Six-month prevalence of psychiatric disorders in three communities. Archives of General Psychiatry, 41:959-967.

Nisbett RF, Wilson TP (1977) Telling more than we know: Verbal reports on mental processes. Psychological Review, 84:231-279.

Norton GR, Harrison B, Hauch J, Rhodes L (1985) Characteristics of people with infrequent panic attacks. Journal of Abnormal Psychology, 94:216-221.

Norton GR, Dorward J, Cox BJ (1986) Factors associated with panic attacks in nonclinical subjects. Behavior Therapy, 17:239-252.

O'Brien GT, Barlow DH (1984) Agoraphobia. In: Turner SM (ed) Behavioral Theories and Treatment of Anxiety. New York: Plenum Press.

Öhman A, Dimberg U, Öst LG (1985) Animal and social phobias: Biological constraints on learned fear response. In: Reiss S, Bootzin R (eds) Theoretical Issues in Behavior Therapy. New York: Academic Press.

Öst LG (1987) Age of onset in different phobias. Journal of Abnormal Psychology, 96:223-229.

Öst LG (1988) Applied relaxation vs progressive relaxation in the treatment of panic disorder. Behaviour Research and Therapy, 26:13-22.

Pecknold JC, Swinson RP (1986) Taper withdrawal studies with alprazolam in patients with panic disorder and agoraphobia. Psychopharmacology Bulletin, 22:173-176.

Pecknold JC, Swisnon RP, Kuch K, Lewis CP (1988) Alprazolam in the treatment of agoraphobia: Results from a multicenter trial. III. Discontinuation effects. Archives of General Psychiatry, 45:429-436.

Pohl RP, Berchou R, Rainey JM (1982) Tricyclic antidepressants and monoamine oxidase inhibitors in the treatment of agoraphobia. Journal of Clinical Psychopharmacology, 2:399-407.

Rachman S (1977) The conditioning theory of fear acquisition: A critical examination. Behaviour Research and Therapy, 15:375-387.

Rachman S (1984) Agoraphobia - a safety signal perspective. Behaviour Research and Therapy, 22:59-70.

Rachman S, Craske M, Tallman K, (1986) Does escape behavior strengthen agoraphobic avoidance? A replication. Behavior Therapy, 17:366-384.

Rapee R (1985) A case of panic disorder treated with breathing retraining. Journal of Behavior Therapy and Experimental Psychiatry, 16:63-65.

Rapee R, Mattick R, Murrell E (1988) Cognitive mediation in the affective component of spontaneous panic attacks. Journal of Experimental Psychiatry and Behavior Therapy, im Druck.

Raskin M, Peeke HV, Dickman W, Pinsker H (1982) Panic and generalized anxiety disorders. Developmental antecedents and predipitants. Archives of General Psychiatry, 39:687-689.

Reinecker H (1987a) Differentielle Effekte der Vermittlung plausibler Ätiologie- und Änderungsmodelle. In: Nutzinger DO, Pfersman D, Welan T, Zapotoczky HD (Hrsg) Herzphobie. Stuttgard: Enke.

Reinecker H (1987b) Grundlagen der Verhaltenstherapie. München: Urban & Schwarzenberg.

Reinecker H, Hartmann K, Eisenack P (1985) Plausible Ätiologie- und Therapiemodelle. Differentielle Effekte bei der Therapie von Herzphobikern. Memorandum 5/1985, Lehrstuhl Psychologie III, Universität Bamberg.

Reiss S, Peterson RA, Gursky DM, McNally RJ (1986) Anxiety sensitivity, anxiety frequency, and the prediction of fearfulness. Behaviour Research and Therapy, 24:1-8.

Reiss S (1980) Pavlovian conditioning and human fear: An expectancy model. Behavior Therapy, 11:380-396.

Rescorla RA, Solomon RL (1967) Two-process learning theory: Relationships between Pavlovian conditioning and instrumental learning. Psychological Review, 74:151-182.

Richardson R, Riccio DC, Ress J (1988) Extinction of avoidance through response prevention: Enhancement by administration of epinephrine or ACTH. Behaviour Research and Therapy 26:23-32.

Richter HE, Beckmann D (1973) Herzneurose. Stuttgard: Thieme.

Robins LN, Helzer JE, Weissman MM, Orvaschel H, Gruenberg E, Burke JD, Regier DA (1984) Lifetime prevalence of specific psychiatric disorders in three sites. Archives of General Psychiatry, 41:949-958.

Roskamm H, Reindell H (1982) Herzkrankheiten. 2. Auflage. Berlin: Springer.

Salkovskis PM, Jones DRO, Clark DM (1986a) Respiratory control in the treatment of panic attacks: Replication and extension with concurrent measurement of behaviour and pCO_2. British Journal of Psychiatry, 148:526-532.

Salkovskis PM, Warwick HMC, Clark DM, Wessels DJ (1986b) A demonstration of acute hyperventilation during naturally occurring panic attacks. Behaviour Research and Therapy, 24:91-94.

Sartory G (1983) Benzodiazepines and behavioral treatment of phobic anxiety. Behavioural Psychotherapy, 11:204-217.

Sartory G, Olajide D (1988) Vagal innervation techniques in the treatment of panic disorder. Behaviour Research and Therapy, 26:431-444.

Savage DS, Devereux RB, Garrison RB, Castelli WP, Anderson SJ, Levy D, Thomas HE, Kannel WB, Feinleib M (1983) Mitral valve prolapse in the general population. 2. Clinical features: The Framingham Study. American Heart Journal, 106:577-581.

Schapira K, Roth M, Kerr TA, Gurney C (1972) The prognosis of affective disorders: The differentiation of anxiety states and depressive illnesses. British Journal of Psychiatry, 121:175-181.

Schulte D (1989) Maßgeschneiderte oder standardisierte Angsttherapie? Vortrag auf dem 2. Kongreß der Deutschen Gesellschaft für Verhaltensmedizin, München, März 1989.

Seligman MEP (1971) Phobias and preparedness. Behavior Therapy, 2:307-320.

Seligman MEP (1975) Helplessness: On depression, development, and death. San Francisco: Freeman.

Seligman MEP, Johnston JA (1973) A cognitive theory of avoidance learning. In: McGuigan F, Lumsden D (eds) Contemporary Approaches to Conditioning and Learning. New York: Academic Press.

Shear MK, Devereux RB, Kramer-Fox R, Mann JJ, Frances A (1984) Low prevalence of mitral valve prolpase in patients with panic disorder. American Journal of Psychiatry, 141:302-303.

Shear MK, Ball G, Gitli, B, Frances A (1986) Behavioral therapy efficacy for panic. Vortrag auf dem Kongreß der American Psychiatric Association, Washington D.C.

Shear MK, Kligfield P, Harshfield G, Devereux RB, Polan JJ, Mann JJ, Pickering T, Frances A (1987) Ambulatory monitoring of blood pressure and heart rate in panic patients. American Journal of Psychiatry, 144:633-637.

Shear MK, Ball GG, Josephson SC, Gitlin Bc (1988) Behavioral therapy efficacy for panic. In: Hand I, Wittchen HU (eds) Treatments of Panic and Phobias. Berlin: Springer.

Sheehan DV (1982) Panic attacks and phobias. New England Journal of Medicine, 307:156-158.

Sheehan DV, Sheehan KE, Minichiello WE (1981) Age of onset of phobic disorders: A reevaluation. Comprehensive Psychiatry, 22:544-553.

Solomon RL, Wynne LC (1953) Traumatic avoidance learning: Acquisition in normal dogs. Psychological Monographs, 67.

Solomon RL, Kamin LJ, Wynne LC (1953) Traumatic avoidance learning: The outcomes of severe extinction procedures with dogs. Journal of Abnormal and Social Psychology, 48:464-470.

Spitzer RL, Williams J (1986) Structured Clinical Interview for DSM-III (SCID). Unveröffentlichtes Manuskript, New York State Psychiatric Institute, New York.

Stavrakaki C, Vargo B (1986) The relationship of anxiety and depression: A review of the literature. British Journal of Psychiatry, 149:7-16.

Steketee GS, Foa EB (1985) Agoraphobia. In Hersen M, Last CG (eds) Behavior therapy casebook. New York: Springer Publishing Company.

Stern R, Marks I (1973) Brief and prolonged flooding. A comparison in agoraphobic patients. Archives of General Psychiatry, 28:270-276.

Sturm J (1987) Ein multimodales verhaltensmedizinisches Gruppenkonzept für die Behandlung von Herzphobikern. In: Nutzinger D, Pfersman D, Welan T, Zapotoczky HG (Hrsg) Herzphobie. Stuttgard: Enke.

Taylor CB, Telch MJ, Havvik D (1983) Ambulatory heart rate changes during panic attacks. Journal of Psychiatric Research, 17:261-266.

Taylor CB, Sheikh J, Agras WS, Roth WT, Margraf J, Ehlers A, Maddock RJ, Gossard D (1986) Ambulatory heart rate changes in patients with panic attacks. American Journal of Psychiatry, 143:478-482.

Taylor CB, King R, Ehlers A, Margraf J, Clark D, Hayward C, Roth WT, Agras WS (1987) Treadmill exercise test and ambulatory measures in panic attacks. American Journal of Cardiology, 60:48J-52J.

Taylor CB, King RJ, Margraf J, Ehlers A, Telch MJ, Roth WT, Agras WS Inadequate treatment of panic and avoidance: Results from a community sample. Zur Veröffentlichung eingereicht.

Teasdale JD, Walsh PA, Lancashire M, Mathews AM (1977) Group exposure for agoraphobics: A replication study. British Journal of Psychiatry, 130:186-193.

Telch MJ, Tearnan B, Taylor CB (1983) Antidepressant medication in the treatment of agoraphobia. Behaviour Research and Therapy, 21:505-518.

Telch MJ, Agras WS, Taylor CB, Roth WT, Gallen CC (1985) Combined pharmacological and behavioral treatment for agoraphobia. Behaviour Research and Therapy, 25:325-335.

Thorpe GL, Burns LE (1983) The Agoraphobic Syndrome. Chichester: Wiley.

Thyer BA, Himle J (1985) Temporal relationship between panic attack onset and phobic avoidance in agoraphobia. Behaviour Research and Therapy, 23:607-608.

Thyer BA, Parrish RT, Curtis GC, Nesse RM, Cameron OG (1985) Age of onset of DSM-III anxiety disorders. Comprehensive Psychiatry, 26:113-121.

Turner SM, McCann BS, Beidel DC, Mezzich JE (1986) DSM-III classification of the anxiety disorders: A psychometric study. Journal of Abnormal Psychology, 95:168-172.

Tyrer P (1986) New rows of neuroses - are they an illusion? Integrative Psychiatry, 4:25-31.

Tyrer P, Remington M, Alexander J (1987) The outcome of neurotic disorders after out-patients and day hospital care. British Journal of Psychiatry, 151:57-62

Tyrer P, Steinberg D (1975) Symptomatic treatment of agoraphobia and social phobias: a follow-up study. British Journal of Psychiatry, 127:163-168.

Uhde TW, Boulenger J-P, Roy-Byrne PR, Geraci MF, Vittone BJ, Post RM (1985) Longitudinal course of panic disorder: Clinical and biological considerations. Progress in Neuro-Psychopharmacology and Biological Psychiatry, 9:39-51.

Ullrich R, Ullrich de Muynck R (1974) Implosion, Reizüberflutung, Habituationstraining. In: Kraiker C (Hrsg) Handbuch der Verhaltenstherapie. München: Kindler.

Vaitl D, Kuhmann W, Ebert-Hampel B (1988) Heart rate stabilization in cardiophobic patients. In: Elbert T, Langosch W, Steptoe A, Vaitl D (eds) Behavioural medicine in cardiovascular disorders. Chichester: Wiley.

van den Hout MA (1988) The psychology of panic. In: Rachman S, Maser J (eds) Cognitive Approaches to Panic. Hillsdale, N.J.: Erlbaum.

van den Hout MA, Griez E (1982) Cognitive factors in carbon dioxide therapy. Journal of Psychosomatic Research, 26:219-224.

van der Molen GM, van den Hout MA, Vroemen J, Lousberg H, Griez E (1986) Cognitive determinants of lactate-induced anxiety. Behaviour Research and Therapy, 24:677-680.

Waddel MT, Barlow DH, O'Brien GT (1984) A preliminary investigation of cognitive and relaxation treatment of panic disorder: Effects on intense anxiety vs 'background' anxiety. Behaviour Research and Therapy, 22:393-402.

Weissman MM, Leaf PJ, Blazer DG, Boyd JH, Florio L (1986) The relationship between panic disorder and agoraphobia: An epidemiologic perspective. Psychopharmacology Bulletin, 22:787-791.

Westphal C (1871) Die Agoraphobie, eine neuropathische Erscheinung. Archiv für Psychiatrie und Nervenkrankheiten, 3:138-161.

Wittchen HU (1986) Epidemiology of panic attacks and panic disorder. In: Hand I, Wittchen HU (eds) Panic and Phobias. Berlin: Springer.

Wittchen HU (1988) The natural course and outcome of anxiety disorders. What cases remit without treatment? In Hand I, Wittchen HU (eds) Panic and Phobias 2. Berlin: Springer.

Wittchen HU, Schulte D (1988) Diagnostische Kriterien und operationalisierte Diagnosen. Grundlagen der Klassifikation psychischer Störungen. Diagnostica, 34:3-27

Zucker D, Taylor CB, Brouillard M, Ehlers A, Margraf J, Roth WT, Agras WS Cognitive aspects of panic attacks: Content, course, and relationship to laboratory stressors. Zur Veröffentlichung eingereicht.